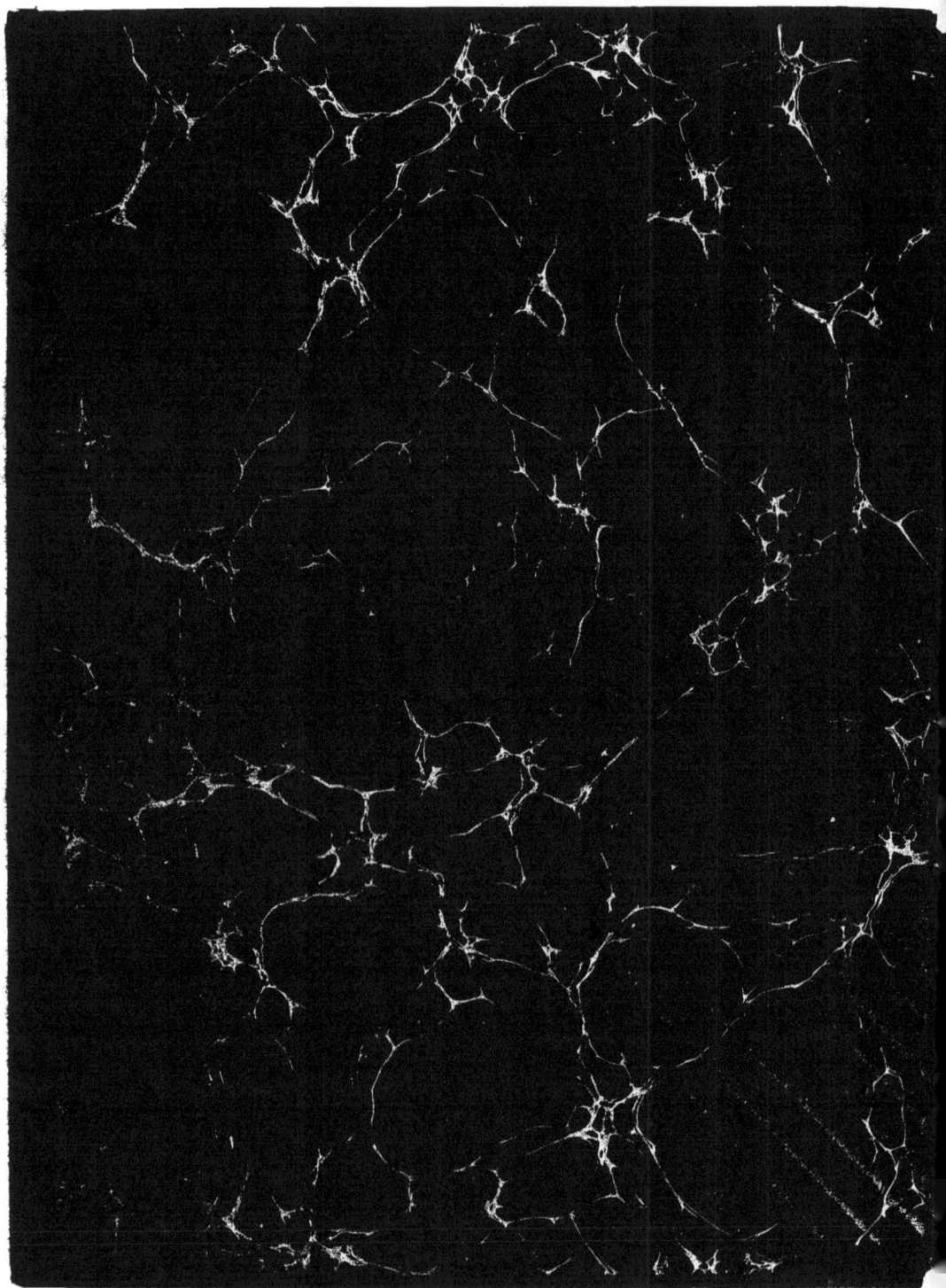

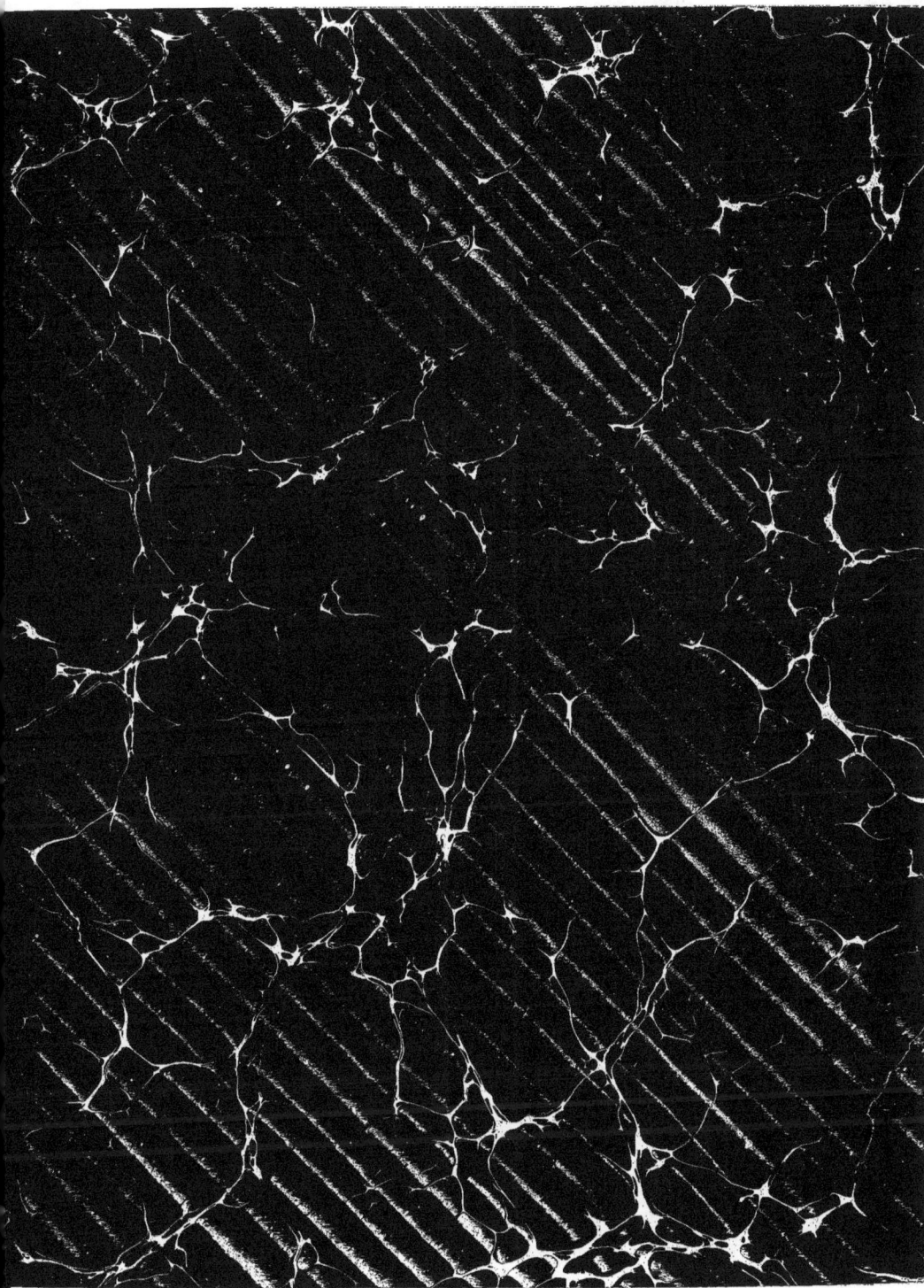

TRAITÉ COMPLET

DE

L'ANATOMIE DE L'HOMME

COMPRENANT

LA MEDECINE OPERATOIRE

PAR LE DOCTEUR BOURGERY,

AVEC PLANCHES LITHOGRAPHIÉES D'APRÈS NATURE

PAR N. H. JACOB.

ATLAS

On peut dire que sans l'art du dessin l'histoire naturelle et
l'anatomie, telles qu'elles existent aujourd'hui, auraient été impossibles.

G. CUVIER, Rapport à l'Académie des Sciences sur l'ouvrage de MM. Bourgery et Jacob (8 Nov 1830).

TOME HUITIÈME.

PARIS MDCCCXXXXIV.

C. DELAUNAY ÉDITEUR.

EMBRYOGÉNIE.

D'APRÈS POUCHET.

1 à 9. Représentent les diverses formes transitoires qu'offrent les zoospermes de la grenouille depuis le moment où ils viennent de sortir de la capsule jusqu'à celui où ils sont complétement entortillés. — 1. Zoospermes venant de s'isoler de son faisceau et ayant encore derrière lui son globule. — 2. Zoosperme venant de perdre son globule commençant à se courber. — 3, 4 et 5. Zoosperme se courbant de plus en plus. — 6, 7 et 8. Zoosperme commençant à s'entortiller. — 9. Zoosperme complétement entortillé et dont la rosette a été prise pour une tête applatie.

10. Faisceau de zoospermes s'échappant de la capsule génératrice et encore contenu en partie dans son intérieur.

11. Zoospermes sortis de leur capsule génératrice encore agglutinés et formant 3 faisceaux; au dessus, plusieurs zoospermes sont déjà devenus libres.

12. Vésicules muqueuses de différente grosseur.

13. Globule granulé jaunâtre qui est adhérent pendant un certain temps à la queue de chaque zoosperme.

14 et 15. Zoospermes extrèmement grossis afin de mieux faire apercevoir la forme et l'espèce d'appareil buccal qui se trouve en avant, puis la vésicule qu'offre la région antérieure du céphalo-thorax et l'espèce de masse intestiniforme qui existe derrière elle et enfin la pellicule épithéliale qui circonscrit tout l'animalcule.

16. Zoosperme, comme on en découvre parfois, qui après s'être longtemps débattu a déchiré en lambeaux la pellicule épithéliale dont il est recouvert.

17. Zoosperme dont la pellicule du céphalo-thorax a été rejetée tout d'une pièce en arrière.

18. Sperme d'homme, pris dans l'urètre 20 minutes après le coït. Zoospermes s'avançant parmi plusieurs globules de mucus et de granulations extrèmement fines; dessinées à la loupe et au moment où leurs mouvements sont extrèmement lents.

19. Zoospermes de l'homme, d'après Spallanzani.

20. Zoospermes de l'homme, d'après H. Cloquet.

21. Zoospermes de l'homme, d'après Bory Saint-Vincent.

22. Zoospermes de l'homme, d'après M. Chevallier, morts.

23. Zoospermes de l'homme, d'après M. Dujardin, vivants.

24. Zoospermes de l'homme, d'après Wagner, vivants.

25. Zoospermes de l'homme, d'après Donné, morts et dessinés d'après les empreintes Daguerriennes.

26 a. Zoospermes du passereau, encore contenus dans leur vésicule d'évolution.

26 b. Zoospermes ayant distendu leur vésicule d'évolution.

26 c. Zoospermes redressés et prêts à se disséminer.

27. Zoosperme du lapin, d'après Leewenhoek. On voit à l'intérieur des vésicules qui semblent être des vestiges d'organisation; mais, c'est une mauvaise figure, rien de semblable n'existe.

28. Zoosperme du lapin, d'après le même observateur, mauvaise figure.

29. Zoosperme du cabiai, d'après Gerber. On aperçoit dans le céphalo-thorax deux organes distincts; celui qui se trouve en arrière est considéré par ce savant comme l'ovaire.

30. Zoosperme de l'ours, d'après Valentin.

31. Zoospermes du cochon de barbarie, d'après M. Dujardin.

32. Mucus vaginal pur, recueilli deux jours après les règles. Les plaques d'épithélium et les globules muqueux nagent dans un fluide abondant et transparent. Ces plaques sont presque toutes entières et quelques-unes se trouvent encore accolées par leurs bords.

33. Mucus vaginal quatre jours après les règles.

34. Mucus vaginal six jours après les menstrues; il est moins translucide que précédemment.

35. Mucus vaginal dix jours après la menstruation et étendu d'eau; le mucus est d'un blanc mat et contient une telle abondance de débris de plaques d'épithélium qu'on ne peut l'observer pur.

36. Plaque d'épithélium plus grossie que les précédentes pour montrer que la surface en est finement granulée.

37. Invasion de la menstruation. Il n'existe encore que fort peu de globules de sang mêlé au mucus et la sécrétion teint à peine le linge.

38. Menstruation parvenue à son apogée. Les globules de sang sont beaucoup plus nombreux que dans la période d'invasion.

39. Même époque de la menstruation, mais les globules sont disposés par pile.

40. Terminaison de la menstruation. Cette période présente à peu près le même aspect que l'invasion.

Pl.1.

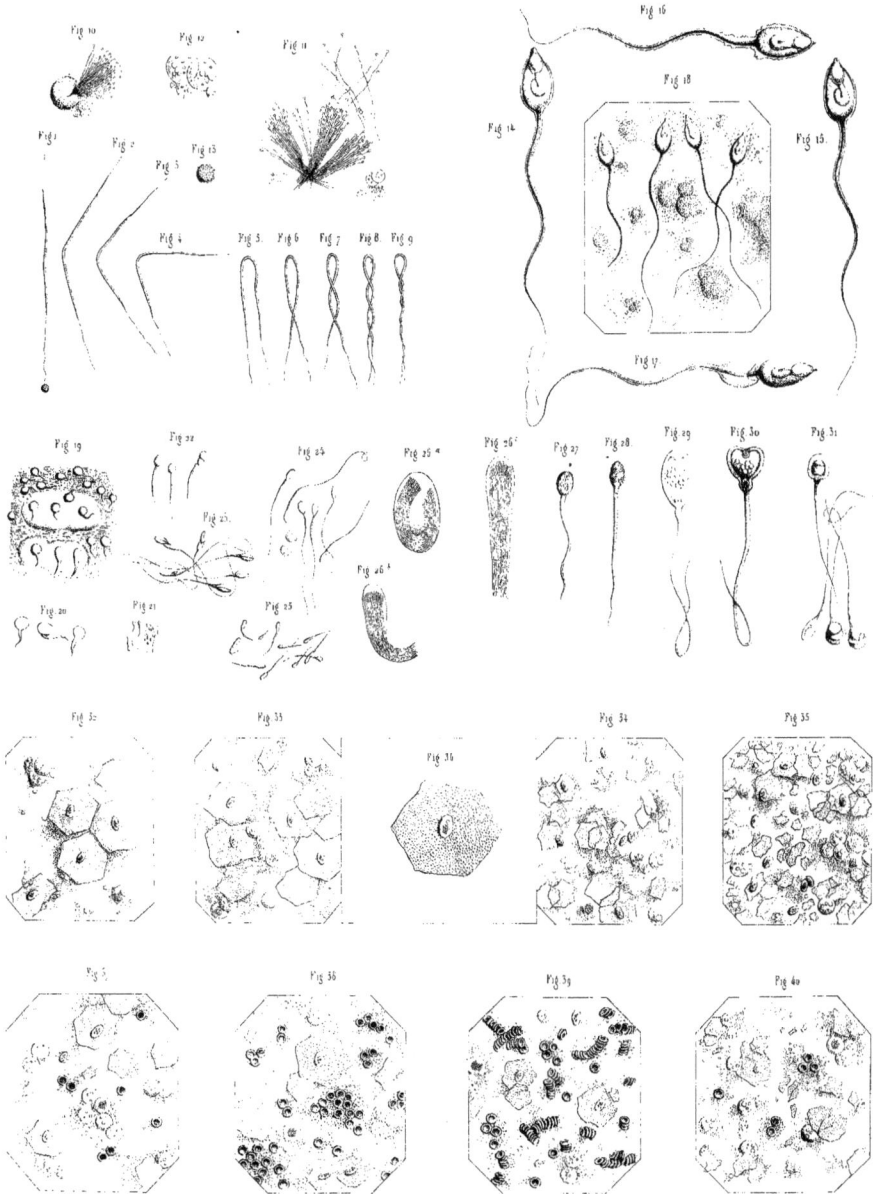

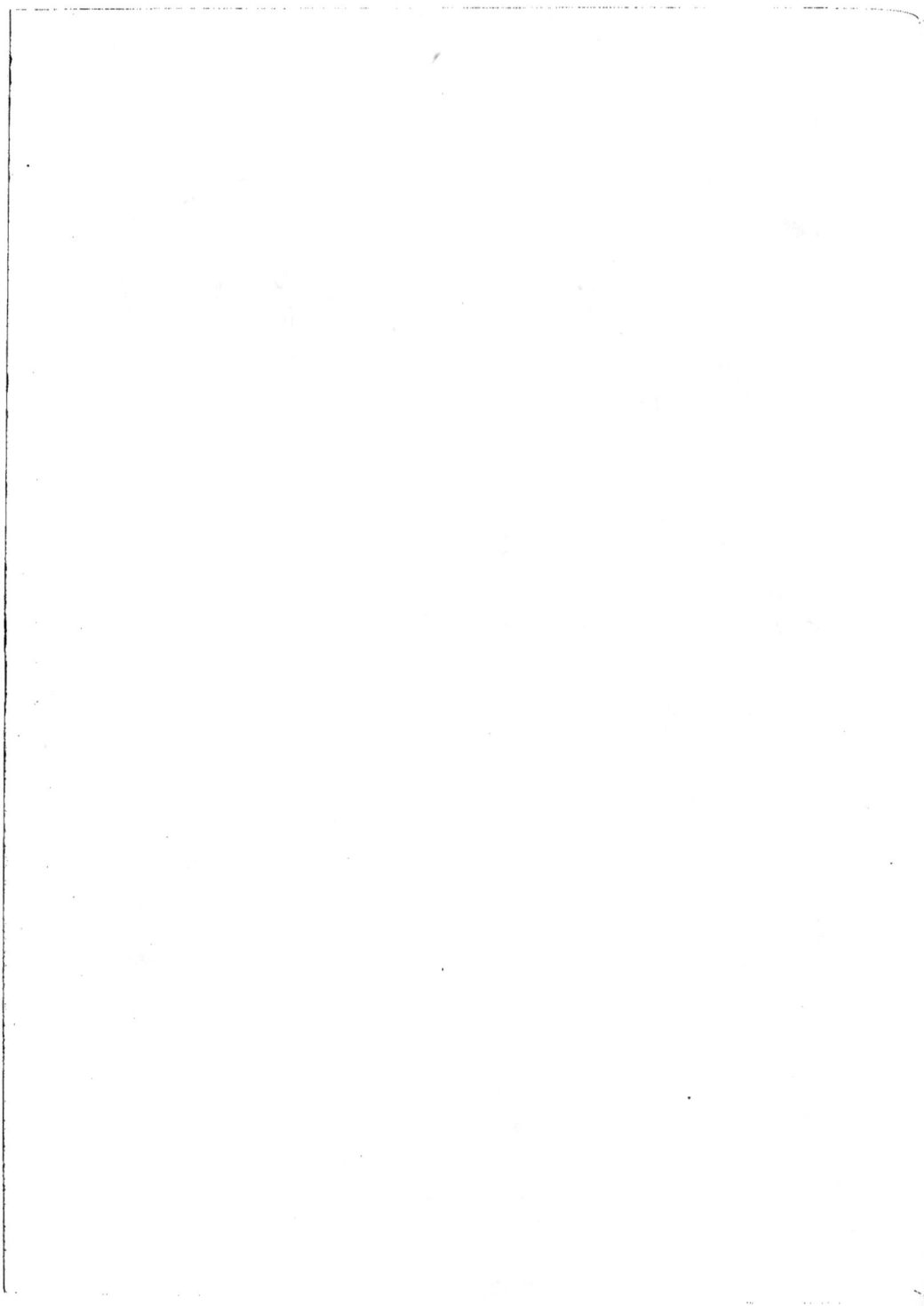

EMBRYOGÉNIE.

D'APRÈS POUCHET.

1. Ovaire de lapine grossi trois fois et sur lequel on distingue des corps jaunes déjà en partie fermés. On n'aperçoit plus de mamelon à leur surface et le réseau vasculaire adventif a presque totalement disparu.

2. Ovaire de jeune fille vierge âgée de 20 ans, morte dans un hospice de la ville de Rouen. La surface était lisse, jaunâtre et l'on y observait trois cicatrices dont les deux inférieures semblent indiquer que la déchirure par laquelle l'ovule a passé à l'époque de la menstruation était considérable, ces cicatrices étaient bleuâtres au fond et un peu enfoncées ; l'une était située en haut et les deux autres vers le bas.

3. Ovaire d'une femme de 32 ans, ridé par la succession des ovulations. La dernière ouverture n'est point encore cicatrisée.

4. Le même ovaire fendu sur cette ouverture pour montrer la vésicule de De Graaf avec laquelle elle communique et dont l'œuf a été expulsé récemment.

5. Corps diversiformes mêlés à des globules de sang et rencontrés sur des lapines à la surface des pavillons des trompes, leurs mouvemens imitant absolument les mouvemens des zoospermes et dans un examen superficiel on pourrait les prendre pour des animalcules, c'est pourquoi je les ai nommés pseudo-zoospermes. Cette figure représente avec un grossissement considérable le liquide obtenu en roulant légèrement les franges.

6. *Pseudo-zoospermes* encore plus amplifiés et représentés environnés de globules de sang, de petits globules muqueux et des granules.

7 et 7 *a*. Ovaire de truie ayant à sa surface un grand nombre de vésicules latentes, transparentes.

7 *a*. Le même dont on a opéré la section pour faire voir l'intérieur de quelques vésicules.

8 et 8 *a*. Ovaire dont plusieurs vésicules sont encore plus développées, plus vasculaires.

8 *a*. Coupe du même ovaire. Une vésicule fait voir son intérieur ; déjà un peu de sang s'infiltre vers son fond ; près d'elle trois corps jaunes ont également été compris dans la section.

9 et 9 *a*. Ovaire dont plusieurs vésicules sont parvenues à leur summum de développement.—Il s'est formé sur trois d'entre elles une longue fente par laquelle l'œuf est sorti ; un œuf se trouve encore dans l'écartement des lèvres de l'une d'elles. Le réseau vasculaire adventif a acquis son plus grand développement. Il est surtout très fin et abondant aux environs de l'ouverture.

9 *a*. Coupe du même ovaire. L'intérieur des vésicules est occupé par un caillot de sang compacte. Les parois de celles-ci commencent à s'épaissir d'une manière apparente et à se plisser.

10 et 10 *a*. Ovaire de truie offrant trois vésicules de De Graaf dont l'ouverture s'est considérablement rétrécie et commence à se cicatriser. Le réseau vasculaire commence à diminuer.

10 *a*. Coupe du même ovaire montrant l'intérieur de ces trois vésicules. La membrane propre s'est épaissie manifestement et se plisse pour former des espèces de circonvolutions, l'intérieur est occupé par un caillot compacte.

11 et 11 *a*. Ovaire dont les vésicules sont tout-à-fait cicatrisées et commencent à présenter la teinte jaune. Le réseau vasculaire adventif est considérablement diminué et moins injecté.

11 *a*. Intérieur des mêmes vésicules. La membrane propre par son hypertrophie les remplit presque totalement. La cavité qui ne contient qu'un peu de sang décoloré est très peu considérable.

12 et 12 *a*. Ovaire présentant des corps jaunes encore plus anciens et qui beaucoup plus petits sont en partie absorbés.

12 *a*. Coupe de ces mêmes corps jaunes dont le tissu est très compacte et d'un jaune foncé.

Pl.2.

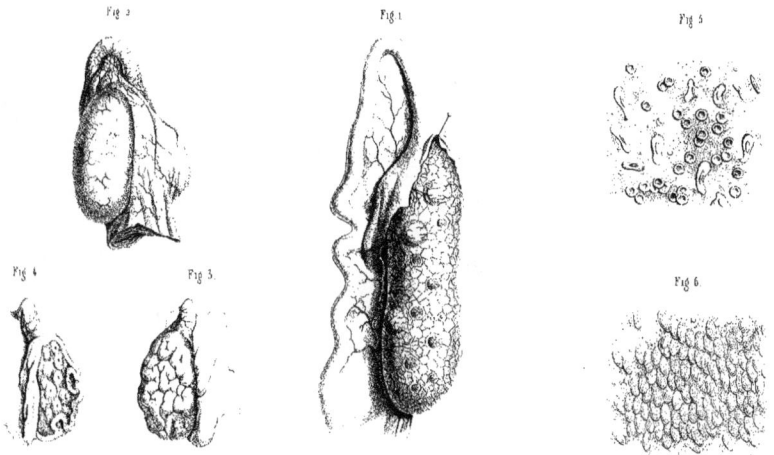

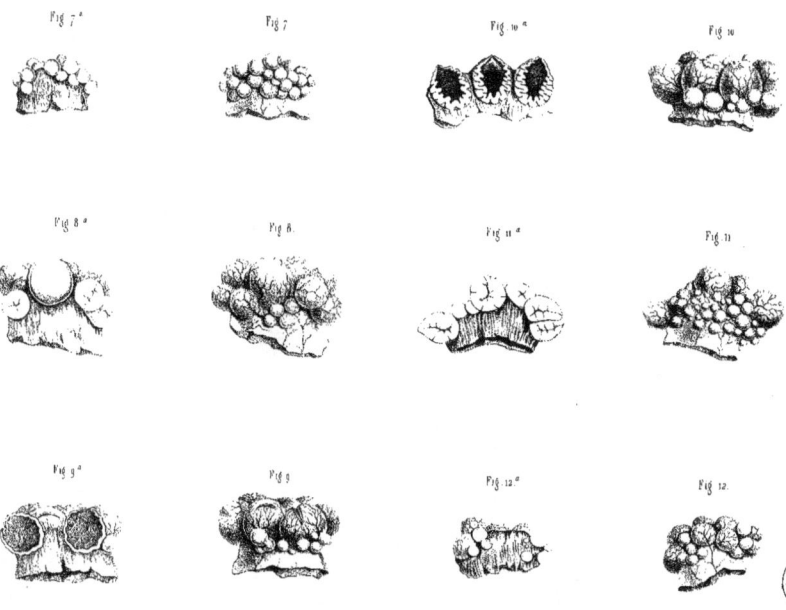

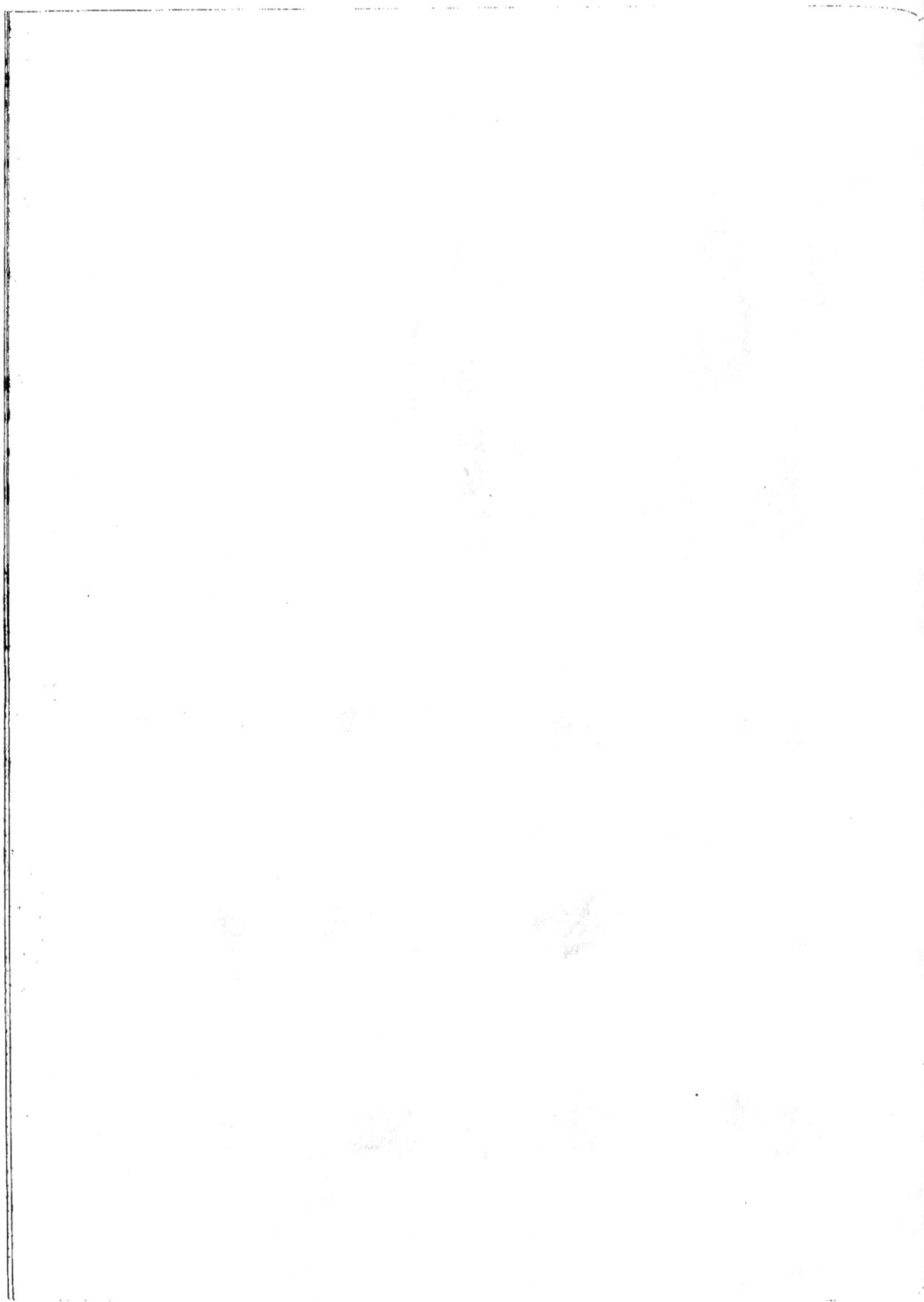

ESPÈCE HUMAINE ET LAPIN.

(DESSINS EMPRUNTÉS A L'OUVRAGE DE M. COSTE.)

FIGURE 1. Ovaire, grandi six fois environ, provenant d'une femme qui s'est suicidée vers la fin de la menstruation, et dont l'autopsie a été faite à la Morgue de Paris.

L'ovaire est en partie disséqué pour montrer la structure des vésicules ou follicules de Graaf, la position que l'ovule occupe dans ces vésicules, et la première modification qu'elles subissent après leur rupture. La plupart de ces vésicules (*v*) sont très turgescentes et tendent à proéminer à la surface de l'ovaire, où elles se décèlent par leur transparence et le réseau vasculaire de leurs parois. Trois d'entre elles sont ouvertes : une à droite, du côté du pavillon et de la trompe (*p, p'*), une au milieu, l'autre à gauche, du côté du ligament (*f*) qui fixe l'ovaire à l'utérus.

La vésicule de gauche est destinée à montrer les particularités suivantes :

g, g. Membrane celluleuse (*Membrane granuleuse*, Baer) qui tapisse toute la face interne de la vésicule de Graaf.

c. Point de cette membrane celluleuse, épaissi et saillant sous forme de petit mamelon (*Disque proligère* et *Cumulus*, Baer; *Zona granulosa*, A. Bernhardt), dans lequel se trouve logé l'ovule.

œ. Ovule saisi entre les cellules qui forment le *cumulus*, occupant, dans la vésicule de Graaf (ce qui est le cas le plus ordinaire), le point culminant de cette vésicule; le plus rapproché, par conséquent, du péritoine.

i, i. Feuillet interne de la vésicule de Graaf (*couche interne*, Baer), dont la paroi est parcourue par un riche réseau vasculaire qu'on aperçoit, non-seulement sur les lambeaux renversés, mais aussi dans l'intérieur de la vésicule, à travers la membrane celluleuse qui est restée accolée à la face interne de ce feuillet.

e, e. Feuillet externe de la vésicule de Graaf (*couche externe*, Baer), vasculaire comme le précédent.

o. Tronc principal du réseau vasculaire des feuillets qui forment la paroi de la vésicule de Graaf.

La deuxième vésicule de Graaf ouverte, qui occupe le milieu de la figure,

venait de se rompre d'elle-même au point *v*, et avait émis l'ovule qu'elle renfermait. La portion de la membrane celluleuse, sous forme de mamelon, dans l'épaisseur de laquelle l'ovule était logé, est sortie de la vésicule.

g. Lambeau de la membrane celluleuse qui n'a point été entraîné avec l'ovule.

i. Feuillet interne de la vésicule de Graaf, formant des plis nombreux qui sont la première des modifications par lesquelles passe ce feuillet pour former le corps-jaune.

e. Feuillet externe de la vésicule de Graaf, rétracté sur le précédent.

La troisième vésicule de Graaf, celle qui est placée à l'extrémité droite de l'ovaire (*p*), a été percée artificiellement au point *v* pour montrer comment l'ovule s'en échappe en entraînant avec lui la portion de la membrane celluleuse dans laquelle il est logé.

g. Portion de membrane celluleuse sortant par l'ouverture pratiquée sur la vésicule de Graaf.

c. Point épaissi, sous forme de mamelon, de cette membrane celluleuse.

œ. OEuf logé dans ce point épaissi.

FIGURE 2. Fragment d'ovaire comprimé et observé à un assez fort grossissement. On y voit des vésicules de Graaf naissantes (*v*), à divers états. L'ovule (*œ*) y est d'autant plus visible et plus éloigné du centre que ces vésicules sont plus grandes.

FIGURE 3. Portion de la membrane celluleuse dans laquelle l'ovule est logé, suffisamment grossie pour montrer la structure de cette membrane et la disposition des cellules qui la forment.

g, g. Cellules qui composent la membrane celluleuse.

c. Mamelon formé de mêmes cellules et vu de face.

œ. Ovule compris entre les cellules qui composent ce mamelon.

Figure 4. Même figure que la précédente, vue de profil.

Les lettres c, g, α, y indiquent les mêmes objets.

Figure 5. Cellules de la membrane celluleuse, considérablement grossies pour montrer les granules qu'elles renferment.

Figure 6. Ovule mûr, extrait d'une vésicule de Graaf fort peu de temps après la mort de la femme, et dépouillé des cellules accumulées autour de lui (Cumulus) lorsqu'il est encore dans cette vésicule. Il est grandi environ trois cents fois.

a. Membrane vitelline (Membrane corticale, Baer; Membrana externa, R. Wagner).

b. Contenu granuleux (analogue de la cicatricule de l'œuf mûr des Oiseaux).

p. Vésicule germinative (Vesicula prolifera seu germinativa, A. Bernhardt).

t. Globule (Macula germinativa, R. Wagner) contenu dans la vésicule germinative.

Figure 7. Ovule altéré, grossi environ trois cents fois, extrait de l'ovaire d'une femme morte à la Clinique. Cette altération se présente assez souvent, surtout chez les sujets qui ont succombé à la suite de maladies chroniques, et chez ceux dont on n'étudie les ovaires que deux ou trois jours après la mort. Elle paraît résulter d'une sorte de macération, que la décomposition cadavérique ferait subir aux ovules. Alors, en effet, on trouve le plus ordinairement, comme dans le cas qui a fait l'objet de la présente figure, une membrane vitelline (a), dont l'épaisseur a sensiblement diminué par suite de la distension que lui fait éprouver un liquide incolore qui s'est introduit dans sa cavité, et un contenu granuleux (b), condensé en une masse quelquefois uniforme, d'autres fois lobuleuse, comme dans cette figure. La vésicule germinative, dans les ovules ainsi altérés, n'offre plus de traces de son existence.

LAPIN.

Figure 8. Ovule très jeune, extrait d'une des plus petites des vésicules de Graaf. La vésicule germinative y est presque centrale.

Figure 9. Ovules primitifs, renfermés dans la poche cellulaire naissante qui double à l'intérieur les vésicules de Graaf; vus, l'un de profil, l'autre de face.

Figure 11. Ovule, écrasé par compression, et laissant échapper son contenu, composé de granules moléculaires de différentes grandeurs (j), d'un liquide (l) de nature albumineuse qui tient ces granules en suspension, et d'une vésicule germinative (e) renfermant un globule (t) (Granula germinativa, Wagner).

Par l'effet de la compression, la membrane vitelline a sensiblement diminué d'épaisseur.

Figure 12. Ovule (o) extrait d'une vésicule de Graaf, avec les cellules qui l'enveloppent (z) et les brides qui en partent (e), pour montrer que ces brides sont formées de cellules, comme la membrane celluleuse dont elles dépendent.

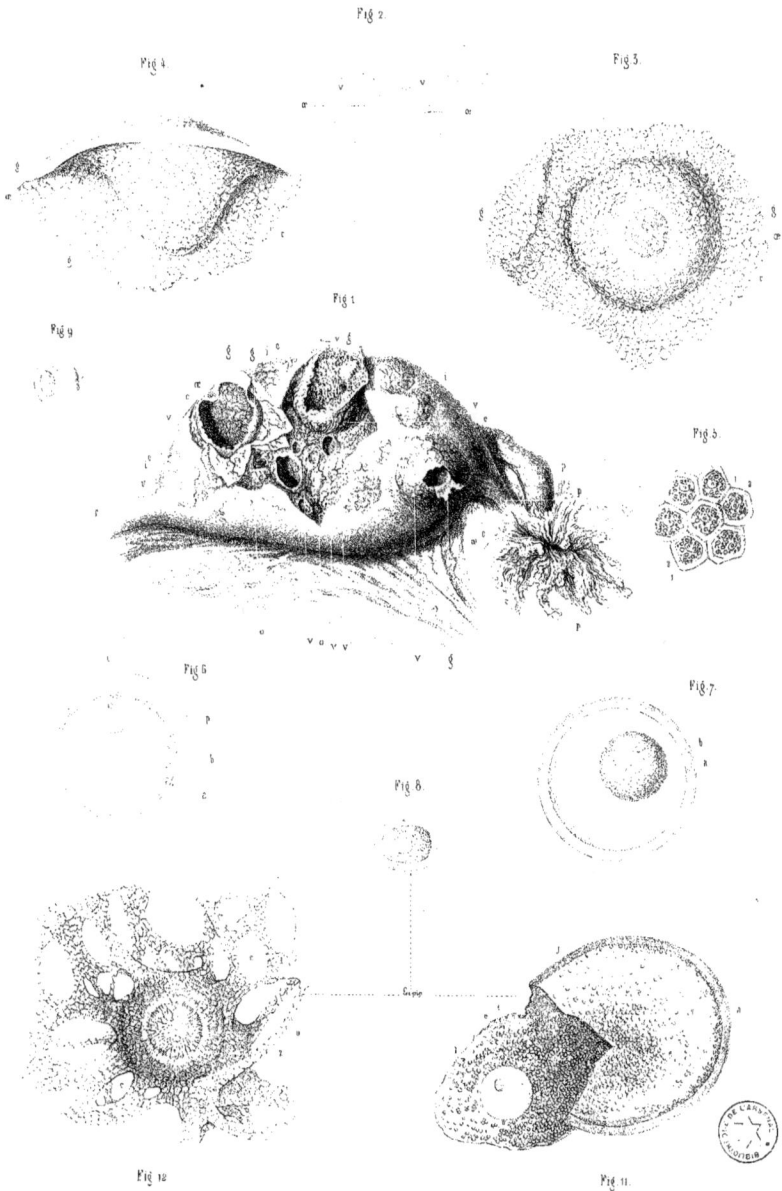

Pl. 3.

Fig 2.

Fig 4.

Fig 3.

Fig 1.

Fig 9

Fig 3.

Fig 6

Fig 7.

Fig 8.

Fig 12

Fig 11.

Dessiné et Lithographié par M. Joyer
Lith. par A. Salmon
Imp. Lemercier à Paris

LAPIN.

(DESSINS EMPRUNTÉS A L'OUVRAGE DE M. COSTE).

Nota. — Les trois premières figures sont grossies deux cent quatre-vingts fois en diamètre, et les autres trois cent vingt fois environ.

FIGURE 1. Ovule pris dans une vésicule de Graaf, *dix heures* après l'accouplement; vu, par transparence, à travers la masse de cellules (*a*) au sein de laquelle il est plongé (*Disque proligère et Cumulus*, Baer; *Zona granulosa*, A. Bernhardt).

La vésicule de Graaf, de laquelle cet ovule a été extrait, était encore intacte au milieu d'autres vésicules déjà rompues, et qui avaient émis leur ovule. Cependant, il existait, au point le plus culminant de cette vésicule, au-dessous de la tunique fibreuse péritonéale, une petite extravasation sanguine qui indiquait que sa rupture était imminente.

L'ovule est déjà devenu le siège de modifications importantes, qui tendent à démontrer que les phénomènes qui vont suivre ont leur origine dans l'ovaire : 1° la vésicule germinative a complètement disparu ; 2° le vitellus (*c*), sur quelques points duquel se montrent vaguement des masses opaques, dues probablement à une plus grande agglomération de granules dans ces points, s'est sensiblement condensé et n'occupe plus toute la capacité de la membrane vitelline (*b*) ; 3° dans un des points de l'espace existant entre le vitellus rapetissé et la face interne de la membrane vitelline, se montre un corps vésiculeux (*d*), de la couleur du vitellus dont il paraît provenir, et dont la forme oblongue est due à la compression qu'il éprouve.

Nota. Deux autres ovules, émis par l'ovaire d'où celui-ci a été extrait, l'un pris sur l'ovaire même, au moment où la vésicule qui le renfermait venait de se rompre ; l'autre sur les corps frangés, à quelques millimètres de l'orifice externe des trompes, présentaient absolument les mêmes particularités que celui dont il vient d'être question (Coste).

FIGURE 2. Ovule pris vers le milieu de l'oviducte, *quatorze heures* après l'accouplement. Il est en partie dépouillé des cellules (*a*) qui l'enveloppaient dans la vésicule de Graaf.

Cet ovule ne diffère du précédent que par la condensation ou le rapetisse-

ment un peu plus prononcé du vitellus (*c*) , ce qui augmente l'espace compris entre celui-ci et la membrane vitelline (*b*), et par la présence de deux corps vésiculeux (*d*) inégaux, au lieu d'un.

FIGURE 3. Ovule pris vers le milieu de l'oviducte, *dix-huit heures* après l'accouplement. Il est entièrement dépouillé des cellules qu'il avait entraînées avec lui en quittant la vésicule de Graaf ; la face interne de la membrane vitelline (*b*) est recouverte d'un certain nombre de corpuscules spermatiques (*spermatozoïdes*), et le vitellus (*c*), qui n'a point encore subi de modifications dans sa forme extérieure, présente, à son centre, un grand globule sphérique (*f*) qui a lui-même un noyau (*g*) à l'intérieur.

FIGURE 4. Ovule pris un peu au-dessous du milieu de l'oviducte, *vingt-quatre heures* après l'accouplement. Une couche d'albumen (*e*) renfermant quelques corpuscules spermatiques (*spermatozoïdes*) dans son épaisseur, s'est déposée autour de l'ovule. La sphère vitelline (*c*) s'est nettement divisée en deux segments sphéroïdes à-peu-près égaux, qui se compriment réciproquement à leur point de contact. Chaque segment a, dans sa partie centrale, un globule (*f*) au sein duquel existe un noyau (*g*).

Les corps vésiculeux (*d*), au nombre de cinq, ne sont plus, comme dans les figures précédentes, réunis vers le même point ; trois d'entre eux sont situés vers l'une des extrémités du sillon longitudinal qui coupe le vitellus, et deux vers l'autre extrémité de ce même sillon.

FIGURE 5. Ovule pris dans le haut du tiers inférieur de l'oviducte, *trente heures* après l'accouplement. L'albumen (*e*) s'est sensiblement accru ; les deux segments sphéroïdes résultant d'une première division du vitellus, divisés à leur tour, en ont produit quatre, lesquels ont chacun un globule central (*f*) renfermant lui-même un noyau (*g*). Une des cellules (a) que l'ovule avait entraînées avec lui en quittant l'ovaire, saisie par l'albumen, est appliquée contre la face extérieure de la membrane vitelline (b).

FIGURE 6. Ovule pris à-peu-près au même endroit que le précédent, *trente-cinq heures* après l'accouplement. L'albumen (e) a notablement augmenté d'épaisseur, et on voit très distinctement, à ce moment, qu'il est formé par de très minces couches superposées et concentriques. Le vitellus est segmenté en huit, et chaque sphère vitelline est pourvue d'un globule (f) qui présente un noyau à l'intérieur (g).

Les corps vésiculeux (d) placés dans l'espace qui existe entre ces segmens et la membrane vitelline (b), sont ici plus nombreux, plus petits que dans les ovules représentés dans les figures précédentes, et sont groupés sur des points différens.

FIGURE 7. Ovule pris vers le tiers inférieur de l'oviducte, *quarante-deux heures* après l'accouplement. L'albumen (e), au sein duquel on voit, comme sur la membrane vitelline (b), quelques corpuscules spermatiques, a continué à croître en épaisseur, et le vitellus est maintenant divisé en seize segmens d'inégale grandeur.

Les corps vésiculeux n'existaient pas dans cet ovule. Ils disparaissent à peu près à cette époque du développement, et il est rare d'en rencontrer des traces à un âge plus avancé (COSTE).

FIGURE 8. Ovule pris vers le milieu du tiers inférieur de l'oviducte, *quarante-huit heures* après l'accouplement. L'albumen (e) a à-peu-près acquis tout le volume qu'il doit avoir, et le vitellus est divisé en trente-deux segmens inégaux.

L'espace qui existe entre le vitellus segmenté et la membrane vitelline (b) tend à diminuer.

FIGURE 9. Ovule pris à peu près au même endroit que le précédent, *deux jours vingt heures* après l'accouplement. L'albumen (e) n'a pas augmenté de volume d'une manière appréciable : les sphères vitellines ont subi une nouvelle segmentation, qui porte leur nombre à plus de soixante, et l'espace qui existe entre le vitellus segmenté et la membrane vitelline (b), qui, dans les ovules figurés plus haut avait une certaine étendue, s'est très notablement amoindri.

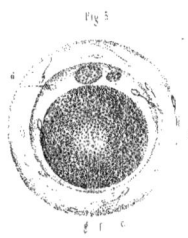

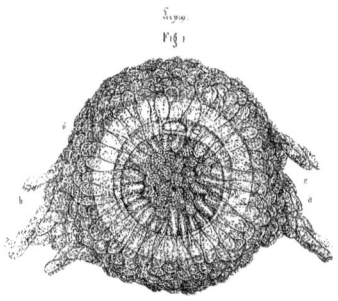

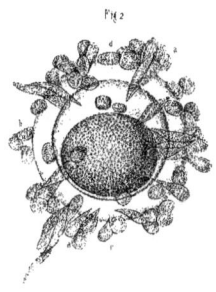

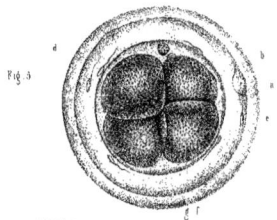

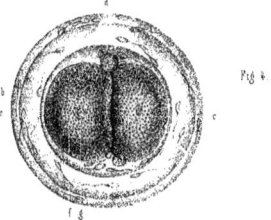

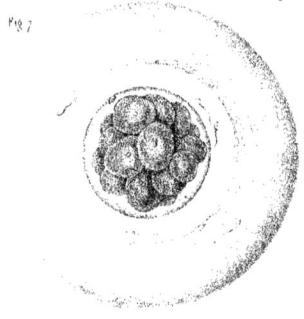

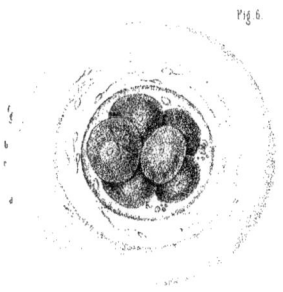

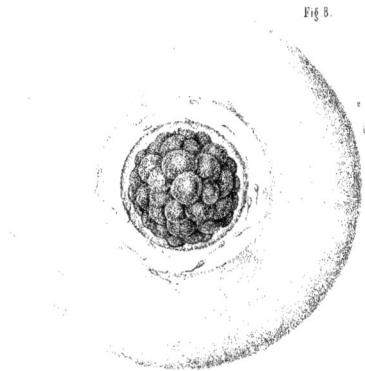

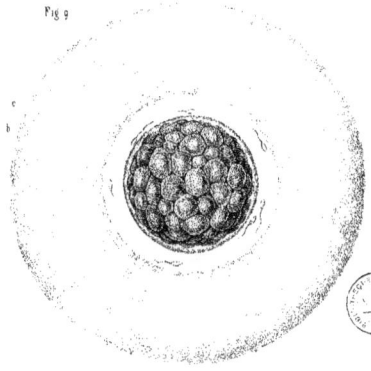

Pl. 4.

Fig. 3.

Fig. 1.

Fig. 2.

Fig. 5.

Fig. 4.

Fig. 7.

Fig. 6.

Fig. 8.

Fig. 9.

Préparé et dessiné d'après nature par Coste.　　　Lith. par Mme Hubert.　　　N. et Jacob sculps.　　　Imp. Lemercier, Paris.

EMBRYOGÉNIE.

ESPÈCE HUMAINE.

(DESSINS EMPRUNTÉS A L'OUVRAGE DE M. COSTE.)

FIGURE 1. OEuf pris dans l'utérus trois jours dix heures après l'accouplement. Parmi les sphères qui résultent de la segmentation du vitellus, les unes, *b*, commencent à se convertir en cellules et forment par leur juxta-position la paroi de la vésicule blastodermique ; les autres n'ayant pas concouru à la formation de cette vésicule, restent dans la cavité de cette dernière, groupées en une masse ou noyau *t*, qui adhère au point même de la paroi où naîtra, plus tard, la tache embryonnaire. De cet amas central partent des brides, *r*, d'apparence albumineuse, qui s'attachent à divers points de la paroi interne de la vésicule blastodermique.

L'albumen, *n*, n'a pas sensiblement augmenté de volume, et dans l'épaisseur de la membrane vitelline, *v*, se montrent toujours des corpuscules spermatiques.

FIGURE 2. OEuf pris un peu plus bas que le précédent, quatre jours après l'accouplement. L'albumen, *a*, que l'on a supposé coupé dans une certaine étendue, a diminué d'épaisseur ; la membrane vitelline, *v*, s'est aussi amincie, et sa cavité s'est agrandie. Les cellules qui forment la paroi de la vésicule blastodermique, *b*, sont plus petites, plus nombreuses et mieux caractérisées, et l'amas de sphères intérieures, *t*, a subi à peu près les mêmes changements.

FIGURE 3. OEuf utérin examiné quatre jours cinq heures après l'accouplement. L'albumen, *a*, est réduit à une couche fort mince ; la membrane vitelline, *v*, s'est également amincie, mais sa capacité a suivi l'accroissement que prend la vésicule blastodermique, *b*. L'amas de sphères intérieures, *t*, est ici vu de face. Parmi ces sphères, irrégulièrement groupées et plus petites que dans les œufs précédents, se montre un certain nombre de granules, *x*, d'une ténuité extrême.

FIGURE 4. OEuf pris dans l'utérus six jours dix heures après l'accouplement. A la surface de la membrane vitelline, *a*, on voit, disséminées çà et là, de petites aspérités, *c*, qui sont le rudiment de villosités transitoires. Les cellules qui composent la vésicule blastodermique, *b*, sont ici notablement plus petites et plus nombreuses que dans les figures

précédentes ; et dans le point qu'occupait l'amas irrégulier de sphères intérieures, se montrent maintenant des cellules plus petites qui forment, par leur groupement régulier, une tache circulaire, *t*, (*tache embryonnaire*), à laquelle se trouvent toujours mêlés de très petits globules, *x*.

FIGURE 4 *a*. Cellules blastodermiques vues isolément. Elles sont formées par une enveloppe extérieure ou limitante, *e*; par un contenu granuleux et par une vésicule centrale, *t*.

FIGURE 4 *b*. Cellules de la tache embryonnaire vues isolément. Elles ont l'organisation des précédentes, mais elles sont moins volumineuses.

FIGURE 5. OEuf utérin examiné huit jours après l'accouplement. La tache embryonnaire, *o*, de circulaire qu'elle était est devenue elliptique, et à son centre se montre, sous forme de ligne, la première trace de l'axe cérébro-spinal, *v*. La membrane vitelline, à la surface de laquelle se montrent des villosités, *c*, plus développée que dans la figure 4, n'est plus au contact de la vésicule blastodermique, *b*; un espace assez grand, rempli par un liquide parfaitement transparent, existe entre ces deux membranes.

FIGURE 6. OEuf plus développé que le précédent. Il n'y a de figure que la portion de cet œuf où se développe l'embryon. La tache embryonnaire, *a*, ou l'embryon futur, a pris ici des formes parfaitement définies ; l'axe cérébro-spinal, *e*, est plus accusé ; sur les masses vertébrales on commence à apercevoir des traces de vertèbres, *e*; et on distingue à l'embryon rudimentaire une extrémité céphalique, *t*, et une extrémité caudale, *q*. Sur l'*area germinativa*, *o*, se continuant avec le reste de la membrane blastodermique, *b*, on ne voit pas encore de trace de vaisseaux.

FIGURE 7. Embryon âgé de près de dix jours, vu de trois quarts et par le dos, pour montrer l'ombilic amniotique, *o*, à travers lequel on aperçoit une partie des vertèbres dorsales, régulièrement disposées le long de l'axe cérébro-spinal. Cet ombilic est le résultat du reploiement, en arrière, d'une portion du feuillet externe ou séreux du blastoderme, e, e, qui va donner naissance à l'amnios, a, a. Une incision pratiquée sur le chorion, c, met toutes ces parties en évidence, et permet de voir plus profondément le feuillet intestinal ou muqueux, v, du blastoderme. C'est sur ce feuillet que se développe la première circulation embryonnaire, limitée à l'*area*, v', par une veine terminale, u, u.

FIGURE 8. Embryon âgé de dix jours environ, vu de face, par le côté ventral. b, Allantoïde à son origine, naissant sous forme de vessie de l'extrémité postérieure de l'intestin rudimentaire i; t, t, aorte descendante ou inférieure droite et gauche fournissant l'une et l'autre des branches latérales, t', t', ou artères omphalo-mésentériques qui vont se répandre dans l'*area*; u, branche supérieure de la veine terminale; x branche inférieure de la veine terminale; ces deux branches se rendant par un tronc commun dans le confluent du cœur s.

FIGURE 9. Embryon un peu plus âgé que le précédent; il est recourbé en S, est complétement enveloppé par l'amnios, a, qui tient encore au moyen d'un pédicule filiforme, a', au reste du feuillet externe ou séreux du blastoderme, et son extrémité céphalique déprime la vésicule ombilicale, qui l'entoure de toutes parts. L'allantoïde b, née de l'extrémité postérieure de l'intestin rudimentaire, i, se déjette sur le côté droit de l'embryon. La vésicule ombilicale communique avec l'intestin au moyen d'un large pédicule, sur lequel rampent les vaisseaux omphalo-mésentériques, v; la veine terminale, u, u, forme la limite de ces vaisseaux sur la vésicule ombilicale. w Corps de Wolf du côté droit.

FIGURES 10 à 13. Modifications successives par lesquelles passe le cœur, dans les premiers temps du développement. Dans les figures 10 et 11 le cœur est vu de face; dans les figures 12 et 13 il est vu de trois quarts,

par le côté droit. Sur toutes ces figures les mêmes lettres sont affectées aux mêmes parties.

b, Bulbe aortique, — b', artères branchiales; — c, confluent commun de toutes les veines; — o, portion auriculaire du cœur; — v', portion ventriculaire.

FIGURE 14. Figure théorique représentant la circulation générale de l'embryon et de ses annexes dans le premier mois du développement, et le mode de formation de l'amnios. a, vésicules cérébrales; — b, axe cérébro-spinal; — c, œil; — d, bourgeon maxillaire inférieur; — e, fentes branchiales séparées par des arcs charnus qui supportent les artères branchiales; — f, corps de Wolf; — g, pédicule de l'allantoïde (ouraque futur); — h, vésicule ombilicale; — i, ligne pointillée indiquant le rebord de l'ouverture ombilicale; — i', pédicule de la vésicule ombilicale supportant les vaisseaux omphalo-mésentériques; — j, j, portion du feuillet externe ou séreux du blastoderme, réfléchie pour former l'amnios; — k, k, bords des capuchons amniotiques céphalique et caudal sur le point de se toucher et de se clore pour réaliser la poche amniotique; — l, feuillet externe ou séreux du blastoderme formant une enceinte autour de l'embryon et de ses annexes, après s'être réfléchi pour former l'amnios; — m, ligne pointillée désignant la membrane vitelline en voie d'atrophie; — 1, confluent commun de toutes les veines de l'embryon et de ses annexes; — 2, portion auriculaire du cœur; — 3, portion ventriculaire du cœur; — 4, bulbe aortique; — 5, artères branchiales; — 6, aorte supérieure ou ascendante; — 7, aorte inférieure ou descendante; — 8, artère omphalo-mésentérique fournie par l'aorte inférieure; — 9, artère allantoïdienne ou ombilicale fournie par l'extrémité de l'aorte inférieure; — 10, azigos supérieur (veine-cave supérieure des auteurs); — 11, azigos inférieur; — 12, confluent des azigos supérieur et inférieur; — 13, portion de la veine omphalo-mésentérique destinée à devenir veine-porte abdominale; — 14, veine allantoïdienne ou ombilicale.

Pl. 3.

Fig 3 Lapin. Fig 4. Fig 1. Lapin.

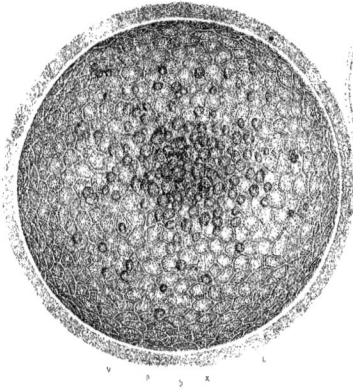 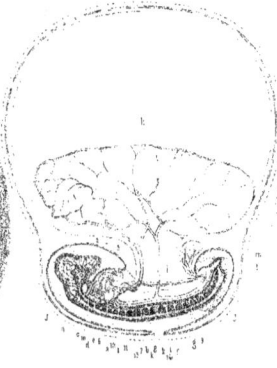 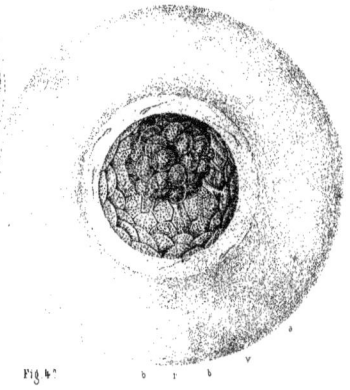

Fig 4 Lapin. Fig 4".

Fig 2 Lapin. Fig 4ᵇ Fig 6.

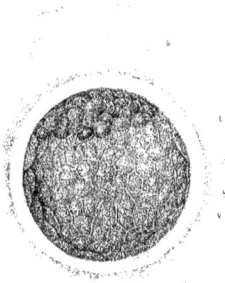 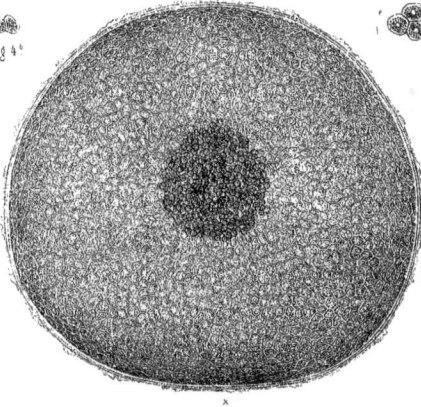 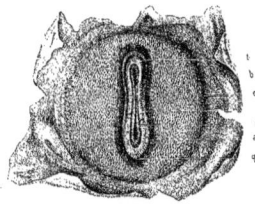

Fig 5.

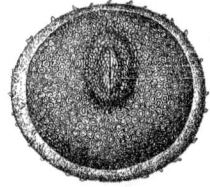

Fig 10. Fig 11. Fig 12. Fig 13.

Fig 9. Fig 5.

Fig 8.

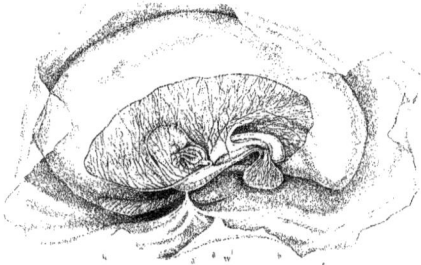 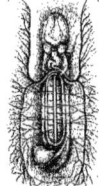 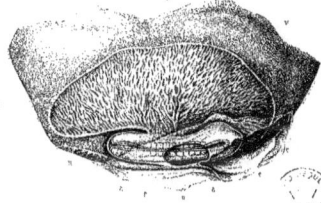

Préparé et dessiné par Mr Coste.
Lith. par Mme Jubin.
Imprimé à l'Université de Mr Coste.

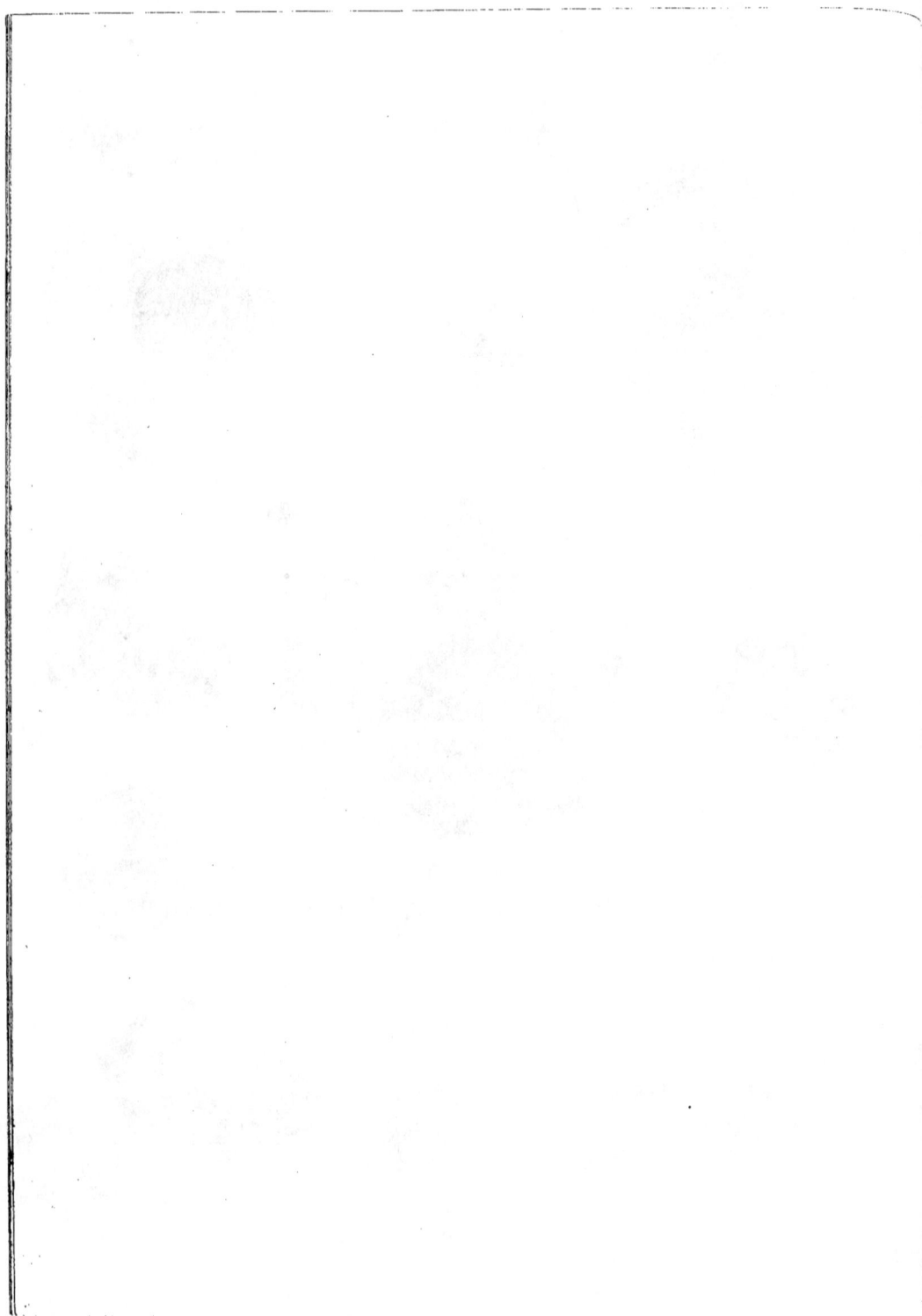

EMBRYOGÉNIE.

ESPÈCE HUMAINE.

DESSINS DE L'OUVRAGE DE M. COSTE (TEXTE DE M. LE DOCTEUR GERBE).

FIGURE 1. OEuf de quinze à dix-huit jours, expulsé avec la caduque qui l'enveloppait ; de grandeur naturelle. Les deux feuillets de la caduque (*muqueuse utérine*) ont été incisés pour mettre cet œuf en évidence.

Les renseignemens pris auprès de la femme qui a fourni ce produit, la petitesse de l'œuf, l'état de l'embryon et de ses organes, laissent peu de doutes sur l'âge que nous assignons à cet œuf, qui fait que nous assignons à cet œuf, le plus jeune, le plus sain et le plus complet qui ait été observé jusqu'ici.

L'œuf à sa surface est complétement hérissé de villosités courtes, peu rameuses.

Cet œuf était entièrement recouvert par un caillot sanguin que renfermait la cavité formée par la portion de la caduque (*muqueuse utérine*) qui se réfléchit.

Le feuillet réfléchi de la caduque est ouvert et étalé.

La caduque utérine ou pariétale, sur les lambeaux de laquelle se voient les nombreux pertuis qui la criblent, et dont le tiers inférieur est couvert de filamens qui avaient tous les caractères des glandules de la muqueuse utérine.

FIGURE 2. OEuf précédent dégagé de la loge que lui fournit la caduque, et ouvert pour montrer l'embryon dans sa grandeur naturelle.

FIGURE 3. Même œuf, grossi environ quinze fois, pour montrer les détails d'organisation que présentent les annexes de l'embryon et l'embryon lui-même, dont les formes générales sont, à peu de chose près, celles de tous les Mammifères à un état de développement analogue. Cet embryon, qui est vu par le côté droit et de trois-quarts, n'offre encore aucune trace de membres ; il est légèrement fléchi en arrière, comme le sont tous les embryons de vertébrés à un âge correspondant ; son ombilic est largement ouvert depuis le point où s'établira le diaphragme jusqu'à celui où se développera la symphise du pubis, et par cette large ouverture sortent la vésicule ombilicale d'un côté, et le pédicule de l'allantoïde de l'autre.

o. Vésicule ombilicale (*feuillet intestinal* ou *interne du blastoderme*), faisant saillie à travers l'ombilic abdominal de l'embryon, et se continuant avec l'intestin rudimentaire, depuis l'œsophage (*e*) jusqu'au gros intestin (*i*). Ses parois sont transparentes et flexibles, et son pédicule n'est indiqué, à ce moment, que par un léger étranglement qui existe depuis *h* jusqu'à *i*, ce qui fait que sa cavité communique avec celle de l'intestin rudimentaire, par une large ouverture. Les vaisseaux qui rampent sur elle, et dans lesquels circule un fluide qui n'est pas encore coloré en rouge, ne consistent qu'en des lacunes creusées dans ses parois. Deux de ces lacunes sont déjà converties en troncs vasculaires et représentent, l'une l'artère (*m*), l'autre la veine (*n*) *omphalo-mésentériques* du côté droit. La disposition de la pièce ne permet pas de voir l'artère et la veine *omphalo-mésentériques* du côté gauche.

e. OEsophage, s'ouvrant largement dans la cavité de la vésicule ombilicale, dans le lieu même où, plus tard, se développera l'estomac, et s'étendant jusqu'au point où vont se former les branchies (*f*).

i. Rudiment du gros intestin.

C'est, avec l'œsophage, la seule portion du canal intestinal qui soit convertie en tube.

a. Pédicule de l'allantoïde, réfléchi sur l'extrémité caudale (*g*) de l'embryon, se continuant avec le gros intestin (*i*) par la portion qui se convertira en ouraque (*u*), s'étalant en membrane à toute la face interne de l'œuf (*a'*) pour constituer le chorion vasculaire, et portant, comme la vésicule ombilicale, des lacunes vasculaires que parcourt un fluide sanguin incolore. Sur chaque côté de ce pédicule se montrent, sous forme de traînées blanches, les vaisseaux *ombilicaux* ou *allantoïdiens*.

c. Cœur, vu par transparence à travers les parois de l'amnios et de la poitrine ; s'étendant du bulbe aortique au confluent où viennent se jeter en commun les veines *omphalo-mésentériques* (*n*) et les veines *ombilicales* ou *allantoïdiennes*.

Nota. Ces dernières n'ont pu être aperçues dans la pièce qui a fait l'objet de cette figure, quoiqu'elles dussent exister cependant sur le bord de l'ouverture ombilicale, dans le point épaissi des parois de l'abdomen qui limite cette ouverture.

f. Indice des bourgeons qui constitueront les arcs branchiaux et la mâchoire inférieure.

t. Bourgeon incisif unique, proéminant au-dessus des bourgeons maxillaires supérieurs.

C'est sur les côtés de ce bourgeon que s'ouvriront les fosses nasales, et c'est au-dessous de lui, et par son concours, que se formera, plus tard, la cavité buccale.

n'. Feuillet interne du chorion (expansion de l'allantoïde).

k. Feuillet externe du chorion, portant les villosités.

On aperçoit sur tous les points de l'œuf, par transparence, la cavité intérieure du tronc de ces dernières.

v, v. Amnios, se continuant avec le pourtour de l'ouverture ombilicale, et embrassant, en arrière, une partie du pédicule de l'allantoïde.

FIGURE 4. Embryon, détaché, avec un lambeau du chorion, de l'œuf que représente la figure précédente ; vu de profil et par le côté gauche, pour montrer que les troncs des vaisseaux *omphalo-mésentériques* de ce côté (*m, n*) sont moins prononcés que ceux du côté opposé.

L'amnios (*v,*) a été divisé jusqu'au bord de l'ouverture ombilicale, pour faire voir qu'il se continue réellement et d'une manière directe avec la paroi de l'abdomen.

Les lettres *n*, *c*, *f*, *h*, *i*, *t*, *u*, désignent les mêmes parties que dans la figure 3.

p. Cavité du péricarde.

FIGURE 5. Même embryon, vu par sa face antérieure. Le pédicule de l'allantoïde (*a*) a été coupé dans le milieu de sa longueur. La vésicule ombilicale a été incisée longitudinalement, et ses lambeaux (*o, o*) sont écartés pour montrer que cette vésicule communique largement avec l'intestin rudimentaire, de manière à ne former avec lui qu'une cavité unique, prolongée, en avant, en œsophage (*x*), et en arrière, en gros intestin (*i*).

g, g. Lacunes vasculaires, existant au-dessus de la colonne vertébrale rudimentaire, de chaque côté de l'axe cérébro-spinal ; constituant, à ce moment, une double aorte descendante.

h. Point où se rencontrent les troncs des veines omphalo-mésentériques *n, n*) et ombilicales, pour se jeter en commun dans le cœur.

c. Cœur, renfermé dans son péricarde (*p*) ; les oreillettes y sont encore confondues avec les ventricules ; le bulbe aortique (*b*) est seul distinct.

Voir la figure 3 pour l'indication des lettres *t, u, v.*

FIGURE 6. Fragment de chorion, détaché de l'œuf représenté figure 3, et destiné à montrer les particularités suivantes :

1° Feuillet interne du chorion (expansion de l'allantoïde).

2° Feuillet externe, villeux, de ce même chorion.

3° Villosité choriale, ouverte dans toute son étendue pour en montrer la cavité.

4° L'ouverture qui existe à la base de chaque villosité.

Pl. 5.

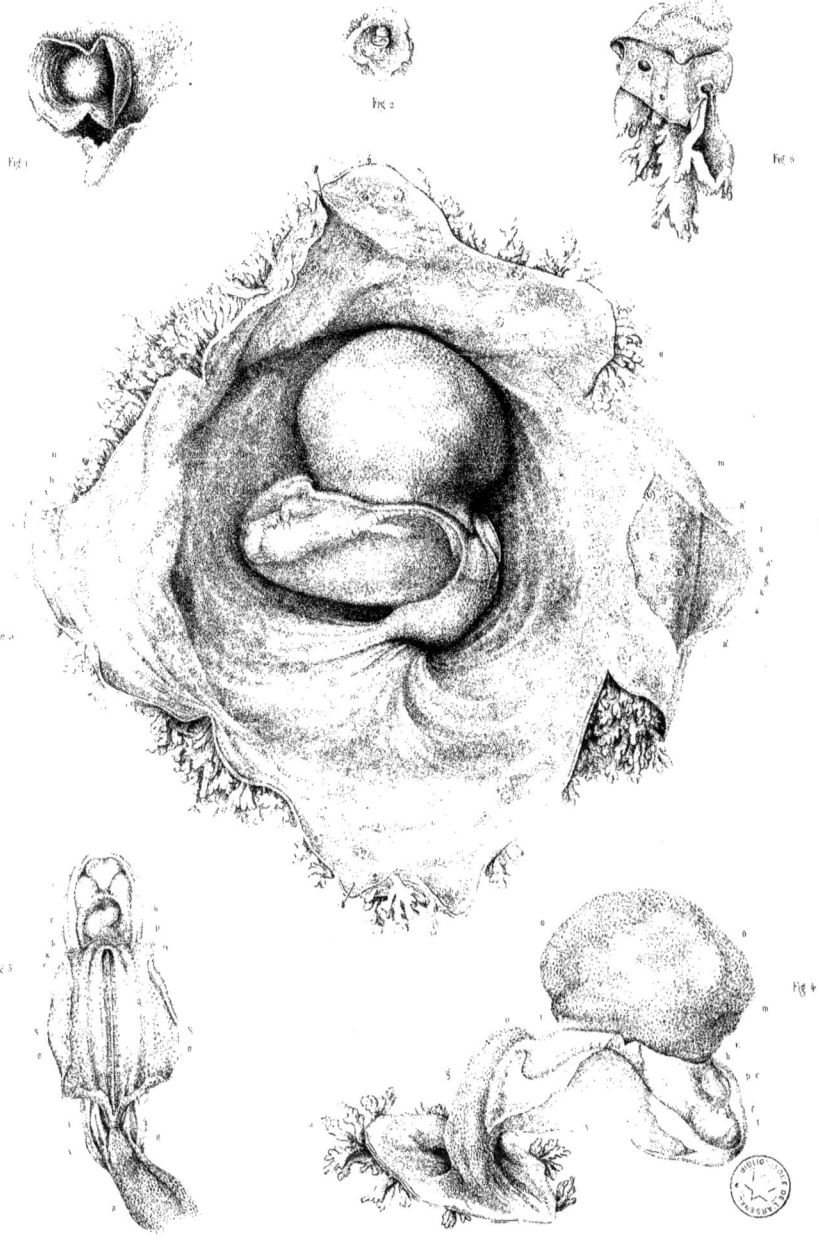

Fig 1

Fig 2

Fig 6

Fig 2

Fig 3

Fig 4

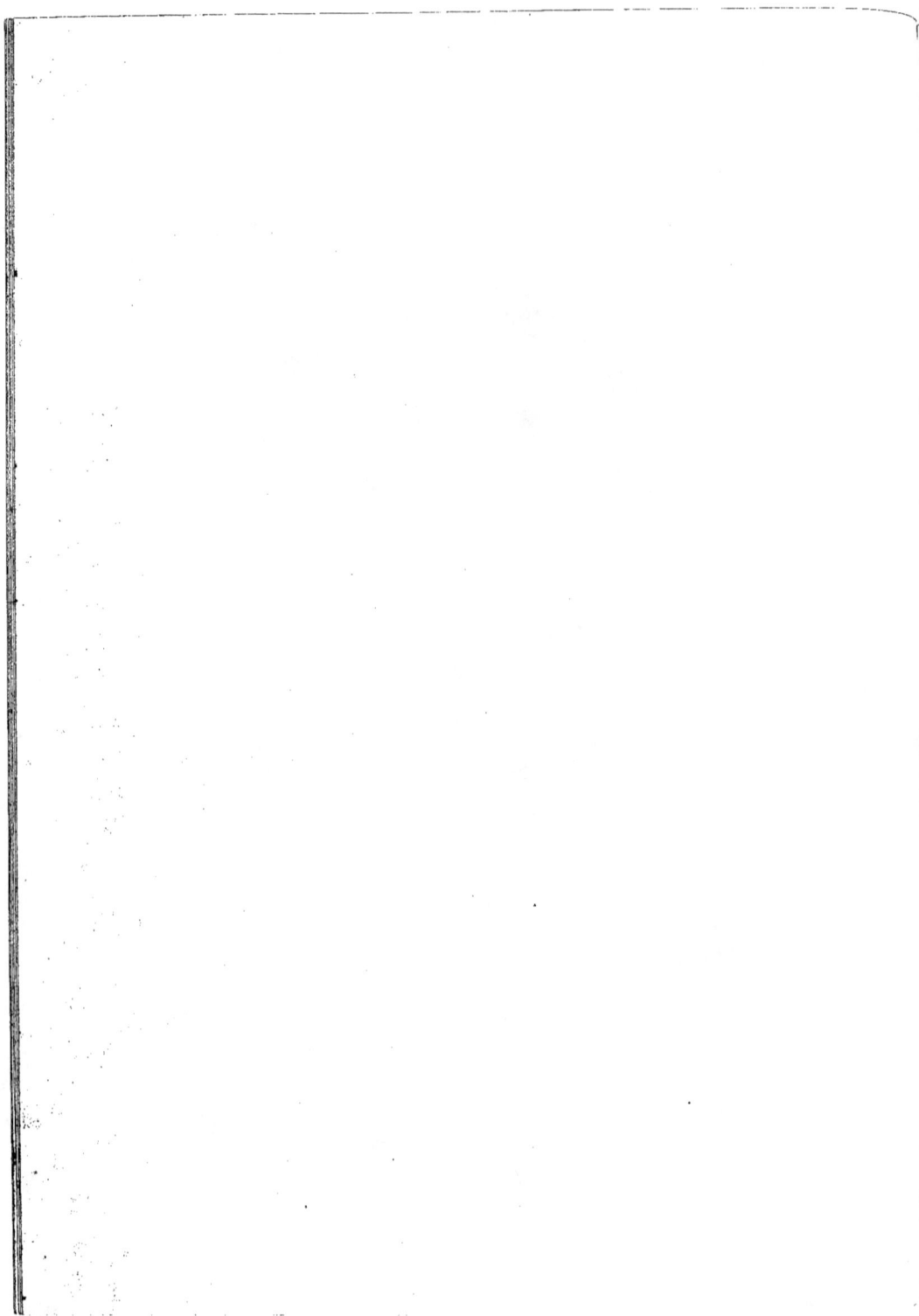

EMBRYOGÉNIE.

DESSINS ET TEXTE DE M. GERBE D'APRÈS L'OUVRAGE DE M. COSTE.

FIGURE 1. Utérus en état de gestation ; de grandeur naturelle.

Cet utérus provient d'une femme primipare, qui s'est suicidée vers le vingtième ou le vingt-unième jour de la grossesse, et dont le cadavre a été ouvert à la Morgue de Paris. Il est incisé longitudinalement par sa face postérieure, ouvert et étalé de manière à montrer toute l'étendue de sa cavité, qui était libre, comme dans l'état de vacuité, et ne renfermait aucun liquide ; seulement la muqueuse, beaucoup plus épaisse, semblait partout boursoufflée, et formait à la face antérieure de l'utérus, dans le point compris entre les deux trompes, une sorte de tumeur molle, comme si elle avait été plus épaisse encore dans cet endroit que partout ailleurs. Cette disposition, malgré le développement notable de la matrice, et l'existence d'un corps jaune sur l'un des ovaires, fit supposer un moment qu'il n'y avait pas de grossesse. L'illusion était d'autant plus facile, que toute la portion soulevée était parcourue par le même réseau vasculaire que le reste de la muqueuse. Ce ne fut qu'après avoir incisé cette portion soulevée qu'on reconnut, aux villosités choriales, la présence d'un œuf. Cette démonstration acquise, et l'attention s'étant reportée alors sur les autres parties de la cavité utérine, et particulièrement sur les orifices internes du col et des trompes, il fut facile de constater, de la manière la plus péremptoire, que ces orifices étaient entièrement libres et perméables comme dans l'état de vacuité. La cavité du col était seulement le siége d'un très léger suintement muqueux, produit par les glandes dont cette cavité est pourvue.

a, a, a, a. Muqueuse utérine (*caduque utérine* ou *pariétale* des auteurs), irrégulièrement tuméfiée, formant des plis nombreux. Elle est parcourue dans toute son étendue par un réseau vasculaire très riche, fort analogue, par sa disposition, à celui de l'utérus hors l'état de grossesse, mais dont les vaisseaux, en totalité, ont sensiblement augmenté de volume. Quelques-uns de ces vaisseaux (*b, b*), plus dilatés que les autres, commencent déjà à former le rudiment de ces sinus veineux qu'on trouve, à une époque plus avancée de la grossesse, sur toute la face interne de la muqueuse utérine, mais plus spécialement aux environs du placenta. Sur l'épaisseur de cette muqueuse, on voit, en *c, c* la coupe de ces sinus.

d. Portion de la muqueuse utérine formant tumeur, sous laquelle est placé l'œuf (*caduque réfléchie* des auteurs). Les vaisseaux qui la parcourent sont les mêmes que ceux du reste de la muqueuse (*b', b'*), ont la même

physionomie, la même disposition, sont tout aussi volumineux et quelques-uns tout aussi dilatés.

e. Petit espace circulaire, autour duquel les vaisseaux venaient s'éteindre, et dont le centre présentait l'apparence d'un ombilic dont l'occlusion serait récente.

f, f. Portion musculaire de l'utérus, sur laquelle on voit la coupe d'une multitude de sinus veineux plus ou moins développés.

g, g. Portion musculaire du col, se distinguant de celle du corps de l'utérus par l'absence de sinus veineux.

h. Glande de *Naboth*; énormément distendue par un fluide visqueux.

i. Portion vaginale du col (museau de tanche), se continuant avec le vagin.

k, k. Ovaires. Celui de droite porte un corps jaune (*l*) fort développé, très vasculaire à sa surface, au sommet duquel on voit en *m* la cicatrice de l'ouverture par laquelle l'ovule s'est échappé.

n, n. Pavillons.

o, o. Trompes utérines (oviductes).

FIGURE 2. Ovaire droit de la figure précédente, incisé suivant sa longueur pour montrer l'intérieur du corps-jaune.

l, l. Corps-jaune ouvert. Sa cavité n'est pas complétement envahie par l'hypertrophie des circonvolutions que forme le plissement irrégulier du feuillet interne de la vésicule de Graaf ; une certaine quantité de matière plastique existe encore au centre.

m, m. Coupe de la cicatrice produite à la surface de l'ovaire après la rupture de la vésicule de Graaf.

p. Feuillet externe ou fibreux de la vésicule de Graaf.

FIGURE 3. Muqueuse utérine de la figure, où l'œuf a été extrait de la loge qu'il occupait, afin de montrer la disposition de tous les points de la muqueuse avec lesquels cet œuf était en contact.

d, 1. Loge dans laquelle l'œuf était enfermé. Elle est parsemée d'une multitude d'anfractuosités, de lacunes irrégulières, plus ou moins grandes, dans lesquelles étaient engagées les villosités choriales qui devaient former le placenta.

Ces anfractuosités communiquent directement avec les sinus veineux (b, fig. 1) de la muqueuse, et permettent au sang maternel de venir baigner les villosités.

d, 2. Face interne du lambeau de la muqueuse utérine (caduque réfléchie) qui recouvrait l'œuf. On y voit les mêmes anfractuosités, les mêmes lacunes que dans le point qui lui est opposé, seulement elles sont moins nombreuses, moins grandes et moins accentuées, parce que, n'étant point destinées à devenir lacunes placentaires, elles commencent déjà à s'atrophier, comme les villosités choriales qui s'y engageaient ou qui y correspondaient.

FIGURE 4. Œuf extrait de l'utérus représenté dans les figures précédentes, ouvert et grossi quinze fois environ, afin de montrer les détails d'organisation de l'embryon et de ses annexes. Le chorion, vasculaire dans toute son étendue, laisse voir, par transparence, et disséminés çà et là dans tous les points, quelques troncs creux des villosités qui en partent. L'embryon, vu de profil et du côté droit, recourbé sur lui-même en arc de cercle, et renfermé dans un amnios qui s'applique sur lui de toutes parts, a son ombilic abdominal largement ouvert, et se continue avec le chorion par le pédicule encore très court de l'allantoïde.

a. Vésicule ombilicale (feuillet intestinal ou interne du blastoderme), cachée en partie par la tête de l'embryon, sortant librement de l'ombilic abdominal, et se continuant par un pédicule court et encore assez gros avec l'intestin rudimentaire (t), que la paroi abdominale ne permet de voir que par transparence. Cette vésicule ombilicale, quoique presque entièrement formée de vaisseaux, dont quelques-uns assez volumineux, n'est cependant point colorée en rouge comme elle le sera plus tard.

b. Ouraque (pédicule de l'allantoïde) sortant de la cavité abdominale, vers l'extrémité postérieure de l'embryon, et accompagné par quatre vaisseaux ombilicaux ou allantoïdiens, deux veines et deux artères.

c, c. Chorion, dont les vaisseaux, qui sont une extension de ceux que porte le pédicule de l'allantoïde, vont en s'atténuant à mesure qu'ils s'éloignent de l'Embryon, mais existent partout. On voit par transparence, en c, l'ouverture qui existe à la base des villosités choriales c.

d. Tronc des artères ombilicales ou allantoïdiennes qui vont se répandre au chorion.

e. Tronc des veines ombilicales ou allantoïdiennes qui ramènent le sang du chorion, à l'embryon.

f. Point où se réunissent les deux veines ombilicales (allantoïdiennes) avant de pénétrer dans le foie, pour se rendre en commun au cœur.

Des rameaux veineux transitoires ramènent le sang des parois abdominales de l'embryon dans le tronc des veines ombilicales (allantoïdiennes).

g. Foie, n'occupant encore qu'un très petit espace dans la cavité de l'abdomen, vu à travers la paroi abdominale.

i. Portion auriculaire du cœur, presque en contact avec le foie, séparée de la portion ventriculaire par un étranglement très marqué, et placée sur le même plan que celle-ci.

h. Ventricules du cœur.

l. Bulbe aortique, étendu des ventricules aux arcs branchiaux.

L'intestin vaguement vu à travers la paroi abdominale.

k. Corps-de-Wolf, dont la forme se dessine à travers la paroi de l'abdomen.

m. Bourgeon incisif, sur le côté duquel on constate l'origine de la fosse nasale droite.

p. Œil rudimentaire droit, situé sur le côté de la tête.

p. Rudiment de l'oreille interne.

n. Bourgeon représentant la mandibule supérieure droite.

Un bourgeon représente la mandibule inférieure du même côté.

o, q. Arcs branchiaux, faisant suite aux bourgeons maxillaires inférieurs, et séparés les uns des autres par des fentes (fentes branchiales), qui pénètrent directement dans le pharynx.

Le membre supérieur ou thoracique, est à son état rudimentaire.

Le coccix, se prolonge à l'extrémité postérieure de l'embryon, en forme de queue.

r, r. Amnios, se continuant avec le pourtour de l'ouverture ombilicale; embrassant, en arrière, une portion de l'ouraque (pédicule de l'allantoïde) et ne renfermant point encore de liqueur amniotique.

s, s. Face externe du chorion.

t, t. Villosités du chorion.

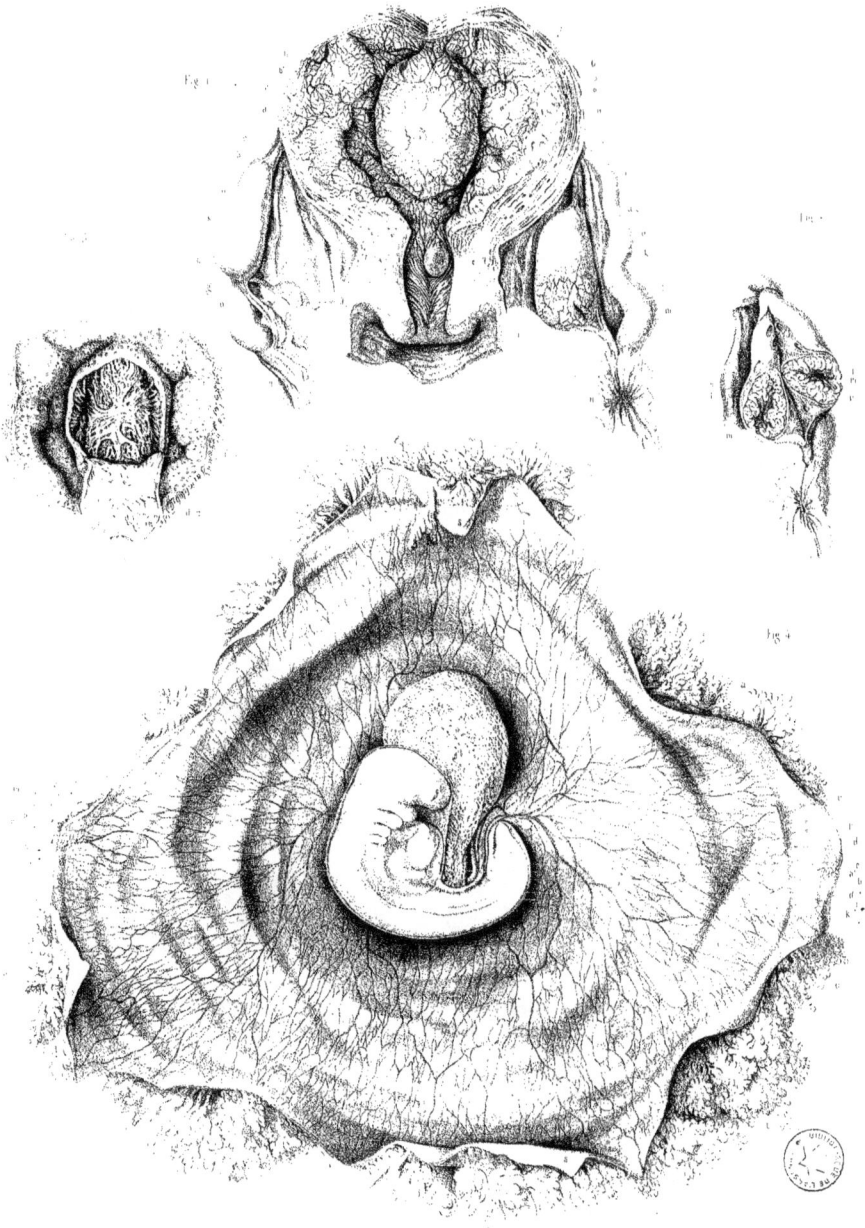

EMBRYOGÉNIE.

ESPÈCE HUMAINE.

(DESSINS EMPRUNTÉS A L'OUVRAGE DE M. COSTE.)

Figure 1. Œuf abortif de vingt-cinq à vingt-huit jours environ ; de grandeur naturelle.

Figure 2. Même œuf, dont le chorion est ouvert et étalé de manière à laisser voir l'embryon, sa vésicule ombilicale et l'amnios dans leur grandeur naturelle.

Figure 3. Même œuf, à peu près disposé comme le précédent et grossi huit fois environ.

Dans cet œuf, le chorion était presque entièrement exsangue. Les vaisseaux qui s'y distribuaient n'ont pu être suivis, à l'œil nu, qu'à une faible distance au-delà de l'insertion du cordon ombilical.

D. Vésicule ombilicale, pourvue d'un réseau vasculaire abondant, dont les rameaux principaux se réunissent pour constituer les troncs persistants de l'artère et de la veine *omphalo-mésentériques*.

o. Pédicule de la vésicule ombilicale pénétrant dans le cordon ombilical par une ouverture, j, qui est due à la réflexion de l'amnios, et s'insérant au sommet de l'anse intestinale primitive *t*.

k, k. Chorion portant des villosités à sa surface externe.

r, r. Tronc des artères ombilicales ou allantoïdiennes qui accompagnent l'ouraque et se distribuent sur le chorion.

a. Tronc de l'une des veines ombilicales ou allantoïdiennes.

f. Foie, vu à travers la paroi abdominale.

c. Confluent où viennent aboutir les troncs principaux de toutes les veines du corps de l'embryon, ou de ses annexes, pour se jeter en commun dans les oreillettes.

a. Portion auriculaire du cœur.

v. Portion ventriculaire du cœur, partagée par un sillon en deux portions distinctes.

w. Corps-de-Wolf de droite, dont la forme se dessine à travers la paroi abdominale, depuis le bourgeon qui représente le membre antérieur jusqu'à celui qui représente le membre postérieur.

t, t'. Intestin rudimentaire formant une seule anse au sommet de laquelle s'insère le pédicule de la vésicule ombilicale.

œ. OEil rudimentaire droit.

s. Bourgeon représentant la mandibule supérieure droite.

d. Bourgeon maxillaire inférieur, réuni à celui du côté opposé, et formant avec lui la mâchoire inférieure.

n, n', n''. Arcs branchiaux faisant suite aux bourgeons maxillaires et séparés les uns des autres par quatre fentes qui pénètrent dans le pharynx.

m. Bourgeon représentant le membre thoracique.

m'. Bourgeon représentant le membre pelvien.

q. Cordon ombilical réduit à un tube court, large, qui donne passage au pédicule de la vésicule ombilicale.

b, b. Amnios renfermant une très faible quantité de liquide amniotique, et se continuant dans tout le pourtour de l'ouverture j, avec le tube que représente le cordon ombilical rudimentaire.

Figure 4. Embryon du même âge que le précédent, grandi environ douze fois, vu par le côté droit et de trois quarts.

Il est disséqué et disposé de manière à montrer la forme, la position et la disposition respectives des organes.

A, A. Portion du chorion dans lequel rampent les vaisseaux ombilicaux ou allantoïdiens.

B, B. Villosités choriales.

C, C. Amnios incisé dans toute son étendue et déjeté sur les côtés, de manière à mettre l'embryon à découvert.

D, D. Coupe du cordon ombilical. On voit manifestement sur cette coupe que l'amnios se continue directement avec la paroi même de ce cordon.

a. Vésicule ombilicale pourvue de son réseau vasculaire.

b. Pédicule de la vésicule ombilicale embrassé par les vaisseaux omphalo-mésentériques.

b'. Vaisseaux omphalo-mésentériques (artère et veine).

c. Point d'insertion du pédicule de la vésicule ombilicale à l'anse intestinale primitive.

d. Portion de l'intestin rudimentaire qui représente le duodénum.

e. Portion de l'intestin rudimentaire qui représente le rectum.

f. Veine ombilicale (*allantoïdienne*) du côté droit.

g. Ouraque (pédicule de l'allantoïde) naissant de l'extrémité postérieure de l'intestin rudimentaire, accompagné par les vaisseaux ombilicaux, et offrant, par transparence, un canal intérieur.

h. Artère ombilicale (*allantoïdienne*) du côté droit.

i. Artère ombilicale (*allantoïdienne*) du côté gauche, se distribuant sur le chorion.

k. Veine ombilicale (*allantoïdienne*) destinée à disparaître.

l. Foie embrassant la portion de l'intestin qui représente l'estomac.

m. Ventricules droit et gauche.

n. Oreillette droite du cœur.

o. Bulbe aortique.

p. Arcs branchiaux séparés les uns des autres par des fentes qui pénètrent dans le pharynx.

q. Mâchoire inférieure.

r. Bourgeon maxillaire supérieur du côté droit.

s. Orifice externe des fosses nasales.

t. Bulbe auditif rudimentaire.

u. OEil droit, situé sur le côté de la tête.

v. Corps-de-Wolf du côté droit.

x. Corps-de-Wolf du côté gauche vu par transparence.

y. Vertèbres.

z, z'. Bourgeons représentant le membre supérieur et le membre inférieur.

FIGURE 5. Même embryon, vu de face, sur lequel une portion de l'anse intestinale primitive, du mésentère, d'une partie des parois pectorales et abdominales et des organes qui forment le cordon ombilical ont été incisés et enlevés.

Cette disposition de l'embryon permet de constater la position tout-à-fait latérale des yeux, l'éloignement qui existe entre les deux bourgeons (*r*) qui formeront plus tard la mâchoire supérieure ; la distance qui sépare l'un de l'autre les orifices des fosses nasales (*s*), la communication des fosses nasales avec la cavité buccale, au moyen d'un large sillon, et l'absence complète de voûte palatine. On peut aussi mieux apprécier quelle est la physionomie générale du cœur à cet âge, la position des oreillettes (*n, n*) par rapport à celle des ventricules (*m, m*) et du bulbe de l'aorte (*o*), et les relations qui existent entre les organes en voie de formation que contient la cavité abdominale.

A l'exception des lettres *E* et *C* qui sont affectées l'une à l'extrémité céphalique, l'autre à l'extrémité caudale ; de la lettre *x* qui indique l'organe génital interne mâle ou femelle à son origine, et du chiffre 9 appliqué à la mâchoire inférieure ; toutes les autres lettres désignent les mêmes parties que dans la figure précédente.

FIGURE 6. Figure destinée à montrer l'appareil branchial, les poumons rudimentaires, l'estomac et le foie, par la face postérieure.

d. Estomac. Il est dans une position tout-à-fait verticale et forme, à ce moment, avec l'intestin (*e*) qui lui fait suite et l'œsophage, un tube droit.

l. Foie, formé de deux lobes à peu près égaux, réunis ensemble, présentant à son bord inférieur une grande échancrure, et dans toute l'étendue de sa face postérieure un large sillon dans lequel l'estomac est engagé.

*p*1, *p*2, *p*3. Premier, deuxième et troisième arcs branchiaux, séparés les uns des autres par les fentes branchiales.

q. Mâchoire inférieure.

q'. Langue, à son origine, représentée par un bourgeon peu saillant qui occupe l'espace compris entre la mâchoire inférieure et le premier arc branchial.

5. Cavité pharyngienne dans laquelle pénètrent les fentes branchiales, et dans laquelle s'ouvrent l'œsophage et la glotte.

6. Petite proéminence ovalaire, située au fond de la cavité pharyngienne, au milieu de laquelle s'ouvre la glotte.

7. OEsophage.

8. Poumons rudimentaires adossés à l'œsophage.

FIGURE 7. Cœur vu par sa face postérieure, pour montrer le point où ses troncs principaux de toutes les veines viennent se jeter en commun dans les oreillettes.

Les poumons ont été conservés pour montrer les relations de ces organes avec le cœur.

h, g. Tronc commun des veines omphalo-mésentériques et ombilicale (*allantoïdiennes*), auquel viennent se réunir les azygos.

m, m. Oreillettes droite et gauche.

n, n. Ventricules droit et gauche.

7. Moitié supérieure de l'œsophage.

8, 8. Poumons droit et gauche.

9. Tronc commun des veines azygos supérieure (veine-cave supérieure de l'adulte) et inférieure du côté droit.

9'. Tronc commun des veines azygos supérieure et inférieure du côté gauche.

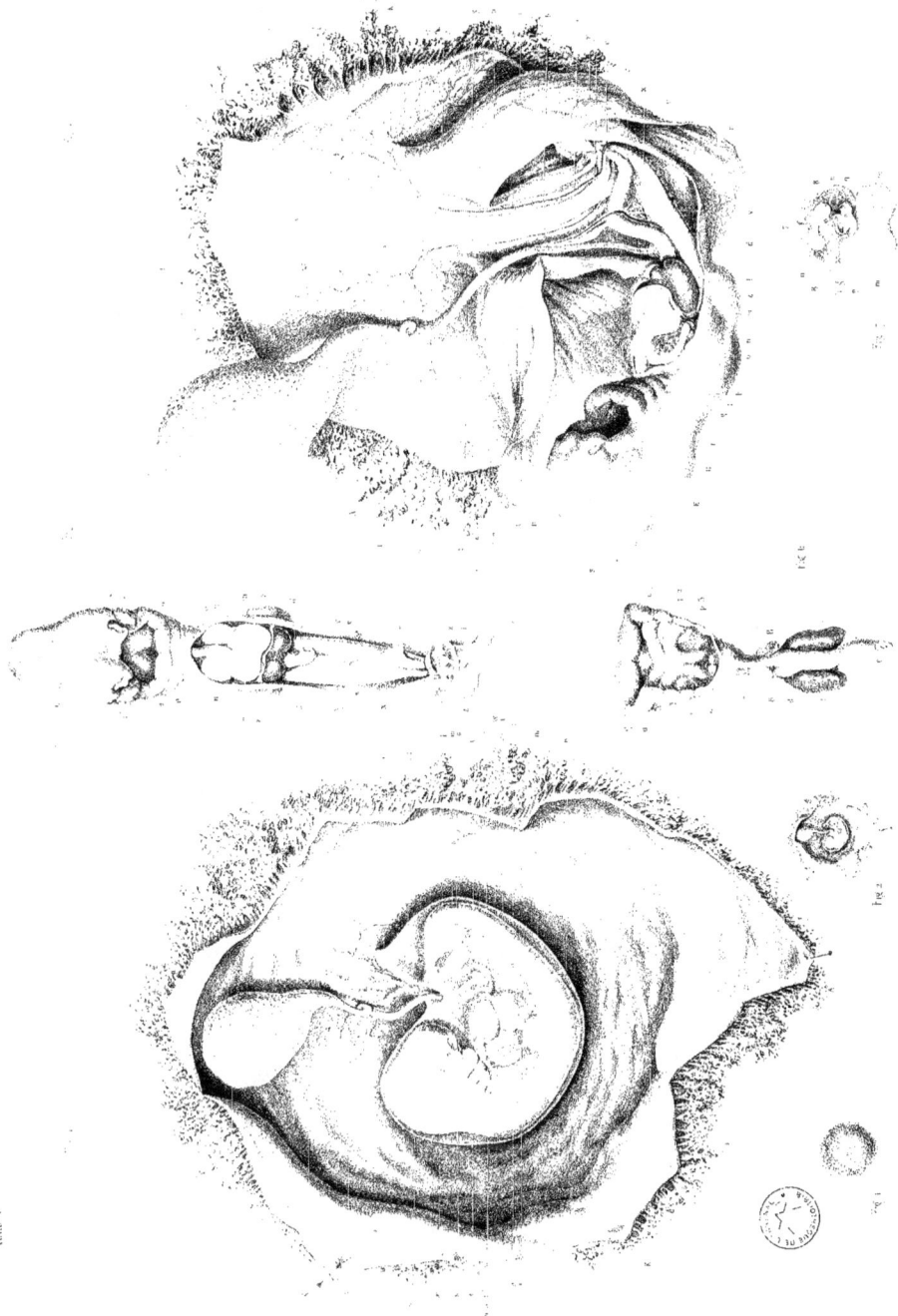

DÉVELOPPEMENT DE L'EMBRYON HUMAIN.

(DESSINS EMPRUNTÉS A L'OUVRAGE DE M. COSTE).

FIGURE 1. Utérus en état de gestation, de grandeur naturelle, provenant d'une femme multipare, qui s'est suicidée vers le quarantième jour de la grossesse, et dont le cadavre a été ouvert à la Morgue de Paris. Il est incisé longitudinalement par la face antérieure, étalé et disposé de manière à mettre à découvert la plus grande étendue possible de sa surface interne.

Une portion de la muqueuse utérine qui recouvre l'œuf (caduque réfléchie des auteurs) est incisée circulairement, et le lambeau qui résulte de cette incision est rabattu du côté du col, de manière à mettre à découvert une partie de l'œuf, qui est lui-même ouvert crucialement et disposé de telle sorte que l'on puisse apercevoir la vésicule ombilicale, l'amnios, et, à travers les parois de ce dernier, l'Embryon ; la muqueuse utérine, en partie détachée, du côté gauche, de la couche musculeuse de l'utérus, est déjetée en dedans, ce qui permet de voir quelques-uns des vaisseaux qui, de l'utérus, passent à cette muqueuse, la disposition et la direction des glandules, maintenant exagérées, qui la composent. L'ovaire de gauche est incisé longitudinalement du sommet à la base, pour montrer l'organisation intérieure du corps jaune.

t. Muqueuse utérine (caduque utérine ou pariétale des auteurs) pourvue dans toute son étendue, d'un riche réseau vasculaire, analogue, par sa disposition à celui de l'utérus à l'état de vacuité. Plusieurs des vaisseaux qui forment ce réseau sont très volumineux, et constituent à la surface de la muqueuse et dans son épaisseur une série de sinus veineux, dont on voit la coupe en *s'*.

k. Coupe de la portion de muqueuse utérine qui recouvrait l'œuf. Elle est bien moins épaisse que celle qui tapisse le reste de la cavité utérine et adhère au tissu de l'utérus ; mais on y voit, comme sur celle-ci, la coupe de quelques sinus veineux, seulement ils sont moins développés.

e''. Face interne du lambeau de la portion de muqueuse utérine qui cachait l'œuf, offrant des lacunes, des cavités irrégulières, plus ou moins profondes, dans lesquelles pénétraient les villosités choriales de la portion de l'œuf couverte par ce lambeau.

e, e. Lambeaux du chorion, déjetés à droite et à gauche et vus par leur face interne.

a, a. Amnios, formant à l'Embryon une loge déjà assez spacieuse, distendue par un fluide amniotique. Quoique assez développé, l'amnios est loin d'occuper toute la capacité du chorion, dont il est encore séparé par une certaine quantité d'un fluide visqueux, incolore, qui se condense par l'action de l'eau froide et de l'alcool, et forme alors une sorte de tissu fibrilleux, aréolaire, compacte, très adhérent au chorion, à l'amnios et à la vésicule ombilicale (magma réticulé de M. Velpeau).

Ce liquide, destiné dans les premiers temps du développement à remplir la cavité du chorion, dont la capacité est trop grande par rapport au volume que représentent l'Embryon, sa vésicule ombilicale et son amnios, est, proportionnellement, en quantité d'autant plus considérable que l'œuf est plus jeune. Il disparaît peu à peu à mesure que l'œuf grandit, se feutre et finit par se réduire à une lame d'une minceur extrême, que l'on peut cependant trouver dans certains cas, même lorsque depuis quelque temps déjà l'amnios et le chorion ont contracté de toutes parts des relations étroites.

d. Vésicule ombilicale, comprise entre l'amnios et le chorion et saisie par le liquide visqueux condensé que renferme ce dernier. Son pédicule, déjà fort allongé, sort du cordon ombilical (*o*) par une petite ouverture qui existe à l'extrémité de ce cordon (*i*).

b. Sinus veineux appartenant à la muqueuse utérine, et communiquant avec ceux de la portion musculeuse de l'utérus.

c. Sinus veineux, appartenant à la muqueuse qui recouvre l'œuf.

u, u. Portion musculaire du corps de l'utérus. On y voit la coupe d'une multitude de sinus veineux de différentes grandeurs.

Le corps jaune, ouvert, à cavité complètement comblée par l'hypertrophie ou circonvolutions qui résultent du plissement du feuillet interne de la vésicule de Graaf. On remarque seulement au centre, sous forme d'arborisation, des traces de la matière plastique (actuellement de nature fibreuse) qui comble la vésicule de Graaf, après l'émission de l'ovule, et qui contribue à faire adhérer les circonvolutions les unes aux autres.

g, g. Point où la vésicule de Graaf, s'est rompue pour laisser échapper l'ovule.

z. Feuillet externe ou fibreux de la vésicule de Graaf.

q, q. Ovaires.

p, p. Pavillons.

mm. Portion musculaire du col, se distinguant de celle du corps par l'absence de grands sinus veineux.

l. Portion vaginale du col (*museau de tanche*).

FIGURE 2. OEuf extrait de la pièce représentée figure 1, intact et de grandeur naturelle. Quoique les villosités choriales soient encore partout nombreuses et d'égal volume, cependant, dans le point opposé à celui où s'insère le cordon ombilical (celui de la figure qui est tout à fait de face), le chorion commence déjà à devenir *chauve* ; il est en effet, dans ce point, bien moins couvert, les villosités y sont bien moins abondantes que partout ailleurs.

FIGURE 3. Muqueuse utérine de la pièce représentée fig. 1. Vue isolément.

On a supposé que les vaisseaux qui la parcourent ont cessé d'être colorés, afin de rendre plus apparentes les petites ouvertures dont cette muqueuse est parsemée, ouvertures que la coloration du réseau vasculaire contribuait à dissimuler. Ces petites ouvertures, qui ne sont rien autre que les pertuis glandulaires exagérés de la muqueuse utérine à l'état de vacuité, existent, comme on peut le constater, aussi bien sur la portion (*c'*) qui recouvre l'œuf (*caduque réfléchie* des auteurs) que sur celle (*c*) avec laquelle elle se continue (*caduque utérine ou pariétale* des auteurs); seulement, vers le centre de la première (*x*), ces pertuis sont moins nombreux, un peu plus effacés, et ont même cessé d'exister à la partie centrale.

t, t. Orifice interne des trompes utérines. Celui de gauche, qu'a traversé l'ovule pour arriver dans la cavité utérine, est aussi perméable que celui de droite.

FIGURE 4. Embryon âgé de 40 jours, grossi environ dix fois, vu de profil par le côté droit, et en partie disséqué. La figure montre les particularités suivantes :

1. Lambeau de chorion sur lequel se distribuent les vaisseaux *allantoïdiens* ou ombilicaux. Les villosités que l'on remarque sur la portion rabattue de ce lambeau auraient contribué à former le placenta fœtal.

2. Cordon ombilical ouvert et disposé pour montrer le canal dans lequel est logé le pédicule de la vésicule ombilicale, qu'accompagnent les vaisseaux omphalo-mésentériques, et les vaisseaux *allantoïdiens* ou ombilicaux.

2', 2'. Amnios incisé dans toute son étendue, et déjeté sur les côtés de manière à mettre l'Embryon à découvert.

3. Mâchoire supérieure.

4. Aile droite du nez rudimentaire.

5. Mâchoire inférieure.

6. Fente branchiale. C'est la seule qui persiste dans une certaine étendue, pour se transformer, par des modifications successives, en oreille externe.

7. Bourgeon qui représente, à ce moment, l'organe génital externe mâle ou femelle.

8. Coccyx, saillant, en forme de queue, à l'extrémité postérieure de l'Embryon.

9, 9. Membres, antérieur et postérieur ou supérieur et inférieur.

10. Vésicule ombilicale, pourvue d'un réseau vasculaire très abondant dont les rameaux principaux se réunissent pour former les troncs de l'artère et de la veine omphalo-mésentérique.

a. Artère omphalo-mésentérique, accompagnant le pédicule de la vésicule ombilicale.

æ. Poumon droit rudimentaire.

b. Bulbe aortique.

c. Confluent commun de toutes les veines du corps, et des annexes de l'Embryon.

d. Ouraque, naissant de l'extrémité postérieure de l'intestin.

e. Estomac à son origine.

f. Foie, en partie disséqué, pour mettre à découvert les veines dont il est pourvu.

i, i. Anse intestinale au sommet de laquelle s'insère le pédicule de la vésicule ombilicale.

j. Veine *omphalo-mésentérique*.

k. Extrémité postérieure de l'intestin, en communication avec l'ouraque et avec les canaux qui accompagnent les corps-de-Wolf.

m. Corps-de-Wolf du côté droit, sur lequel se montrent le canal excréteur propre à cet organe et un autre canal un peu plus fort qui représente l'oviducte ou le spermiducte.

n, n. Vaisseaux ombilicaux ou allantoïdiens.

o. Oreillette droite du cœur.

q. Veine cave inférieure.

r. Tronc que fournit dans son trajet le canal veineux.

s. Tronc de la veine porte abdominale.

u'. Un des troncs de la veine porte hépatique.

u''. Canal veineux.

v, v. Ventricules droit et gauche du cœur.

Figure 5. Embryon du même âge que celui que représente la figure 1, grossi environ huit fois, vu de profil et par le côté droit, disséqué et disposé pour montrer les faits suivants:

1. Lambeau de chorion sur lequel on voit les grands troncs des artères et des veines allantoïdiennes ou ombilicales.

2, 2'. Cordon ombilical ouvert.

2''. Amnios incisé dans toute son étendue, et écarté de manière à mettre à découvert l'Embryon.

3. Nez.

4. Mâchoire supérieure.

5. Langue rudimentaire.

5'. Mâchoire inférieure.

6. Bulbe auditif interne.

7. Bourgeon représentant l'organe génital externe mâle ou femelle.

8. Coccyx prolongé en forme de queue.

9. Membre antérieur.

9'. Membre postérieur.

10. Vésicule ombilicale, sur laquelle on a pratiqué une incision, pour en montrer l'intérieur.

a. Cavité dans laquelle se trouvait logé le poumon droit, qui a été enlevé dans cette préparation.

a'. Aorte abdominale.

a'' a''. Artère omphalo-mésentérique, naissant de l'aorte abdominale et passant dans l'anse intestinale.

æ. Veines inter-costales naissant de l'azigos inférieur.

b. Bulbe aortique.

c. Confluent commun de toutes les veines du corps de l'Embryon et de ses annexes.

e. Estomac.

f. Foie, en grande partie disséqué, pour mettre à découvert les veines qui lui appartiennent.

g. Azigos inférieur.

g'. Azigos supérieur (veine cave supérieure chez l'adulte).

i. Intestin.

i'. Anse iléo-cœcal.

i''. Appendice iléo-cœcale.

j. Veine omphalo-mésentérique.

j'. Tronc principal de la veine porte abdominale.

k. Extrémité postérieure de l'intestin, en communication avec l'ouraque et les canaux qui rampent sur les corps-de-Wolf.

ℓ. Tronc principal des veines qui se rendent au membre antérieur.

m. Corps-de-Wolf rejeté en dehors de l'abdomen.

n, n. Artère allantoïdienne ou ombilicale du côté droit.

o. Oreillette droite du cœur.

æ. Cavité œsophagienne.

q, q. Veine cave inférieure.

s. Point où la veine porte hépatique vient se jeter dans la veine allantoïdienne ou ombilicale.

t. Testicule à son origine. Il est adossé au corps-de-Wolf, dont il semble faire partie.

u. Veine ombilicale ou allantoïdienne dans le foie, et branches qui en dépendent.

v, v. Ventricules droit et gauche du cœur.

w. Canal de communication des oreillettes et des ventricules.

x. Pédicule de la vésicule ombilicale, s'insérant au sommet de l'anse iléo-cœcale.

y. Rein droit à son origine.

y', y. Face externe de la vésicule ombilicale.

y''. Face interne de la vésicule ombilicale.

z. Point de communication de la veine cave inférieure et de l'azigos inférieur.

Figure 6. Figure destinée à montrer ce qui reste de l'appareil branchial, sur un fœtus de l'âge du précédent, de même que la glotte et les poumons à leur origine.

a. Glotte représentée par une fente longitudinale, bifurquée à ses extrémités.

b. Langue, consistant en un bourgeon peu saillant et carré, qui repose, par l'un de ses côtés, sur le premier arc branchial.

c. Trachée-artère.

d. Poumons rudimentaires.

1. Mâchoire inférieure.

2. Premier arc branchial, tendant à se transformer en os hyoïde.

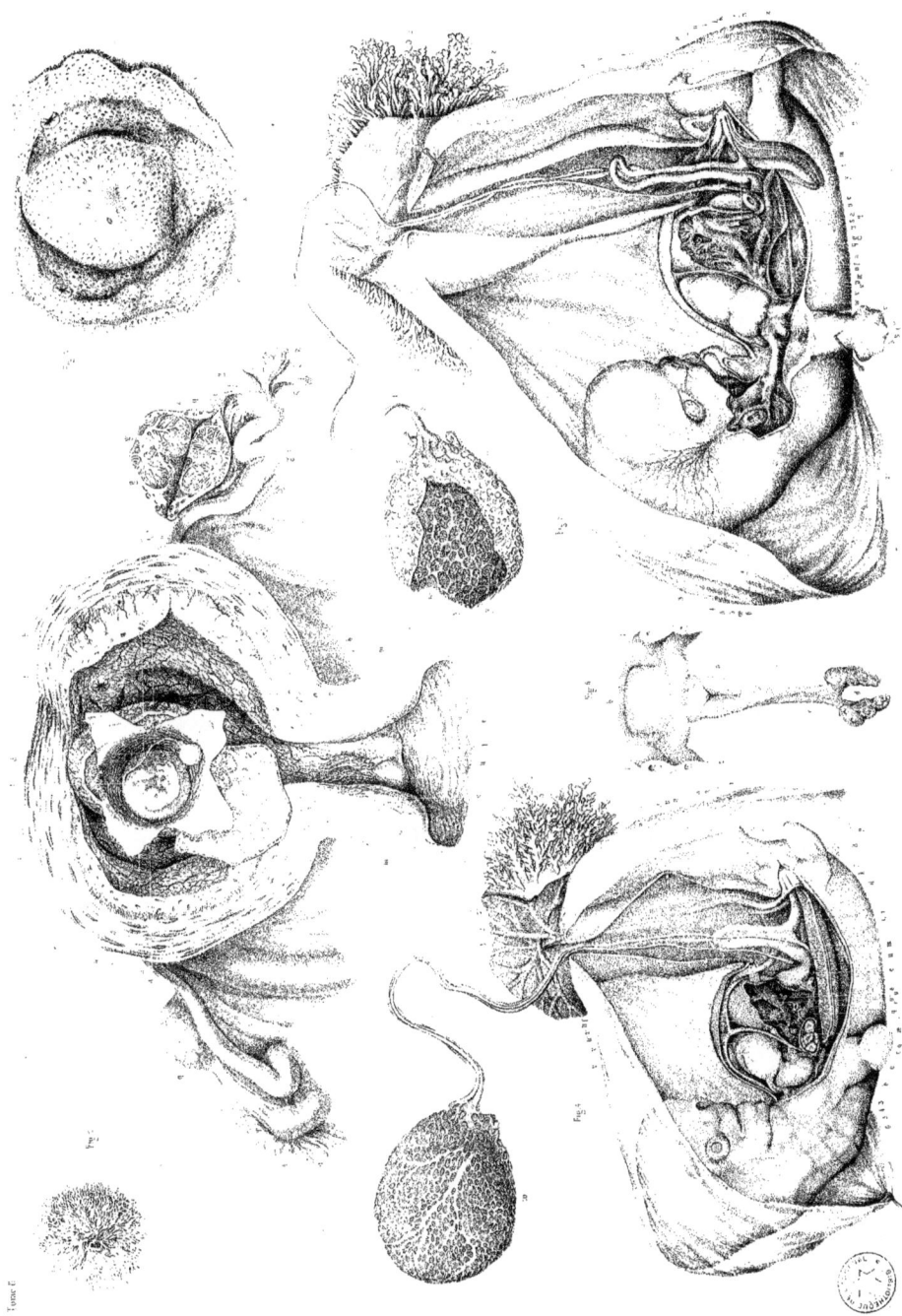

EMBRYOGÉNIE.

SUITE DU DÉVELOPPEMENT DU FŒTUS HUMAIN.

DESSIN ET TEXTE DE M. GERBE, D'APRÈS L'OUVRAGE DE M. COSTE.

FIGURE 1. Utérus en état de gestation, provenant d'une femme morte des suites d'une brûlure, vers le commencement du troisième mois de la grossesse ; ouvert dans toute l'étendue de ses bords supérieur et latéral gauches, et étalé. L'œuf qu'il renferme est mis à découvert par une incision pratiquée sur la portion de muqueuse réfléchie (caduque réfléchie. — *Decidua reflexa*). Grandeur naturelle.

a. Pédicule de la vésicule ombilicale, pénétrant dans le cordon ombilical par une petite ouverture qui occupe l'extrémité choriale de ce cordon.

b. Vésicule ombilicale, mise à découvert au moyen d'une incision pratiquée sur le chorion.

c. Cordon ombilical, vu par transparence à travers le chorion et l'amnios.

d. Amnios, formant une poche à parois très transparentes et dilatée par un liquide dans lequel le fœtus nage.

e. Villosités choriales, destinées à former par leur développement et leurs combinaisons le placenta fœtal.

f. Portion de chorion qui a cessé d'être villeuse, et sur laquelle se montrent quelques rares villosités atrophiées.

g. Portion réfléchie de la muqueuse utérine (caduque réfléchie des auteurs) qui recouvrait l'œuf. Vue par sa face interne.

g'. Même muqueuse utérine, vue par sa face externe.

h, h'. Grand sinus veineux de la muqueuse utérine, disséqué pour montrer ses communications avec les sinus qui s'ouvrent dans le placenta maternel, et avec d'autres veines plus ou moins volumineuses qui rampent dans la muqueuse utérine.

h''. Lacunes irrégulières, plus ou moins grandes, plus ou moins profondes, dans lesquelles étaient engagées les villosités choriales qui devaient former le placenta fœtal. Ces lacunes communiquent avec les sinus utérins sous-jacents.

h'''. Autre sinus veineux de la muqueuse utérine, disséqué.

i, i'. Muqueuse utérine (caduque pariétale. — *Decidua vera*) à la surface de laquelle se montrent de nombreux pertuis glandulaires et les troncs des principales veines dont cette muqueuse est parsemée.

i'. Portion de la muqueuse utérine qui se réfléchit sur l'œuf (caduque réfléchie des auteurs).

k. Orifice interne de la trompe utérine gauche.

l, l'. Sinus veineux appartenant à la muqueuse utérine.

m, m, m'''. Coupe de la muqueuse utérine (caduque utérine ou pariétale).

m', m''. Coupe de la portion musculaire du corps de l'utérus et des sinus veineux dont elle est pourvue.

n. Coupe d'un des grands sinus superficiels de la muqueuse utérine.

o, o'. Coupe de la portion musculeuse du col de l'utérus.

o''. Coupe de l'un des nombreux sinus de la portion musculaire du corps de l'utérus.

p. Ovaire gauche, en partie caché par l'oviducte et le ligament large du même côté.

q. Pavillon de l'oviducte gauche.

s. Vagin.

v. Orifice externe du col et museau de tanche.

FIGURE 1 *bis*. Vésicule ombilicale (*d*) de l'œuf représenté dans la figure précédente, vue isolément et grandie environ trois fois, pour mieux montrer le riche réseau vasculaire dont elle était pourvue.

FIGURE 2. Utérus en état de gestation, à quatre mois révolus. Il est ouvert dans toute son étendue, disséqué et disposé pour montrer les particularités suivantes :

a, a. Artères spirales qui, de la couche musculeuse du corps de l'utérus passent à la muqueuse utérine.

b. Lambeau de muqueuse utérine (caduque pariétale) détaché de la couche musculeuse et déjeté en dedans.

b'. Coupe de la muqueuse utérine.

c, c'. Grands sinus qui appartiennent à la muqueuse utérine et qui contribuent, par leur réunion au pourtour du placenta, à former le sinus circulaire de Hunter.

d. Face interne de la portion musculaire du corps de l'utérus.

e. Orifice interne de l'une des trompes.

e'. Pavillon.

f. Portion de la muqueuse utérine qui se réfléchit sur l'œuf. A cette époque, son organisation, même dans le point où elle se continue avec le reste de la muqueuse (caduque pariétale), est complétement modifiée ; on n'y voit plus ni vaisseaux, ni pertuis glandulaires.

g, g'. Face interne de la portion réfléchie de la muqueuse utérine. Les brides qui établissent les relations entre cette membrane et le chorion sont un reste des villosités choriales qui, dans le principe, hérissaient toute la surface de cette dernière membrane.

h, h'. Chorion.

i. Cordon ombilical.

k. Point d'origine du cordon ombilical.

l. Incision pratiquée sur la caduque réfléchie, pour montrer les villosités sous-jacentes.

m. Portion musculaire du col de l'utérus.

n. Mucus sécrété par les glandes de Naboth.

o, o'. Orifice externe du col de l'utérus, rendu irrégulier par la présence, sur ce point, de nombreuses glandes de Naboth.

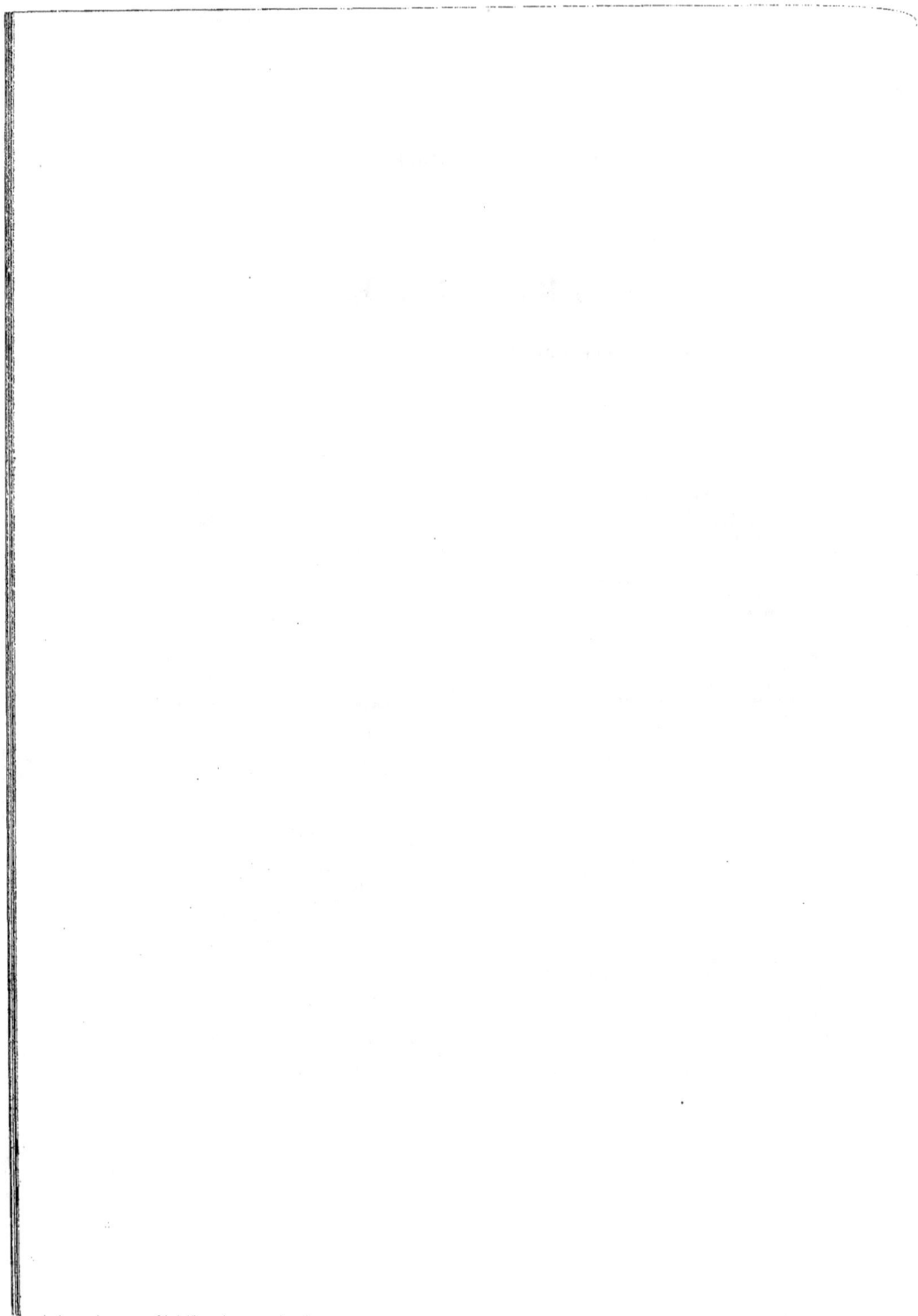

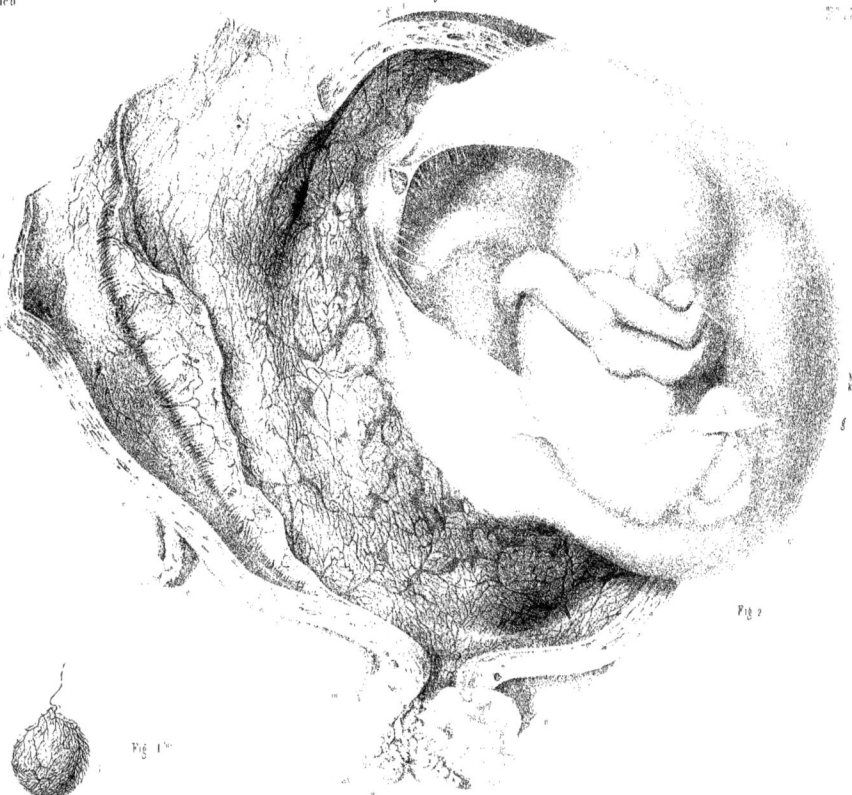

Fig 2

Fig 1bis

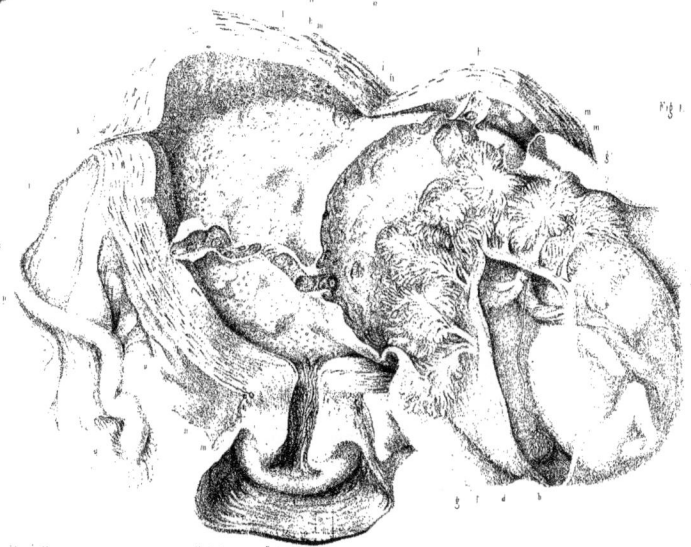

Fig 1

ANATOMIE HUMAINE.

DÉVELOPPEMENT DES CENTRES NERVEUX

CHEZ L'HOMME.

FIGURE 1. Embryon humain de cinq semaines, de grandeur naturelle.

FIGURE 1'. Le même.
a. Tête.
b. Tronc.
c. Membres antérieurs.

FIGURE 2. Le même embryon, dans lequel les parties membraneuses qui revêtent le rudiment du système nerveux central ont été enlevées, vu de profil.

FIGURE 2'. a. Cerveau.
b. Moelle épinière, formant un repli très-prononcé avant de se réunir au cerveau.

FIGURE 3. Le même embryon vu de face.

FIGURE 3'. a, a Lobes cérébraux.
b. Arc de la moelle épinière.
c. Les yeux.
d. Tronc.
e. Extrémité inférieure.

FIGURE 4. Le même embryon, vu de trois-quarts postérieurs.

FIGURE 4'. a. Cerveau.
b. Moelle épinière, vue dans toute sa longueur.
c. Tronc.

FIGURE 5. Le même embryon, vu par la partie supérieure.

FIGURE 5'. a. Partie antérieure du cerveau.
b. Partie postérieure. — Moelle.

FIGURE 6. Embryon un peu plus âgé, conservé dans l'alcool depuis long-temps; la tête est déformée. Grandeur naturelle.

FIGURE 7. Le même embryon, dans lequel la moelle a été disséquée dans toute sa longueur, de manière à montrer l'origine des nerfs rachidiens.

FIGURE 8. Portion cervicale de la moelle du même embryon, grossie 6 fois en diamètre, montrant l'origine des nerfs cervicaux.
a. Moelle.
b. Nerfs et plexus cervicaux.

FIGURE 9. Encéphale et commencement de la moelle épinière d'un fœtus humain, âgé d'environ douze semaines.
a. Lobes cérébraux.
b. Moelle allongée.
c. Tubercules quadrijumeaux.

FIGURE 10. Système nerveux central d'un fœtus de 14 à 15 semaines, vu de face.
a, a. Lobes antérieurs du cerveau.
b, b. Lobes moyens.
c, c. Scissures de Sylvius.
d, d. Lobes du cervelet.
e, e. Pyramides antérieures.
f, f. Faisceaux olivaires.
g, g. Nerfs pathétiques.
h, h. Protubérance annulaire.
i, i. Nerfs de la 5e paire.
k, k. Nerf moteur oculaire.
l, l. Tubercules mamillaires et glande pituitaire.
m, m. Nerfs optiques.
n, n. Nerf olfactif.
o. Moelle épinière.

FIGURE 11. Le même, vu par-derrière.
a. Lobes cérébraux.
b. Cervelet.
c. Masse des tubercules quadrijumeaux, qui ne sont pas encore recouverts par le cerveau.
d. Scissure de Sylvius.
e. Renflement inférieur de la moelle.

FIGURE 12. Le même, vu de profil.
a. Lobes cérébraux.
b. Lobes cérébelleux.
c. Tubercules quadrijumeaux.
d. Scissure de Sylvius.
e. Moelle et origine des nerfs.

FIGURE 13. Le même, vu d'en haut.

FIGURE 14. Cerveau d'un fœtus d'environ vingt semaines, grandeur naturelle; vu de trois-quarts antérieurs.
a. Lobes cérébraux.
b. Scissure de Sylvius.
c. Cervelet.
d. Moelle.

FIGURE 15. Le même, vu de profil.

FIGURE 16. Le même, vu de trois-quarts postérieurs.
a. Lobes cérébraux.
a'. Grande scissure du cerveau.
b. Lobes cérébelleux.
c. Tubercules quadrijumeaux, non encore recouverts par le cerveau.
d. Moelle allongée.
e. Moelle épinière.
f. Renflement inférieur.

FIGURE 17. Le même, vu de profil. Ces cerveaux n'ont pas encore de circonvolutions.

FIGURE 18. Le même, vu par la partie supérieure.
a. Lobe cérébral.
b. Scissure de Sylvius.
c. Grande scissure cérébrale.

FIGURE 19. Base du cerveau d'un fœtus humain d'environ six mois.
a. Lobe cérébral antérieur.
b. Lobe cérébral postérieur.
c. Scissure de Sylvius.
d. Cervelet.
e. Moelle allongée. Pyramides antérieures.
f. Faisceaux olivaires.
g. Faisceaux latéraux.
h. Pont de Varole.
h'. Pédoncules du cerveau.
i. Nerfs optiques.
k. Tubercules olfactifs.
l. Pli qui correspond au commencement d'une circonvolution.
m. Glande pituitaire.

FIGURE 20. Le même, vu de face.
a. Lobe cérébral antérieur.
b. Lobe cérébral postérieur.
c. Scissure de Sylvius.
d. Cordons latéraux.
e. Pyramides antérieures.
f. Faisceaux olivaires.
g. Nerfs optiques.
h. Chiasma des nerfs optiques.
i. Nerfs moteurs oculaires.
k. Tubercules olfactifs.

FIGURE 21. Le même, vu de profil.
Les mêmes lettres, comme dans la figure précédente.

FIGURE 22. Le même, vu par la partie postérieure.

FIGURE 23. Le même, vu par la partie supérieure.

FIGURE 24. Encéphale et moelle épinière d'un fœtus, d'environ sept mois à sept mois et demi.
On y voit des commencemens de plis qui indiquent l'origine des circonvolutions.

FIGURE 25. Le même, coupé par moitié.
a. Commencement de la circonvolution du corps calleux. Hémisphère cérébral gauche.
b. Lobe postérieur, séparé de l'intérieur par une scissure profonde.
c. Couche optique.
d. Protubérance annulaire.
e. Cervelet.
f. Corps calleux.
g. Voûte à trois piliers.
h. Tubercules olfactifs.
i. Tige pituitaire.
k. Moelle.
m. Atlas.
n. Axis.

Pl. 122 bis

Tome VIII.

Fig.1 Fig.2 Fig.3 Fig.4 Fig.5 Fig.6 Fig.7 Fig.8.

Fig.1 Fig.2 Fig.5 Fig.4 Fig.3'

Fig.9 Fig.10 Fig.12 Fig.11 Fig.13

Fig.14 Fig.15 Fig.16 Fig.17 Fig.18

Fig.24 Fig.25

Fig.21

Fig.19 Fig.20 Fig.22 Fig.23

VUE D'ENSEMBLE, PAR LA FACE ANTÉRIEURE,

D'UN FŒTUS A TERME,

REPRÉSENTANT DU CÔTÉ DROIT, LA MYOLOGIE ET LES RAPPORTS DES ORGANES SPLANCHNIQUES TELS QU'ILS SONT A CET AGE, COMPARATIVEMENT AVEC L'ADULTE.

1. Lobe antérieur du cerveau du côté gauche, vu par transparence et recouvert par les méninges.
2. Lobe antérieur du côté droit, recouvert seulement par la pie-mère.
3. Boule graisseuse de la joue.
4. Glande parotide.
5. Conduit de Sténon.
6. Glande sous-maxillaire.
7. Corps thyroïde.
8. Thymus.
9, 9. Poumons droit et gauche.
10. Péricarde.
11. Cœur.

12. Diaphragme.
13. Foie.
14. Veine ombilicale.
15. Estomac.
16. Grand épiploon gastro-colique.
17. Masse de l'intestin grêle.
18. Gros intestin.
19. Appendice iléo-cœcale.
20. Vessie.
21. Ouraque.
22, 22. Artères ombilicales.

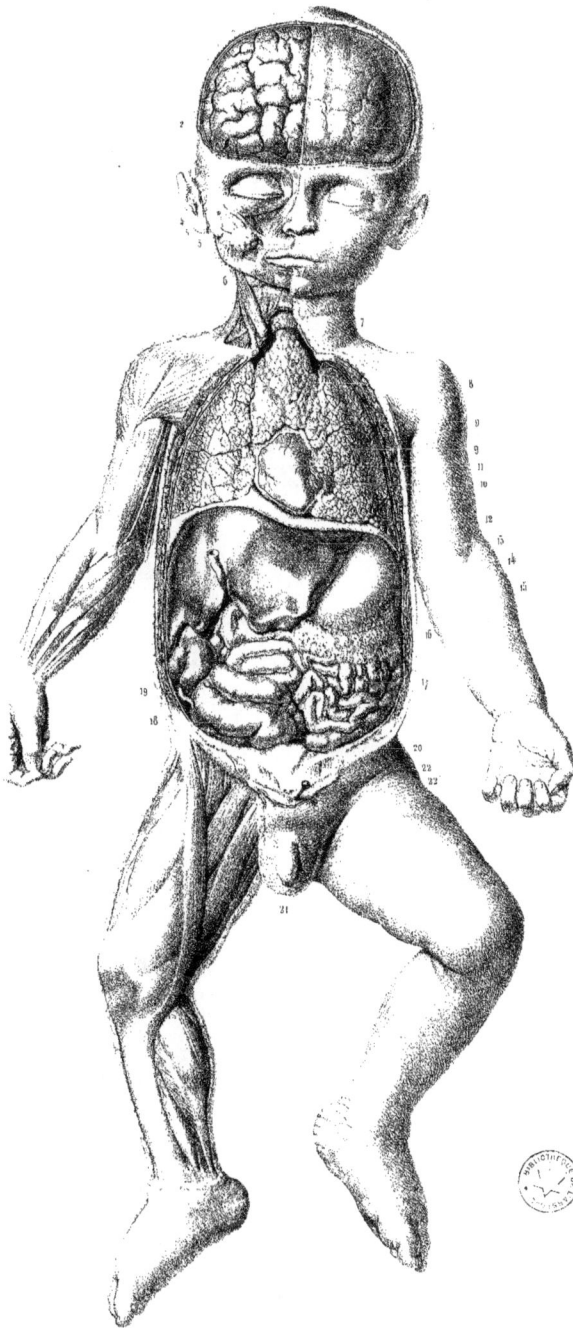

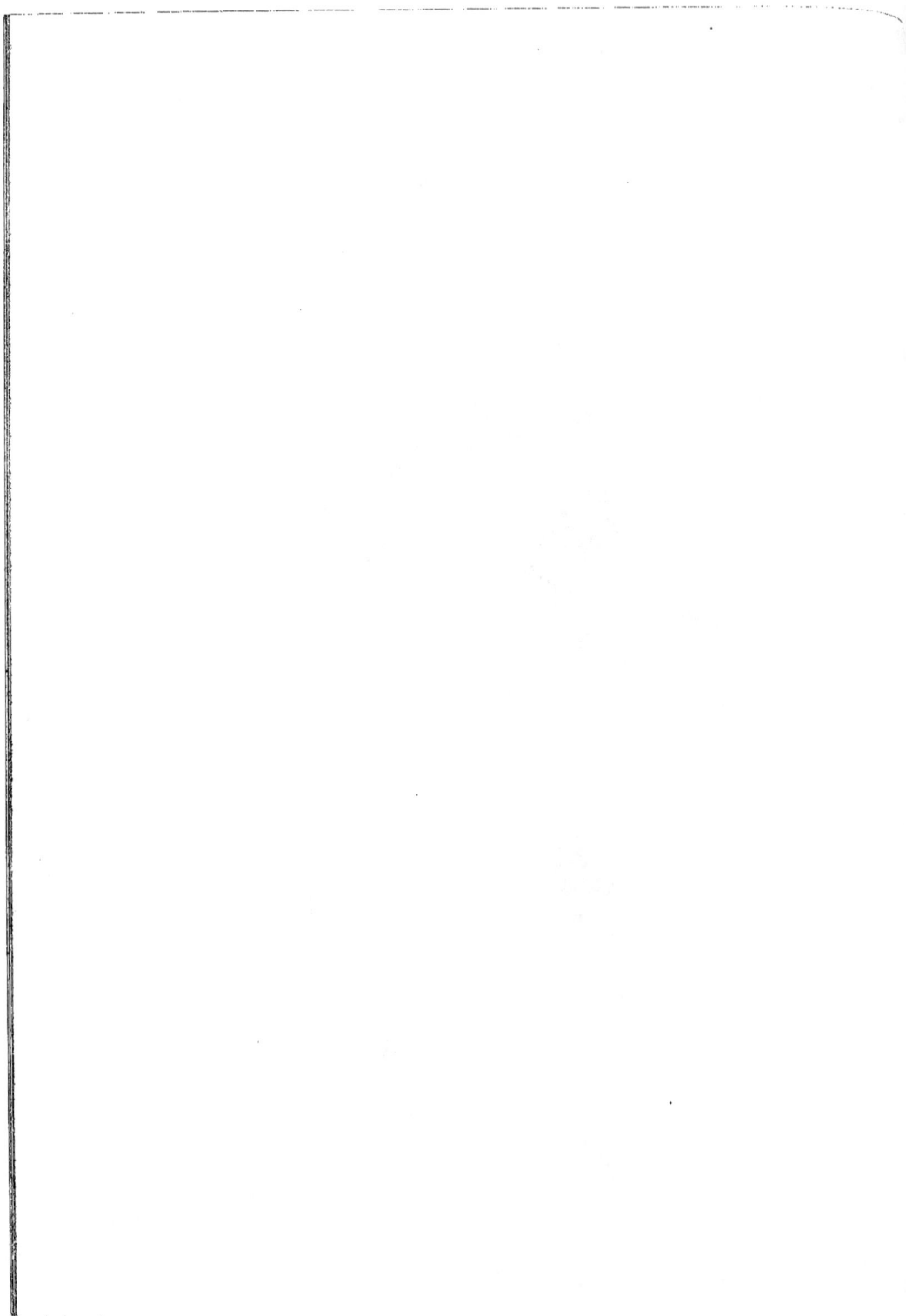

VUE D'ENSEMBLE

REPRÉSENTANT LA CIRCULATION CHEZ LE FOETUS.

1. Ventricules du cœur.
2. Oreillette droite.
2'. Oreillette gauche.
3. Artère aorte.
4. Tronc brachio-céphalique.
5, 5. Artères carotides, droite et gauche.
6. Aorte ventrale.
7. Aorte entre les piliers du diaphragme.
8. Artère mésentérique supérieure.
9. Artère rénale droite qui, par anomalie sur ce sujet, passe au-devant de la veine cave, au lieu de passer en arrière.
10. Artère testiculaire naissant de l'aorte.
10'. Artère testiculaire naissant de la rénale.
11. Aorte vers sa bifurcation.
12. Artère iliaque primitive.
13, 13'. Artères ombilicales.
14. Artère iliaque externe.
15. Artère fémorale.
16. Artère pulmonaire.
17. Veine jugulaire interne.
18, 18'. Veines sous-clavières droite et gauche.
19, 19. Troncs brachio-céphaliques veineux droit et gauche.
20. Veine cave supérieure.
21. Veines thyroïdiennes latérales.
22. Veine thyroïdienne moyenne.
23. Veine fémorale.
24. Veine iliaque interne.

25, 25. Veine cave inférieure.
26. Veine testiculaire droite naissant de la veine cave inférieure.
26'. Veine testiculaire naissant de la rénale.
27. Veine rénale gauche.
28. Veine surrénale droite.
29. Cordon ombilical.
30. Radicules de la veine ombilicale dans le placenta.
31, 31. Tronc de la veine ombilicale aux deux extrémités de son parcours depuis le placenta jusqu'à l'anneau ombilical.
32. Branche coupée de la veine ombilicale allant se distribuer dans le lobe droit du foie.
33. Canal veineux allant s'aboucher dans la veine cave inférieure.
34. Veines sus-hépatiques venant se réunir au canal veineux pour s'aboucher avec lui dans la veine cave inférieure.
35. Veine porte ventrale.
36. Placenta.
a. Trachée-artère.
b, b. Poumons droit et gauche.
c. Coupe du diaphragme.
d. OEsophage.
e. Rate.
f. Rein droit.
f. Capsule surrénale.
g. Uretère.
h. Vessie.
i. Rectum.
j. Coupe de l'anneau ombilical.

Pl. 12.

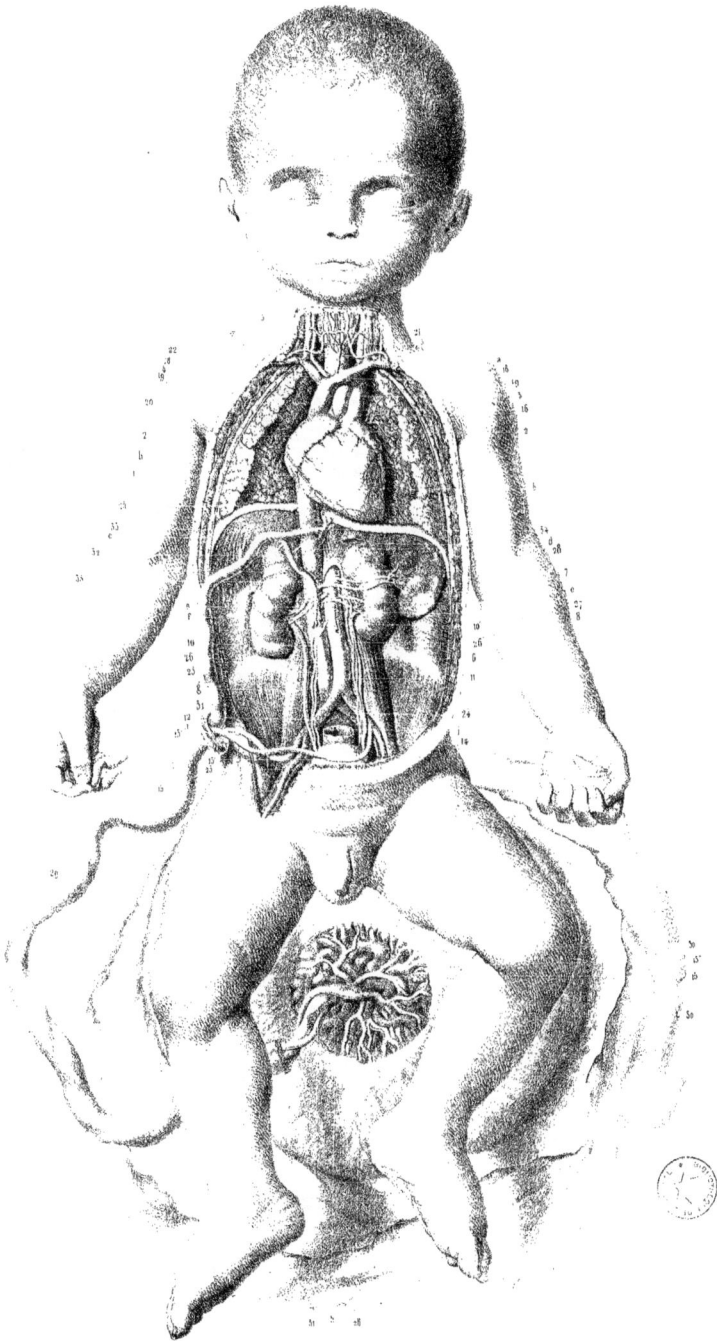

DIFFÉRENCES D'ORGANISATION PROPRES AU FŒTUS

DANS SES SYSTÈMES CIRCULATOIRE, RESPIRATOIRE,

GÉNITO-URINAIRE ET NERVEUX.

FIGURE 1.

Système nerveux cérébro-rachidien du fœtus, vu par sa face postérieure.

1. Dure-mère cérébrale.
2,2'. Dure-mère rachidienne.
3,3',3''. Gaines fournies par la dure-mère aux racines nerveuses rachidiennes.
4,4'. Lobes postérieurs du cerveau dépouillés des méninges.
5. Cervelet.
6. Sillon longitudinal postérieur de la moëlle épinière.
7. Nerfs, formant la *queue de cheval.*
8,8'. Racines rachidiennes des nerfs.

FIGURE 2.

Vue d'ensemble de la circulation cardio-pulmonaire.

1. Ventricule gauche du cœur.
2. Ventricule droit du cœur.
3. Oreillette gauche.
4. Oreillette droite.
5. Artère pulmonaire.
6. Canal artériel.
7,7'. Divisions de l'artère pulmonaire.
8,8'. Sections de l'aorte dont une portion a été enlevée afin de laisser voir le canal artériel.
9. Veine cave supérieure.
10, 10'. Troncs brachio-céphaliques gauche et droit.
11, 11'. Vaisseaux coronaires.
12, 12'. Poumons.

FIGURE 3.

Cœur du fœtus avec les vaisseaux qui en partent.

1. Ventricule gauche du cœur.
2. Ventricule droit du cœur.
3. Oreillette gauche.
4. Oreillette droite.
5. Artère pulmonaire.
6. Canal artériel.
7,7'. Divisions de l'artère pulmonaire.
8. Crosse de l'aorte.
9. Aorte.
10. Tronc brachio-céphalique.
11. Artère carotide gauche.
12. Artère sous-clavière gauche.
13. Veine cave supérieure.

FIGURE 4.

Cœur de fœtus dont les cavités droites ont été ouvertes.

1. Cavité du ventricule droit.
2. Cavité de l'oreillette droite.
3. Trou de Botal.

4. Veine cave inférieure
5. Veine cave supérieure.
6. Artère pulmonaire.
7. Aorte.

FIGURE 5.

Vue d'ensemble de la circulation dans le système de la veine porte et de la veine ombilicale chez le fœtus.

1. Cordon ombilical.
2, 2',2'', 2'''. Artères ombilicales coupées.
3. Veine ombilicale.
4. Canal veineux.
5. Veine cave inférieure.
6. Tronc de la veine porte.
7. Veine splénique.
8. Grande veine mésaraïque.

a. Anneau ombilical.
b. Lobe gauche du foie.
c. Lobe droit du foie.
d. Lobe de Spigel.
e. Vésicule du fiel.
f. Estomac.
g. Rate.
h. Pancréas.
i. Intestin grêle.
k. Gros intestin.
l. Vessie.
m. Poumon.

FIGURE 6.

Vue d'ensemble du système génito-urinaire chez le fœtus.

1, 1'. Capsules surrénales.
2, 2'. Reins.
3, 3'. Uretères.
4. Vessie.
5. Ouraque.
6. Canal déférent.
7, 7'. Testicule.
8, 8'. Muscle crémaster.
9. Veine spermatique.
10. Artère spermatique.
11. Veine cave inférieure.
12. Veine rénale.
13. Artère aorte.
14. Artère rénale.
15. Artère ombilicale.
16. S Iliaque de l'intestin.
17. Rectum.

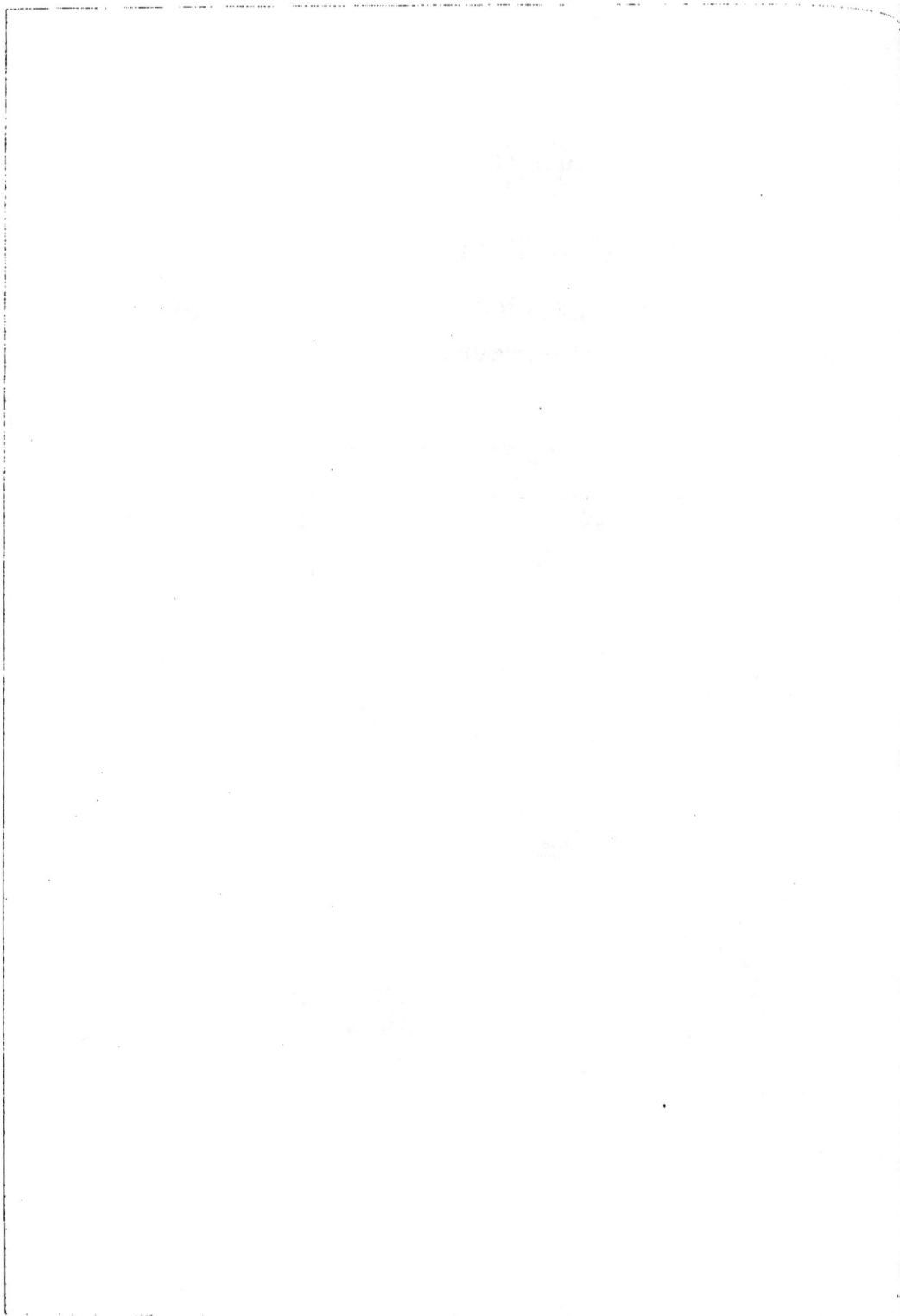

Pl. 53.

Fig. 1

Fig. 6

Fig. 5

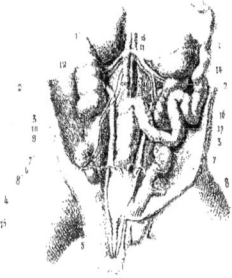

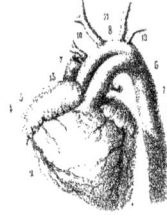

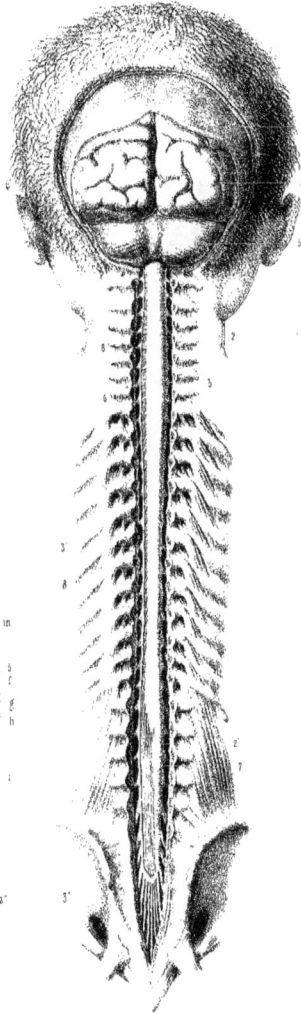

Fig. 4

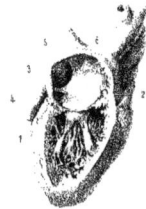

Fig. 3.

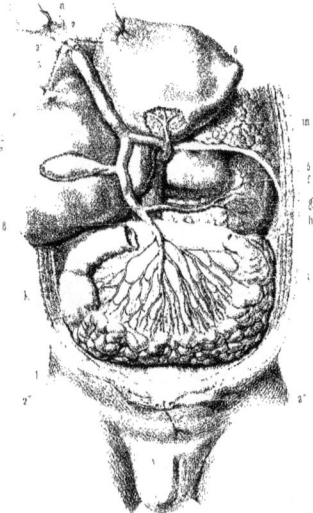

Fig. 2

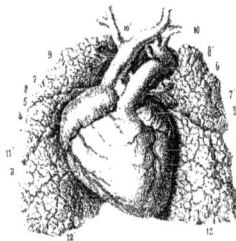

N. H. Jacob direx.   Préparation par Ludovic ... d'après nature par E. Romain   Imp. Lemercier, à Paris

VUE DU

PLACENTA ET DES VAISSEAUX OMBILICAUX.

Cette planche représente le placenta à l'époque de l'accouchement, vu par sa face interne ou fœtale. L'utérus a été largement ouvert à la partie antérieure et supérieure; les membranes de l'œuf ont été renversées, et l'amnios détaché des vaisseaux ombilico-placentaires. Le cordon ombilical a été coupé à douze centimètres environ de son insertion au placenta.

A A. Face fœtale du placenta, dont la face postérieure est encore adhérente à l'utérus. L'amnios a été disséqué et détaché du placenta qui présente une surface lisse.

B. Orifice béant de la veine ombilicale à côté duquel on voit les orifices des deux artères.

C. Veine ombilicale dans le cordon.

D. Artère ombilicale.

E. Veine ombilicale au moment où elle s'éloigne du placenta pour former le cordon.

F. Division principale de la veine ombilicale encore adhérente au placenta.

G. G. G. Points d'origine des branches de l'artère ombilicale au moment où elles sortent du placenta pour faire saillie à la surface de cet organe.

H. Artère ombilicale au moment où elle s'enroule avec la veine pour former le cordon.

I. Artère ombilicale saillante à la surface du placenta.

K. K. K. Points d'émergence des principales divisions de l'artère ombilicale au moment où elles sortent du placenta.

L. L. L. L. Membrane de l'amnios.

M. Surface interne de l'utérus.

N. N. N. Section du corps de l'utérus.

O. Orifice interne du museau de tanche.

P. P. Q. Surface péritonéale de la paroi abdominale.

a. Section du muscle grand oblique de l'abdomen.

b. Section du muscle petit oblique.

c. Section du muscle transverse.

d. d. Surface séreuse du péritoine.

e. e. Cuisses.

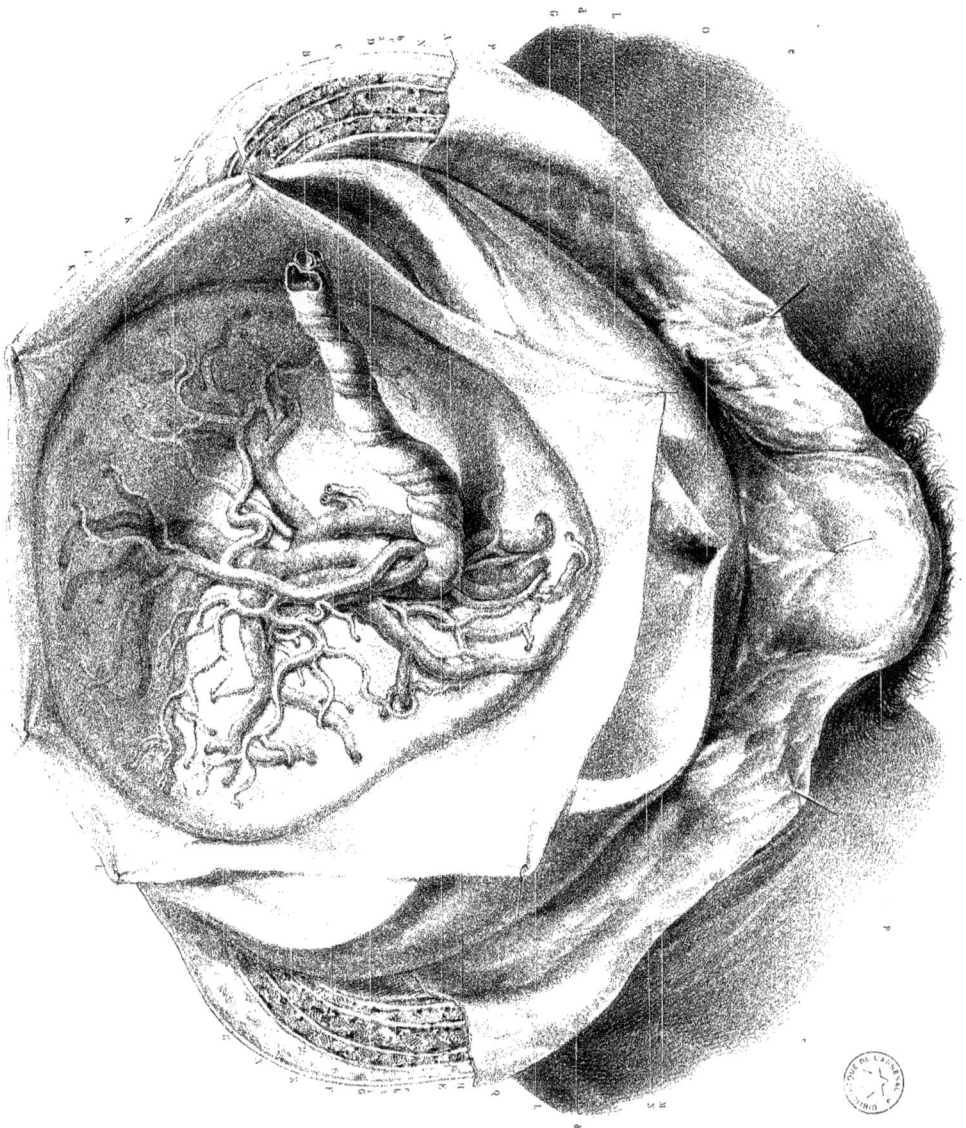

VUE D'ENSEMBLE

DE LA CIRCULATION FŒTALE.

Le fœtus à terme est ouvert par la partie antérieure et le placenta a été conservé afin de montrer l'ensemble de la circulation fœtale. Les organes thoraciques et abdominaux ont été changés de rapports et disposés de façon à permettre de mieux voir les organes de la circulation. Le foie est renversé de gauche à droite et maintenu par des airignes; une partie de son lobe droit a été séparé. Le poumon gauche a été enlevé et le droit déversé à droite et airigné. Les quatre cavités du cœur ont été ainsi que les gros vaisseaux ouverts suivant une coupe médiane afin de mieux se rendre compte des communications spéciales que nécessite la circulation chez le fœtus.

a, a. Artères ombilicales avant leur entrée dans le placenta.

a'. Ramification des artères ombilicales dans le placenta.

b. Veine ombilicale à sa sortie du placenta.

b'. Ramification de la veine ombilicale dans le placenta.

c. Enveloppe gélatineuse du cordon ombilical, ou *gélatine de Wharton*.

c'. Continuation du cordon ombilical.

c''. Cordon ombilical vers sa terminaison et à son entrée dans l'ombilic.

d. Veine ombilicale séparée des autres éléments du cordon ombilical, après son entrée dans le ventre.

d'. Continuation de la veine ombilicale, à son passage dans la scissure du foie.

d''. Veine ombilicale, au moment de son abouchement dans la veine-cave inférieure, où se déverse le sang qui du placenta se dirige vers l'oreillette droite, ainsi que le montre la disposition de la flèche.

e. Veine-porte communiquant avec la veine ombilicale.

e'. Branche de la veine ombilicale se ramifiant dans le lobe gauche du foie, soulevé par une airigne.

f. Veine-cave inférieure, à son abouchement dans le ventricule droit.

g. Flèche indiquant la direction du trou de Botal, destiné à faire communiquer les deux oreillettes entre elles.

g'. Veine-cave supérieure ramenant le sang des extrémités supérieures dans l'oreillette et le ventricule droits, pour le chasser ensuite dans l'artère pulmonaire, ainsi que l'indique la direction en double sens de la flèche.

h. Ventricule droit.

h'. Ventricule gauche.

i. Artère pulmonaire.

j. Branche gauche coupée de l'artère pulmonaire.

j'. Branche droite de l'artère pulmonaire allant dans le poumon correspondant.

k. Canal artériel faisant communiquer, chez le fœtus, l'artère pulmonaire avec l'aorte.

l. Crosse de l'aorte.

m. Oreillette gauche recevant le sang du placenta par le trou de Botal, et le poussant dans le ventricule gauche qui à son tour le chasse dans l'aorte, ainsi que cela se trouve indiqué par la direction en double de la flèche.

n. Tronc brachio-céphalique.

o. Troncs des veines pulmonaires coupés.

p. Artère carotide gauche.

q. Artère axillaire gauche.

r. Aorte abdominale.

s. Tronc de la veine-cave inférieure.

t. Artère ombilicale, à son origine dans le bassin, à l'artère hypogastrique.

t'. Continuation de l'artère ombilicale se dirigeant vers l'ombilic.

u. Trachée artère.

u'. Poumon droit soulevé avec une airigne.

v. Vessie.

v'. Ouraque.

x. Vésicule du fiel.

y. Lobe gauche du foie soulevé et airigné.

z. Coupe du lobe gauche du foie.

1. Coupe circulaire de l'amnios pour laisser voir les vaisseaux placentaires.

2, 2, 2. Bords de l'amnios.

3, 3, 3. Bord du chorion.

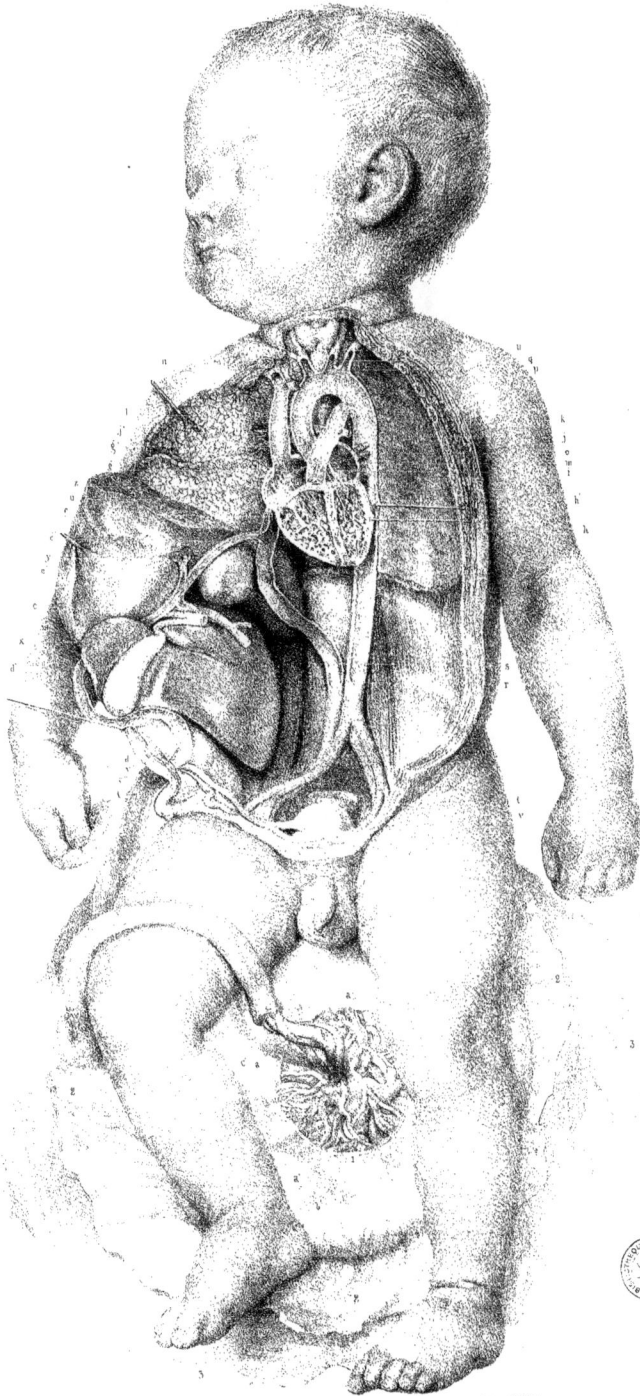

VUE D'ENSEMBLE

DU SYSTÈME NERVEUX GRAND SYMPATHIQUE

CHEZ LE SINGE. (PITHÈQUE OU SINGE DES ANCIENS.)

(Vue par la face antérieure. Grandeur réduite des 2/3.)

a. Ganglion cervical supérieur.

b. Ganglion cervical inférieur et premier ganglion dorsal confondus.

c. Filet de communication entre le ganglion cervical inférieur et le ganglion cervical supérieur. Un autre filet passe en arrière de l'artère sous-clavière.

d. Dernier ganglion thoracique.

e. Dernier ganglion lombaire.

f. Ganglion sympathique sacré.

g. Nerf intercostal.

h. Anastomose d'un ganglion sympathique avec un nerf rachidien.

i. Anastomose du grand sympathique et d'un nerf rachidien dans la région sacrée.

j. Filets internes, coupés d'un ganglion thoracique du grand sympathique.

k. Grand nerf splanchnique du côté droit.

l. Plexus solaire.

m. Anastomose de deux nerfs rachidiens du plexus lombaire. Le sympathique paraît concourir à cette anastomose.

n. Nerf facial à sa sortie du conduit stylo-mastoïdien.

o. Branche cervicale inférieure du nerf facial.

p. Pneumo-gastrique et hypoglosse réunis en un même tronc.

q. Tronc du pneumo-gastrique, coupé à la partie inférieure du cou.

r. Hypoglosse.

s. Branche descendante de l'hypoglosse s'anastomosant avec les troisième et quatrième paires cervicales.

t. Spinal ou accessoire de Willis (branche externe).

u. Anastomose des troisième et quatrième paires cervicales avec la branche descendante de l'hypoglosse.

v. Plexus brachial.

x. Nerf crural.

y. Nerf sciatique.

1. OEsophage.

2. Artère carotide droite.

3. Trachée-artère.

4. Tronc brachio-céphalique artériel.

4'. Artère sous-clavière droite.

5. Coupe de côté.

6. Coupe des muscles abdominaux.

6'. Aorte abdominale.

7. Crête de l'os iliaque.

8. Angle sacro-vertébral.

8'. Coupe inférieure de l'aorte.

9. Face antérieure du sacrum.

10. Coupe des muscles pectoraux.

11. Orifice inférieur ou postérieur du petit bassin.

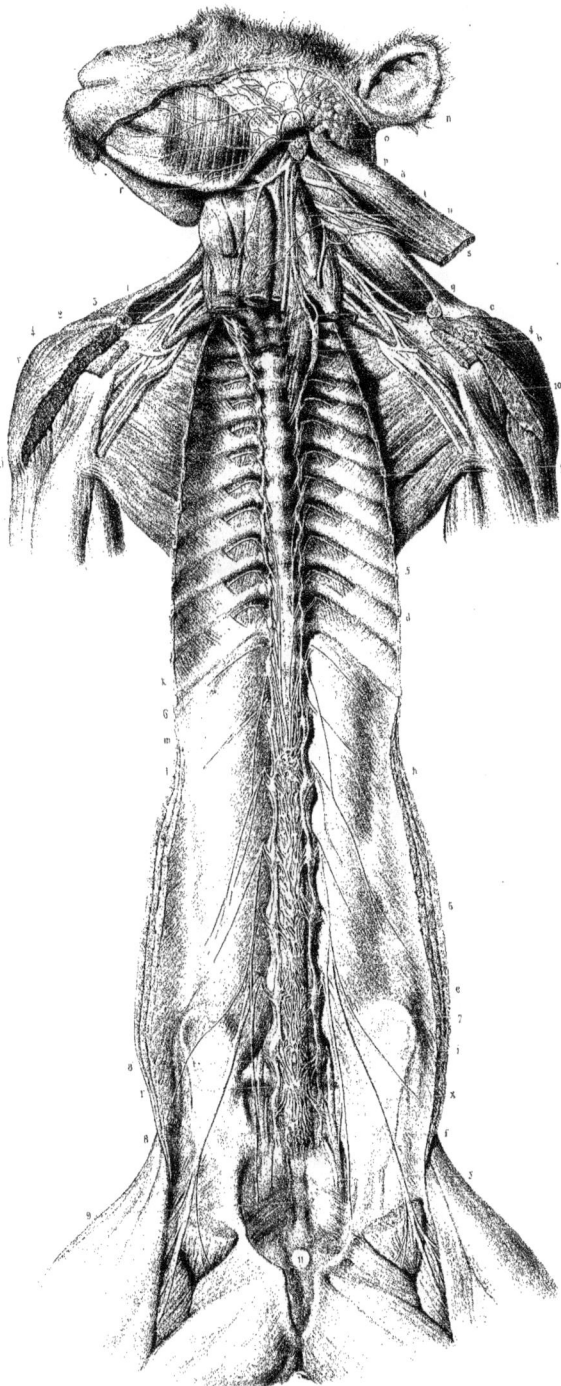

Préparé par Ludovic Hirtfeld

Imp Lemercier Paris

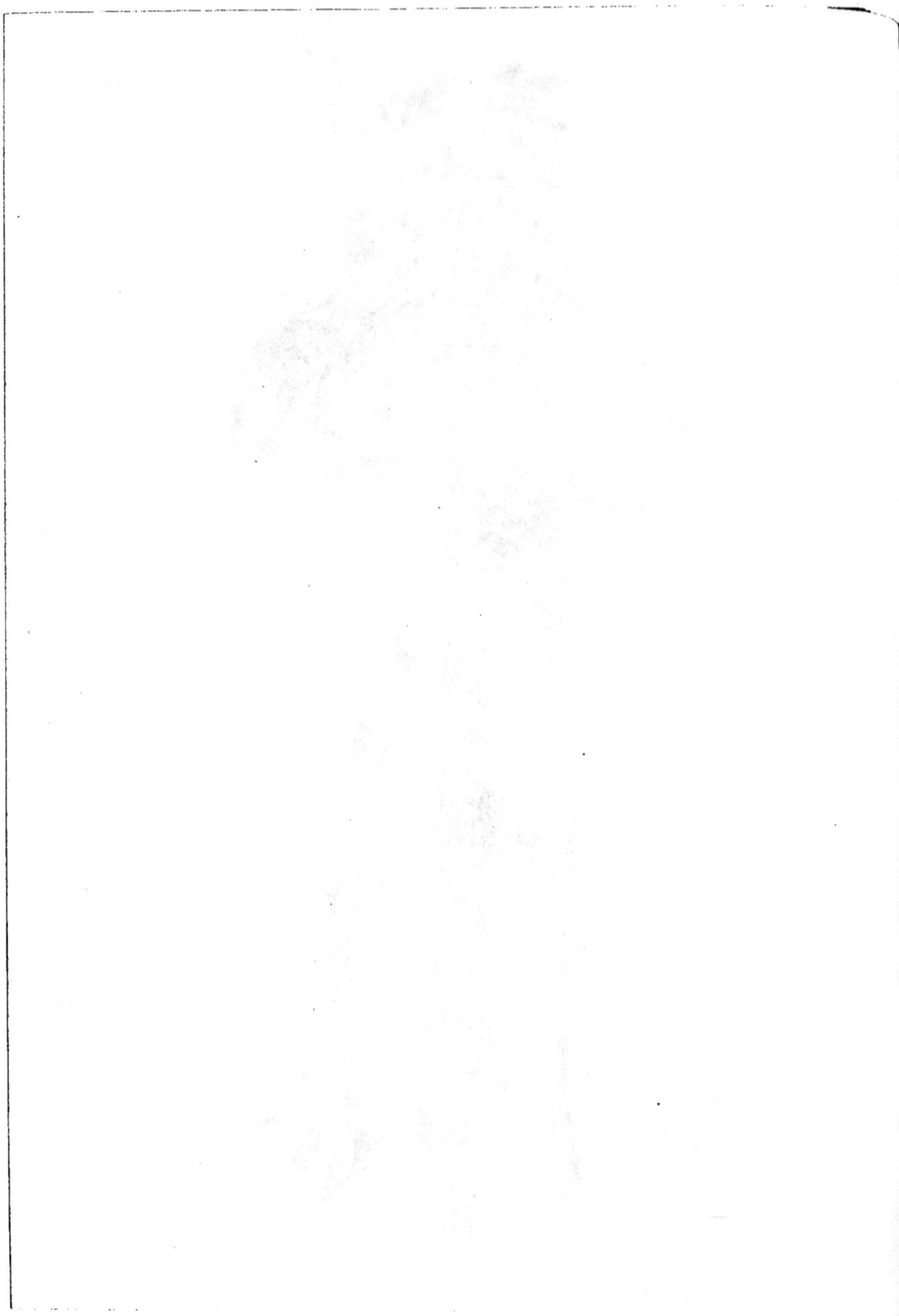

VUE D'ENSEMBLE

DU SYSTÈME NERVEUX ENCÉPHALO-RACHIDIEN

CHEZ LE SINGE. (PITHÈQUE OU SINGE DES ANCIENS.)

FIGURE 1. Vue antérieure.

a, b. Portion cervicale de la moelle épinière avec les racines extérieures qui en partent à droite et à gauche.

b, c. Portion dorsale de la moelle épinière avec les racines antérieures des paires rachidiennes dorsales.

c, d. Portion lombaire de la moelle avec les nerfs rachidiens formant la queue de cheval.

d, e. Portion sacrée de la queue de cheval.

f. Plexus brachial.

g, g'. Nerfs du plexus lombaire.

h. Nerf sciatique émanant du plexus sacré.

i. Nerf hypoglosse.

j. Huitième paire de nerfs composée d'avant en arrière par le glosso-pharyngien, le pneumo-gastrique et le spinal.

k. Cinquième paire de nerfs.

l. Nerfs de la troisième paire ou moteur oculaire commun.

l'. Nerfs optiques.

l''. Lobule du nerf olfactif.

m. Nerf olfactif.

m'. Testes.

n. Sixième paire de nerfs ou nerf moteur oculaire externe.

o. septième paire de nerfs facial et acoustique réunis.

p. Pont de varole.

q. Lobe moyen du cerveau.

q'. Tige pariétale.

r. Pyramide antérieure de la moelle allongée.

s. Extrémité inférieure de la moelle épinière.

1. Coupe du muscle temporal.

2. Coupe de l'os frontal.

3, 3. Coupes des vertèbres.

4. Os iliaque.

4'. Tubérosité de l'ischion.

5. Coupe de la dure-mère.

FIGURE 2. Vue postérieure.

a, b. Portion cervicale de la moelle épinière avec les racines rachidiennes postérieures.

b, c. Portion dorsale de la moelle épinière avec les racines rachidiennes postérieures correspondantes.

c, d. Portion lombaire de la moelle épinière avec les nerfs rachidiens qui constituent la queue de cheval.

d, e. Portion sacrée de la queue de cheval.

f. Plexus brachial.

g, g. Nerf du plexus lombaire.

h. Nerf sciatique venant du plexus sacré.

i. Nerf spinal.

j. Calamus scriptorius.

k. Nerf pneumo-gastrique.

l. Lobe latéral du cervelet.

m. Lobe médian du cervelet.

n. Grande scissure de la circonvolution postérieure des hémisphères cérébraux.

o. Scissure des hémisphères.

p. Extrémité inférieure de la moelle épinière.

1. Sinus longitudinal antérieur.

2. Coupe du coronal.

3, 3. Coupe de vertèbres.

4. Os iliaque.

4'. Tubérosité de l'ischion.

FIGURE 3. Main antérieure vue par sa face palmaire.

a. Nerf médian à la terminaison dans la main, où il est destiné à fournir les nerfs collatéraux du pouce, de l'index, du médian et le collatéral externe de l'annulaire.

b. Nerf radial à sa terminaison dans la main où il fournit les nerfs collatéraux de l'auriculaire et le collatéral interne de l'annulaire.

c. Anastomose des nerfs radial et cubital.

1. Pouce du côté externe de la main.

2. Os pisiforme du côté interne de la main.

FIGURE 4. Main postérieure vue par la face palmaire ou plantaire.

a, b. Branches terminales du nerf poplité interne devenant nerf plantaire et fournissant tous les collatéraux des doigts.

1. Pouce ou côté interne du pied.

2. Saillie du calcaneum correspondant à celle du pisiforme de la main interne.

3. Peau.

4. Coupe de la peau.

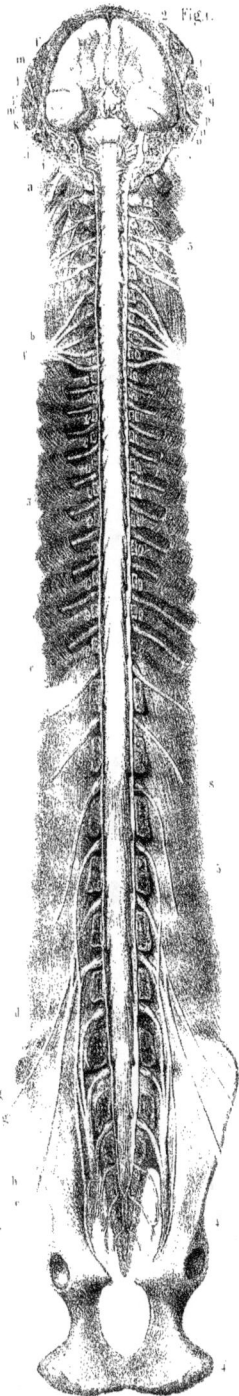

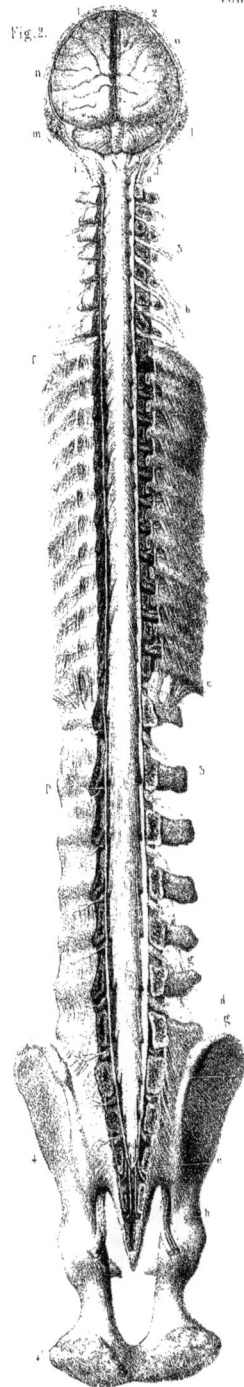

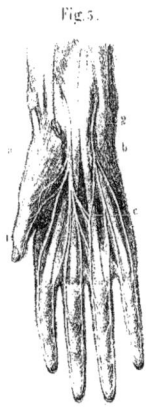

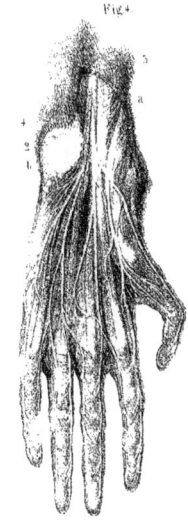

Fig.1.

Fig.2.

Fig.3.

Fig.4.

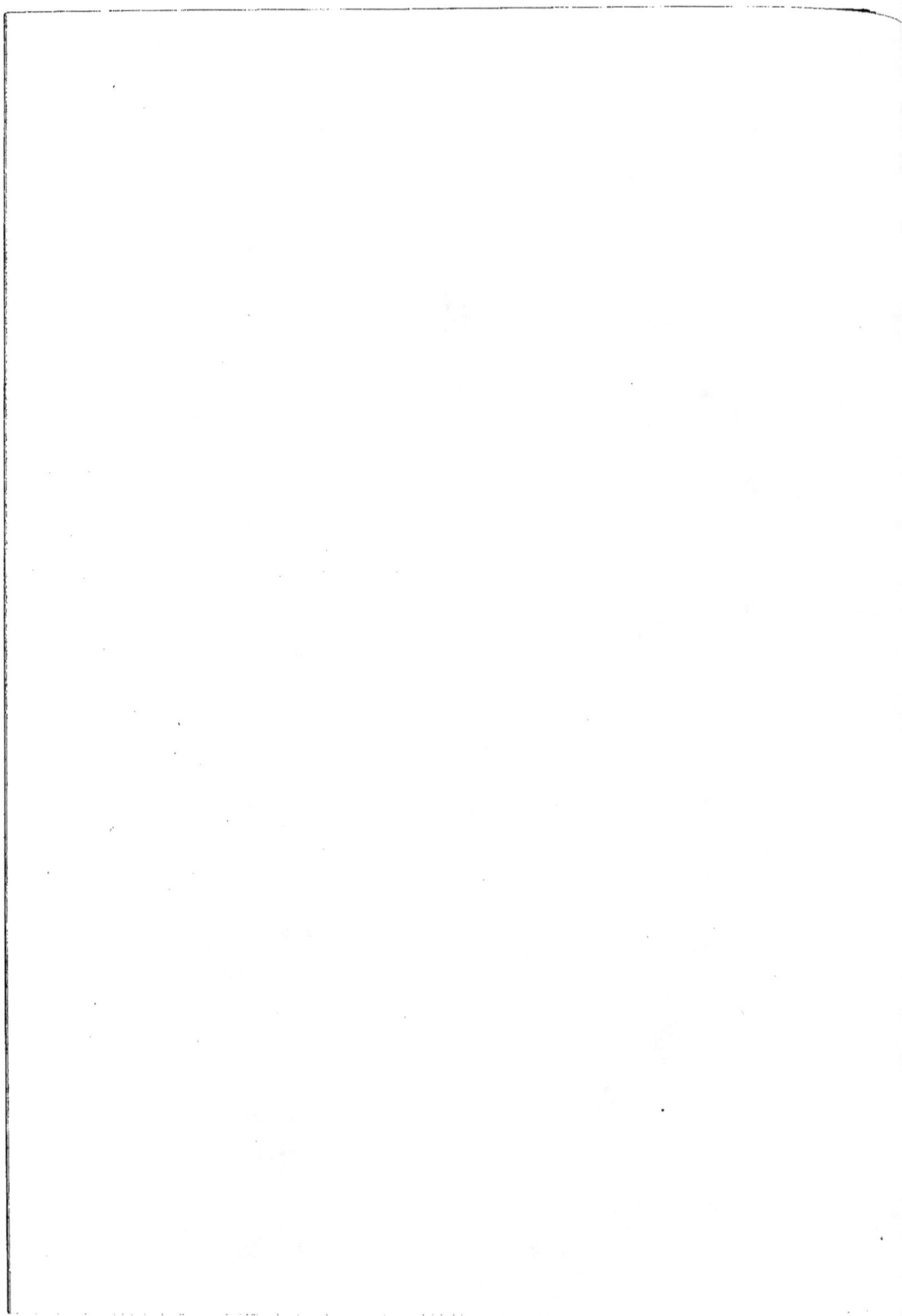

SYSTEME NERVEUX DU CHIEN.

INDICATION DES LETTRES ET DES CHIFFRES.

FIGURE 1.

Vue d'ensemble du système nerveux cérébro-rachidien du chien, présenté par sa face antérieure.

1. Hémisphère cérébral vu par sa face inférieure.
2. Face inférieure du pont de Varole.
3. Tige pituitaire.
4. Pédoncule du cerveau.
5. Lobe olfactif.
6. Kiasma des nerfs optiques.
7. Nerf de la 3ᵉ paire, ou moteur oculaire commun.
8. Nerf tri-jumeau, ou de la 5ᵉ paire.
9. Nerf moteur oculaire externe ou de la 6ᵉ paire.
10. Nerf facial ou portion dure de la 7ᵉ paire.
11. Nerf pneumogastrique. (8ᵉ paire),
12. Nerf spinal ou accessoire de Willis (8ᵉ paire).
13. Nerf glosso-pharyngien (8ᵉ paire).
14. Nerf hypoglosse (9ᵉ paire).
15. Nerf laryngé supérieur du pneumo-gastrique.
16. Nerf lingual de la 5ᵉ paire.
17. Origine des nerfs olfactifs.
18. Branche coupée du nerf maxillaire supérieur de la 5ᵉ paire du côté droit.
19. Branche maxillaire supérieure de la 5ᵉ paire du côté gauche.
20. Ganglion sphéno-palatin ou de Meckel, sur le trajet de la branche maxillaire supérieure de la 5ᵉ paire.
21. Ganglion ophthalmique sur le côté externe du nerf optique.
22. Pyramides antérieures de la moelle allongée ou bulbe rachidien.
23. Faisceau antérieur de la moelle épinière.
24. Racine antérieure de la première paire des nerfs rachidiens de la région cervicale.
25. Racine antérieure de la dernière paire des nerfs rachidiens cervicaux.
26. Racine antérieure de la première paire des nerfs rachidiens dorsaux.
27. Racine antérieure de la dernière paire des nerfs rachidiens dorsaux.
28. Racine antérieure de la première paire rachidienne lombaire.
29. Dernière paire rachidienne lombaire.
30. Première paire sacrée.
31. Dernière paire sacrée.
32. Branche du plexus cervical se distribuant au muscle trapèze.
33. Origine du nerf diaphragmatique.
34. Plexus brachial.
35. Branche du plexus brachial se distribuant au muscle sous-épineux.
36. Nerf médian.
37, 38. Branches du plexus lombaire formant le nerf crural et obturateur.

39. Nerf sciatique.
40. Ganglion nerveux intervertébral.
41. Ganglion cervical supérieur du grand sympathique.
42. Ganglion cervical inférieur du grand sympathique.
43. Ganglion sympathique dorsal.
44. Filet nerveux coupé, établissant la communication entre la partie dorsale du grand sympathique et la portion abdominale qui a été enlevée.
45. Terminaison inférieure de la moelle épinière.
46. Extrémité inférieure du canal rachidien membraneux dans lequel se trouve le liquide céphalo-rachidien.

FIGURE 2.

Vue d'ensemble du système cérébro-rachidien et du corps du chien présenté par sa face postérieure.

1. Hémisphère cérébral vu par sa face supérieure.
2. Lobe médian du cervelet.
3. Extrémité supérieure de la moelle épinière limitée par une ligne qui passerait exactement par le trou occipital.
4. Extrémité inférieure de la moelle épinière.
5. Racine postérieure de la première paire rachidienne cervicale.
6. Dernière paire rachidienne cervicale.
7. Première paire rachidienne dorsale.
8. Dernière paire rachidienne dorsale.
9. Première paire rachidienne lombaire.
10. Dernière paire rachidienne lombaire.
11. Première paire sacrée.
12. Dernière paire sacrée.
13, 14, 15. Insertion des racines rachidiennes cervicales dorsales et lombaires, sur le faisceau postérieur de la moelle épinière.
16. Ganglion intervertébral de la 2ᵉ paire cervicale.
17. Ganglion intervertébral de la dernière paire lombaire.
18. Nerf sciatique.
19. Flexus brachial.

FIGURE 5.

Mode d'union des racines rachidiennes antérieure et postérieure.

a. Racine rachidienne postérieure.
b. Racine rachidienne antérieure.
c, c'. Soie de porc passée entre les deux racines pour montrer leur isolement.

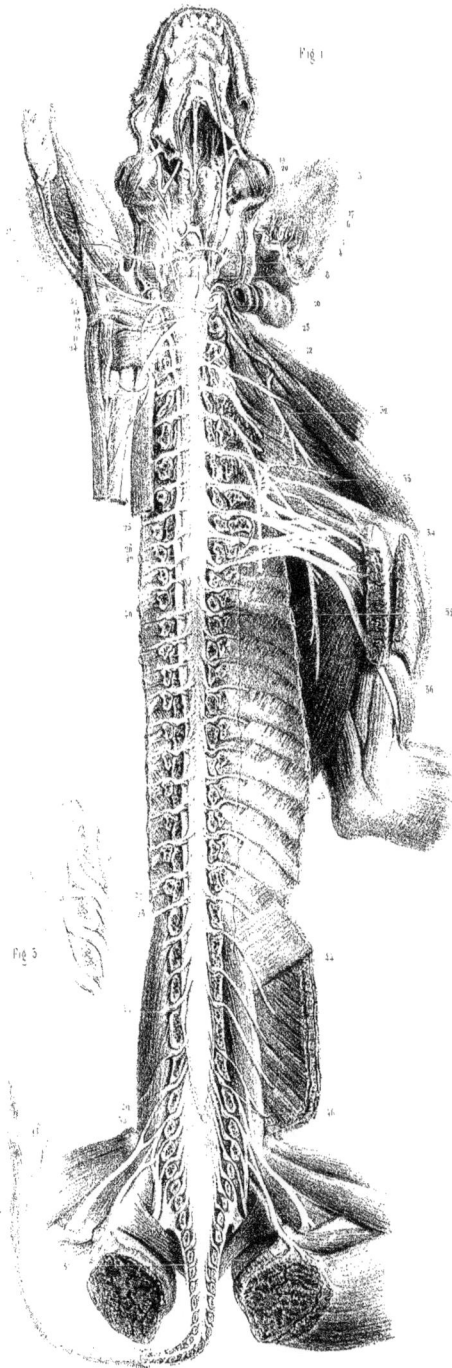

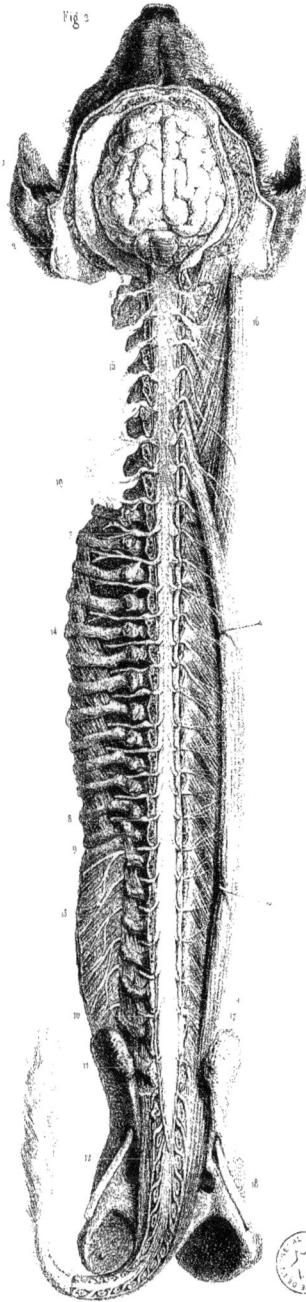

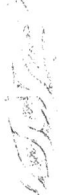

SYSTÈME NERVEUX

DANS SON ENSEMBLE CHEZ LE CHAT.

Figure 1. Moelle épinière et nerfs rachidiens vus par la face antérieure ou inférieure.

a, renflement cervical de la moelle épinière.
b, renflement lombaire de la moelle épinière.
c, extrémité inférieure ou postérieure de la moelle épinière.
d, pyramide antérieure.
e, Pont de Varole.
f à g, nerfs rachidiens cervicaux.
g à h, nerfs rachidiens dorsaux.
h à i, nerfs rachidiens lombaires.
j, kiasma des nerfs optiques.
k, tige pituitaire.
l, branche maxillaire de la 5ᵉ paire.
m, nerf facial à la sortie du trou stylo-mastoïdien.
n, anastomose de l'hypoglosse avec la 1ʳᵉ paire rachidienne-cervicale.
o, branche externe du spinal ou accessoire de Willis.
p, nerf lingual de la 5ᵉ paire.
q, nerf moteur oculaire commun ou 3ᵉ paire.
r, nerfs palatins de la 5ᵉ paire.
s, branche ophthalmique de la 5ᵉ paire.
t, ganglion sphéno-palatin.
u, anastomose du facial avec la 5ᵉ paire, par la branche auriculo-temporale.
v, nerf moteur oculaire externe, ou 6ᵉ paire.
x, filets sympathiques émanés du ganglion cervical supérieur.
y, ganglion cervical supérieur confondu avec le pneumo-gastrique.
y', tronc du pneumo-gastrique.
z', anse nerveuse de l'hypoglosse.
a', tronc du pneumo-gastrique et sympathique réunis.
b', cordon du grand sympathique dans la région dorsale.
c', grand sympathique dans la région lombaire.
d', grand sympathique dans la région caudale.
e', ganglion cervical inférieur du grand sympathique.
f', cordon du grand sympathique dans la région sacrée.
1, langue.
2, voûte palatine.
3, 3, globes oculaires.

4, ouvertures postérieures des fosses nasales.
5, glande thyroïde.
6, partie inférieure de la trachée coupée.
7, œsophage coupé.
8 à 9, coupe des vertèbres cervicales et dorsales.
9, 10, 11, coupe des vertèbres lombaires sacrées et caudales.
12, extrémité inférieure de l'enveloppe formée à la moelle par la dure-mère rachidienne.
13, 14, coupe de la dure-mère rachidienne.
15, saillie formée par l'os hyoïde et le larynx.

Figure 2. Système cérébro-spinal du chat, vu par la face postérieure ou supérieure.

a à b, nerfs rachidiens cervicaux.
b à c, nerfs rachidiens dorsaux.
c à d, nerfs rachidiens lombaires.
d à e, pyramide postérieure ou corps restiforme.
f, renflement lombaire de la moelle épinière.
g, extrémité inférieure ou postérieure de la moelle épinière.
h, queue de cheval se prolongeant jusque dans la partie caudale.
i, nerf sciatique du chat.
j, renflement cervical de la moelle épinière.
k, lobe médian du cervelet.
l, hémisphère cérébral.
m, nerf sacré latéral.
n, n', nerfs intercostaux.
o, calamus scriptorius.
p, lobe latéral gauche du cervelet.
q, dure-mère renversée.
1, sinus frontaux.
2, apophyse transverse de l'atlas.
3 à 4, coupe des vertèbres cervicales et dorsales.
4 à 5, coupe des vertèbres dorsales.
6, crête iliaque.
7, coupe du sacrum.
8, muscle long dorsal.
9, coupe du crotaphite.

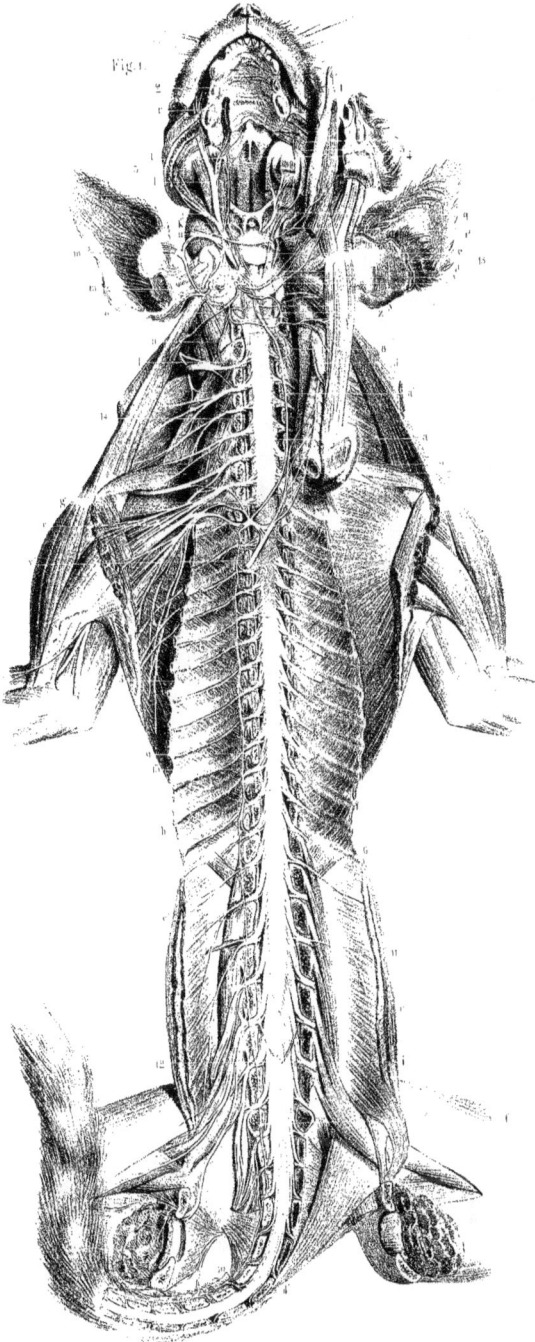

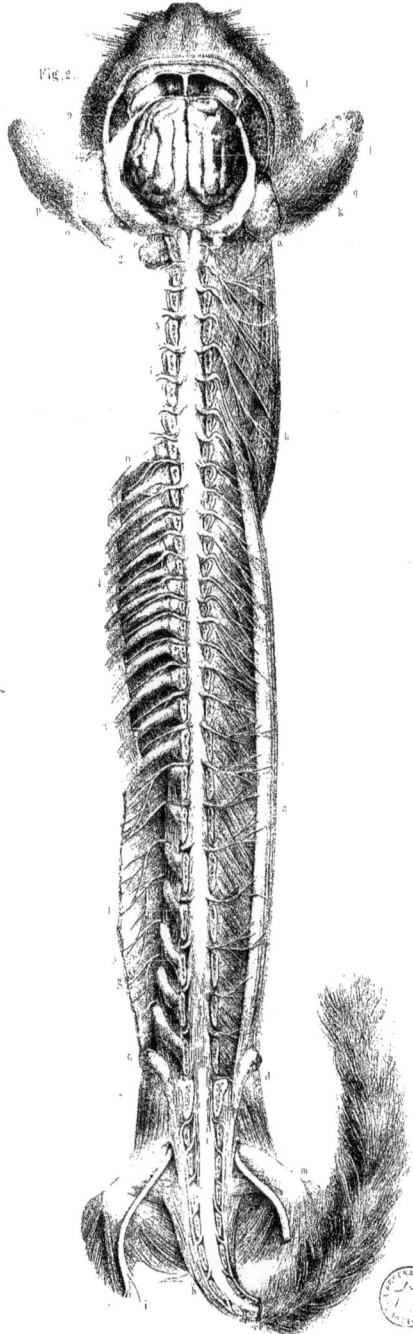

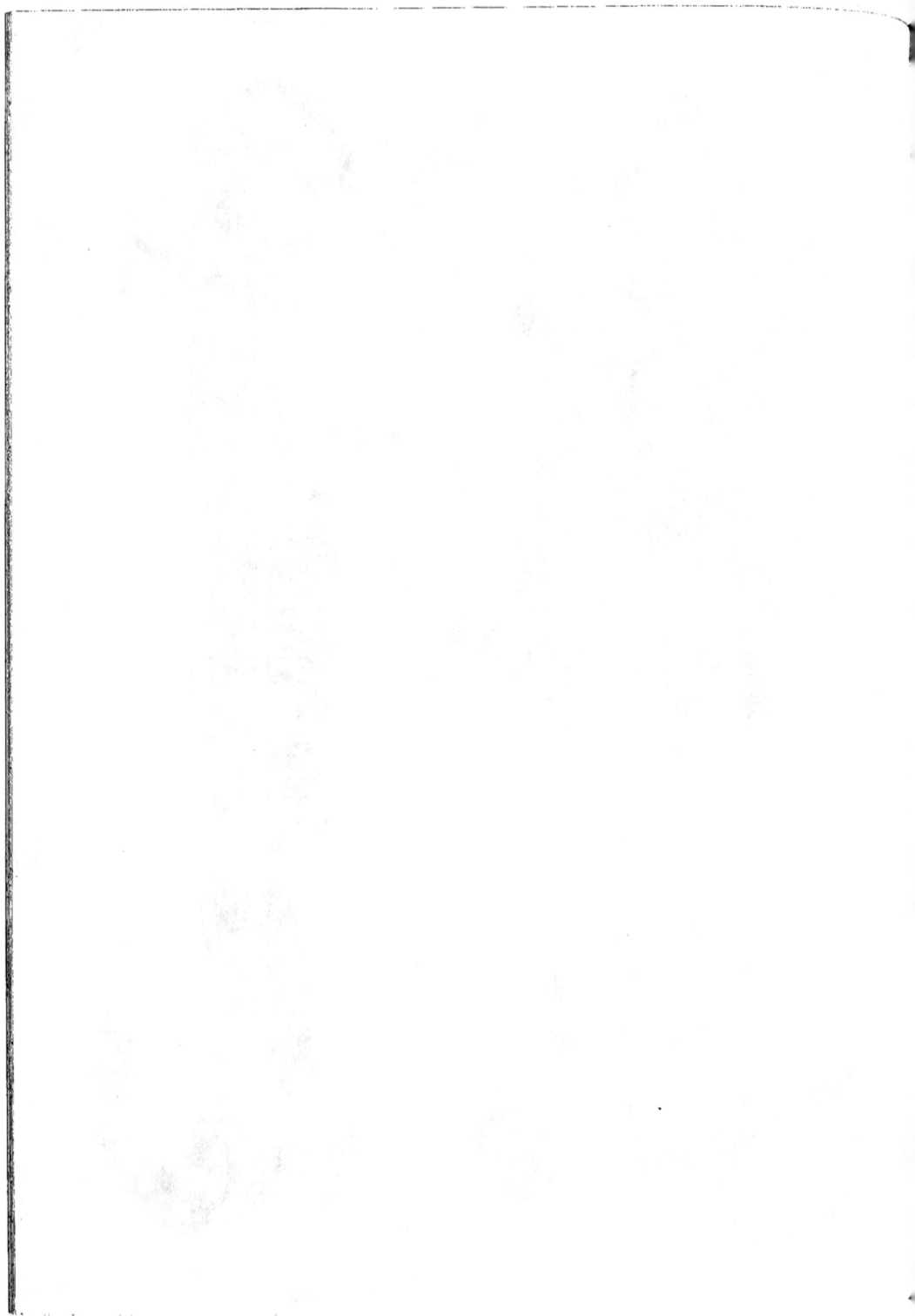

ENSEMBLE DU

SYSTÈME NERVEUX CÉRÉBRO-SPINAL

CHEZ LE CHEVAL.

FIGURE 1. Base du cerveau et face antérieure de la protubérance et du bulbe chez un cheval.

1. Nerf olfactif.
1'. Bulbe du nerf olfactif.
2. Nerfs optiques.
2'. Chiasma des nerfs optiques.
3. Nerf oculo-moteur commun.
4. Nerf oculo-moteur interne.
5. Nerf trifacial.
6. Nerf oculo-moteur externe.
7. Nerf facial.
8. Nerf auditif.
8'. Nerf accessoire de Willis ou onzième paire.
9. Nerf glosso-pharyngien.
10. Racine antérieure de la première paire cervicale.
10'. Racine postérieure de la même paire.
A. Lobe cérébral antérieur.
B. Lobe cérébral postérieur.
C. Lobe moyen.
D, D'. Cervelet.
E. Artère cérébrale antérieure.
E'. Grande scissure du cerveau logeant une branche de l'artère précédente.
a. Racine grise du nerf olfactif.
b. Canal de l'infundibulum.
c. Corps pituitaire, dont la tige est coupée et renversée.
d. Tuber cinereum.
e. Pédoncules cérébraux.
f. Protubérance annulaire.
g. Trapèze.
h. Pyramide antérieure.
i. Faisceau latéral.
j. Faisceau postérieur.
k. Sillon médian antérieur de la moelle.
l. Coupe du sillon médian.
m. Substance grise centrale de la moelle.

n. Prolongement de la substance grise; donnant naissance à la racine grise postérieure des nerfs spinaux.

FIGURE 2. Face supérieure de l'encéphale du même animal.

A. Lobe cérébral antérieur.
B. Lobe cérébral postérieur.
C. Lobe cérébral moyen.
D. Lobe latéral.
E. Circonvolutions antérieures.
F. Circonvolutions supérieures et médianes.
G. Circonvolutions pariétales.
H, H'. Cervelet.
I. Extrémité postérieure de la grande scissure du cerveau.
J. Extrémité postérieure du vermis inférieur.
K. Vermis supérieur.
a. Faisceau postérieur de la moelle.
b. Sillon médian postérieur.
c. Moelle épinière.
9. Nerf glosso-pharyngien.
10, 10'. Racines de la première paire cervicale.

FIGURE 3. A, a, B. Portion de la moelle épinière du cheval vue par la face antérieure.

1. Artère spinale antérieure.
2, 2'. Rameaux de l'artère spinale accompagnant les nerfs.
3, 3. Ligament dentelé.
4, 4, 4. Pie-mère spinale.
7, 8, 9, 10 et 11e paires rachidiennes.

FIGURE 4. A. Moelle épinière montrant la disposition des 13 derniè-res paires nerveuses chez le cheval, depuis la 29e jusqu'à la 42e.
B. Terminaison postérieure de la dure-mère spinale.

a, a. Dure-mère spinale.
b, b. Artère spinale antérieure.
d, d. Ligament dentelé.
c. Rameau artériel accompagnant la 32e paire spinale.
29, 30, 31, 32, 33, 34, 35, 36, 37, 38, 39, 40, 41, 42e paires rachidiennes.

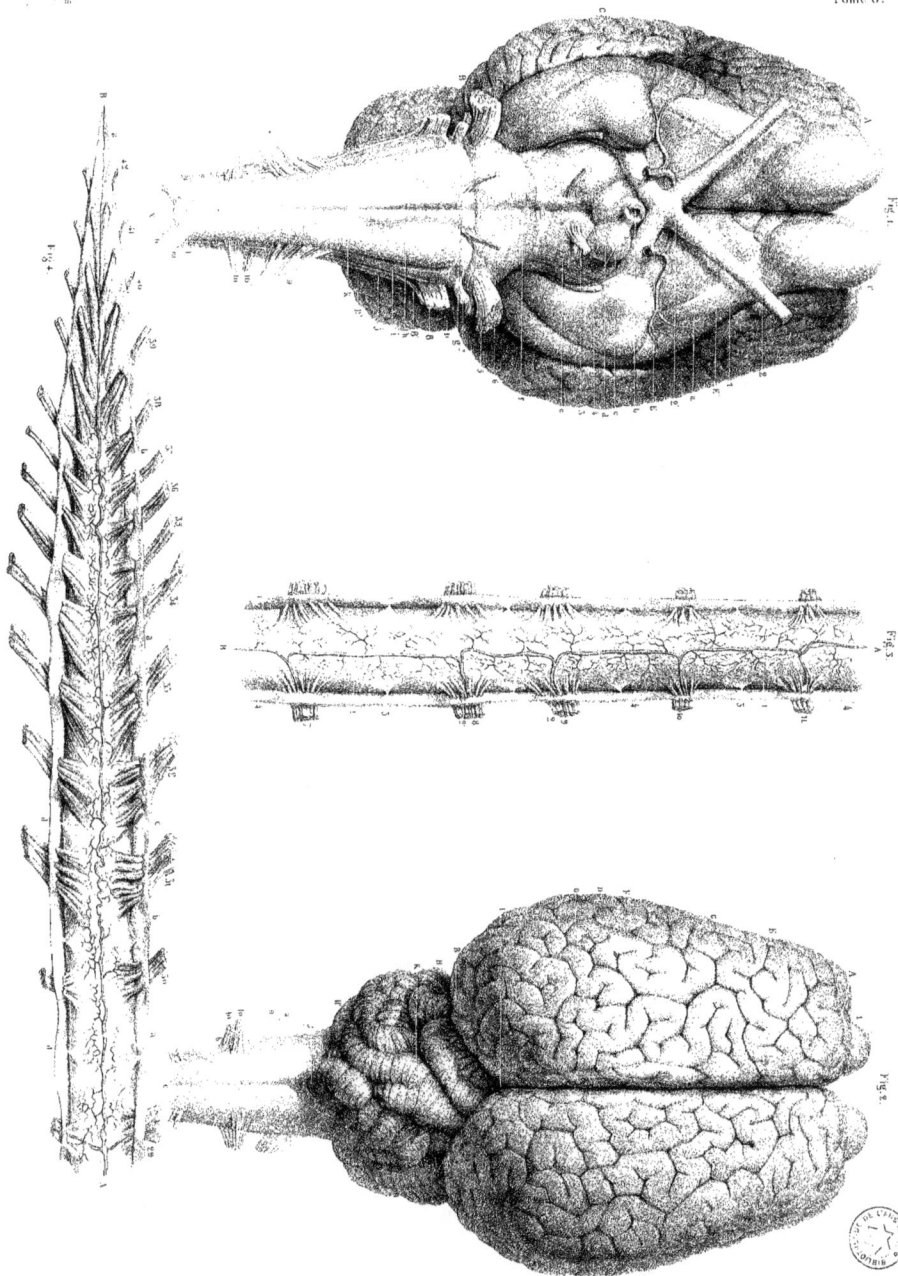

SYSTÈME NERVEUX

DE L'ÉCUREUIL ET DU LAPIN. (RONGEURS.)

Figure 1. Connexions générales des systèmes nerveux cérébro-spinal, et grand sympathique, chez le lapin; d'après M. Cl. Bernard.

a, cerveau.

b, cervelet.

c, c, moelle épinière.

d, d', tronc des pneumo-gastriques dans la région du cou.

e, e', ganglion cervical supérieur.

f, tronc résultant de la réunion des nerfs vagues dans la région thoracique.

g, ganglion cervical inférieur.

h, rameau de communication entre le ganglion cervical supérieur et le ganglion cervical inférieur.

i, filet cardiaque provenant du pneumo-gastrique et naissant immédiatement au-dessus du ganglion cervical du pneumo-gastrique.

i', filet provenant du ganglion cervical inférieur, et remontant dans le canal carotidien, en accompagnant l'artère de ce nom.

j, filet cardiaque émanant du premier ganglion thoracique.

k, nerf cardiaque formé par les trois filets précédemment indiqués.

l, premier ganglion thoracique plus volumineux que les autres.

m, m', série des filets de communication entre les ganglions du grand sympathique et les nerfs rachidiens.

n, nerf grand splanchnique formé par la réunion des trois filets émanés des second, troisième et quatrième ganglions thoraciques, et se terminant dans le plexus solaire.

o, o, deux filets nés de la partie lombaire du grand sympathique, et allant se rendre dans le foie.

p, filet émané de la partie lombaire du sympathique, et allant se rendre au plexus rénal.

q, q, ganglions semi-lunaires.

r, filet du pneumo-gastrique, allant se rendre dans le foie, et s'associant à d'autres filets du nerf sympathique, pour constituer le plexus hépatique.

s, s, filets émanés du plexus solaire, et formant le plexus rénal.

t, filets provenant du plexus solaire, pour aller au plexus hépatique.

u, nerfs olfactifs.

v, nerfs optiques.

x, nerf moteur oculaire commun.

x', nerf trijumeau.

y, nerf de la 5ᵉ paire (facial et acoustique).

y' nerf hypo-glosse.

z, z' série d'origine des nerfs rachidiens à la moelle épinière.

1, cœur.

2, aorte.

3, veine cave inférieure.

4, veine porte coupée à son entrée dans le foie.

5, veine cave inférieure et origine des veines rénales.

6, poumons.

7, foie.

8, vésicule du fiel.

9, 9', reins.

10, 10', capsules surrénales.

11, 11', uretères.

Figure 2. Axe cérébro-spinal de l'écureuil. Le cerveau et la moelle épinière sont encore entourés par les méninges; d'après M. de Gumoens.

a, b, sinus longitudinal supérieur.

c, c, d, sinus occipitaux.

h, sinus transversal.

i, k, replis de la dure-mère séparant les hémisphères cérébraux d'avec les bulbes olfactifs.

l, bulbes olfactifs.

m, bulbe olfactif.

n, o, conduits nasaux.

p, p, cellules de l'os ethmoïde.

q, q, hémisphères cérébraux.

r, vermis du cervelet.

5, 5, hémisphères cérébelleux.

t, t, lobules du cervelet.

u, ligament dentelé.

v, renflement cervical de la moelle épinière.

w, renflement du nerf lombaire de la moelle épinière.

1 à 8, origine des nerfs rachidiens cervicaux.

1 à 12, origine des nerfs rachidiens dorsaux.

1 à 7, origine des nerfs rachidiens lombaires.

1 à 2, origine des nerfs sacrés.

1 à 7, plexus caudal.

Figure 3. Cerveau et moelle épinière de l'écureuil, dépouillés des méninges.

a, sillon longitudinal médian postérieur de la moelle épinière.

b, faisceau postérieur de la moelle épinière.

c, dure-mère déjetée de côté avec le ligament dentelé.

d, nerfs sous-scapulaires (plexus brachial).

e, f, vermis du cervelet.

g, calamus scriptorius.

k lobe semi-lunaire postérieur du cervelet.

m, hémisphère cérébral.

n, lobule du cervelet.

1 à 8, racines des nerfs rachidiens cervicaux.

1 à 12, racines des nerfs rachidiens thoraciques.

1 à 7, racines des nerfs rachidiens lombaires.

1 à 2, racines des nerfs rachidiens sacrés.

1 à 7, nerfs de la queue.

Fig. 1.

Fig. 2.

Fig. 3.

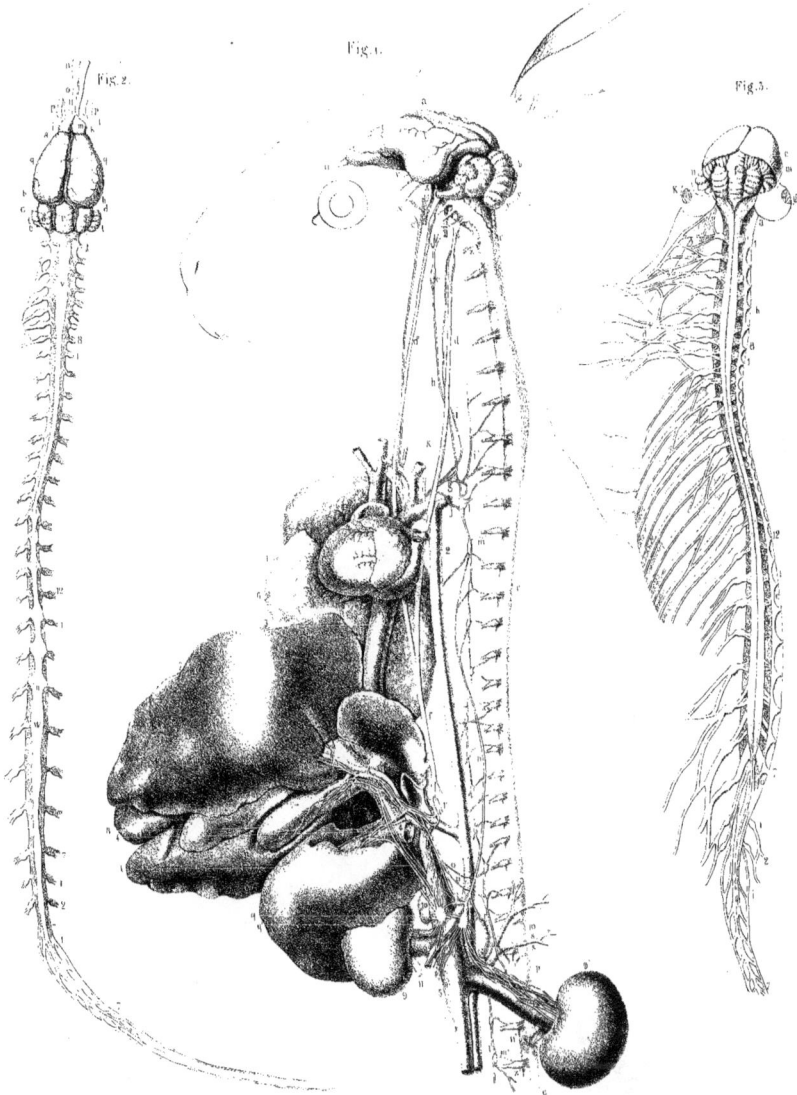

PACHYDERMES.

VUE D'ENSEMBLE

DES CERVEAUX DE L'ÉLÉPHANT DES INDES ET DU SANGLIER.

Ces figures sont tirées du bel Atlas d'Anatomie comparée du système nerveux, par Fr. Leuret.

FIGURE 1. Face externe du lobe droit du cerveau de l'éléphant des Indes représenté aux trois quarts de sa grandeur naturelle. On voit qu'en comparant le volume du cerveau de l'éléphant à celui de l'homme et à celui des autres animaux, aucun animal, pas même la baleine, n'a le cerveau aussi gros que l'éléphant. L'homme lui-même est inférieur à cet animal sous ce rapport, non-seulement pour le volume total du cerveau, mais pour le nombre, l'amplitude et les ondulations des circonvolutions cérébrales.

s''', s'''. Scissure de Sylvius.

s, s, s. Circonvolution supérieure et antérieure.

s', s'. Circonvolution supérieure et moyenne.

s'', s'', s''. Circonvolution supérieure et postérieure.

k, k. Sillon dit de Rolando.

I, A. II, A. III, A. Circonvolutions antérieures naissant de la première circonvolution supérieure s, s, s.

o', o. Circonvolutions sus-orbitaires.

I P, I P. Première circonvolution postérieure située en arrière de la scissure de Sylvius qui irait se réunir à la circonvolution I A, si les circonvolutions supérieures n'existaient pas.

II P, II P. Seconde circonvolution postérieure qui se trouve dans le même cas.

III P. Troisième circonvolution dont la plus grande partie est représentée dans la figure 2.

+ Prolongement par lequel la circonvolution s'' s'' va se rattacher à la circonvolution postérieure I P.

FIGURE 2. Face interne du lobe cérébral droit de l'éléphant des Indes représenté aux trois quarts de sa grandeur naturelle.

La portion postérieure du corps calleux et des parties sous-jacentes est cachée dans l'Atlas de Leuret d'où cette figure est extraite, probablement à cause d'un état de dilacération dont on ne pouvait tirer aucun enseignement.

c, c. Corps calleux.

I I I I. Circonvolution interne qui contourne le corps calleux et qui se bifurque à la partie antérieure, et qui, à la partie postérieure, envoie une sorte de ramification aux circonvolutions postérieures.

+ Branche de communication entre la circonvolution interne et les circonvolutions supérieures, disposition qui ne se rencontre que chez l'homme, le singe et l'éléphant.

III P, III P. Troisième circonvolution postérieure.

IV P, IV P. Quatrième circonvolution postérieure.

III A. Troisième circonvolution antérieure.

IV A. Quatrième circonvolution antérieure.

s s s ss. Circonvolutions supérieures.

Les circonvolutions antérieures et les circonvolutions postérieures de même ordre sont donc coupées par un système de circonvolutions transversales ou supérieures qui n'existent pas dans les autres animaux.

FIGURE 3. Encéphale du sanglier vu par sa partie supérieure.

s. Terminaison supérieure de la scissure de Sylvius.

s i, s i. Sillon antéro-postérieur placé entre la seconde et la troisième circonvolution.

I, II, I I I, IV. Circonvolutions postérieures.

Les flèches horizontales indiquent les sillons cruciaux interrompant la continuité de la circonvolution supérieure à la surface du cerveau.

k. Circonvolution externe et antérieure propre aux cochons.

Les flèches obliques indiquent les points d'union de cette circonvolution avec les circonvolutions voisines au fond des sillons indiqués par les flèches.

c. Lobule du nerf olfactif.

1. Lobe moyen du cervelet, vermis superior.

2. Lobe latéral.

Fig.1.

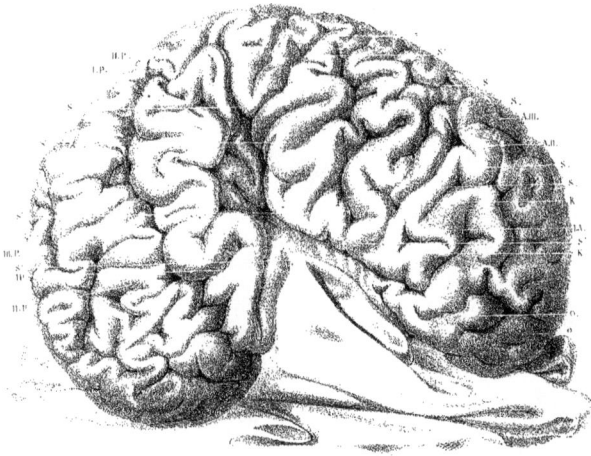

Fig.5.

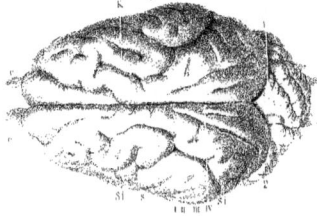

Fig.2.

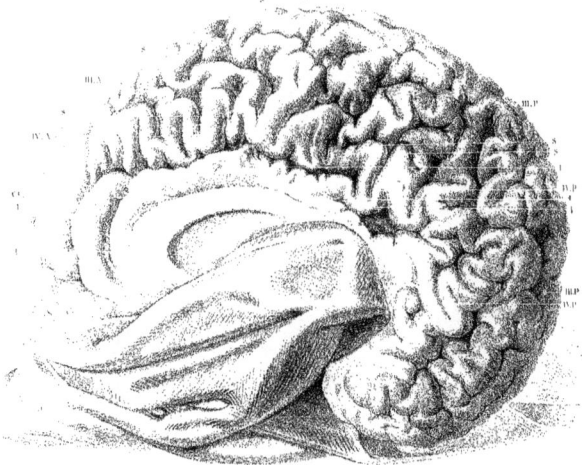

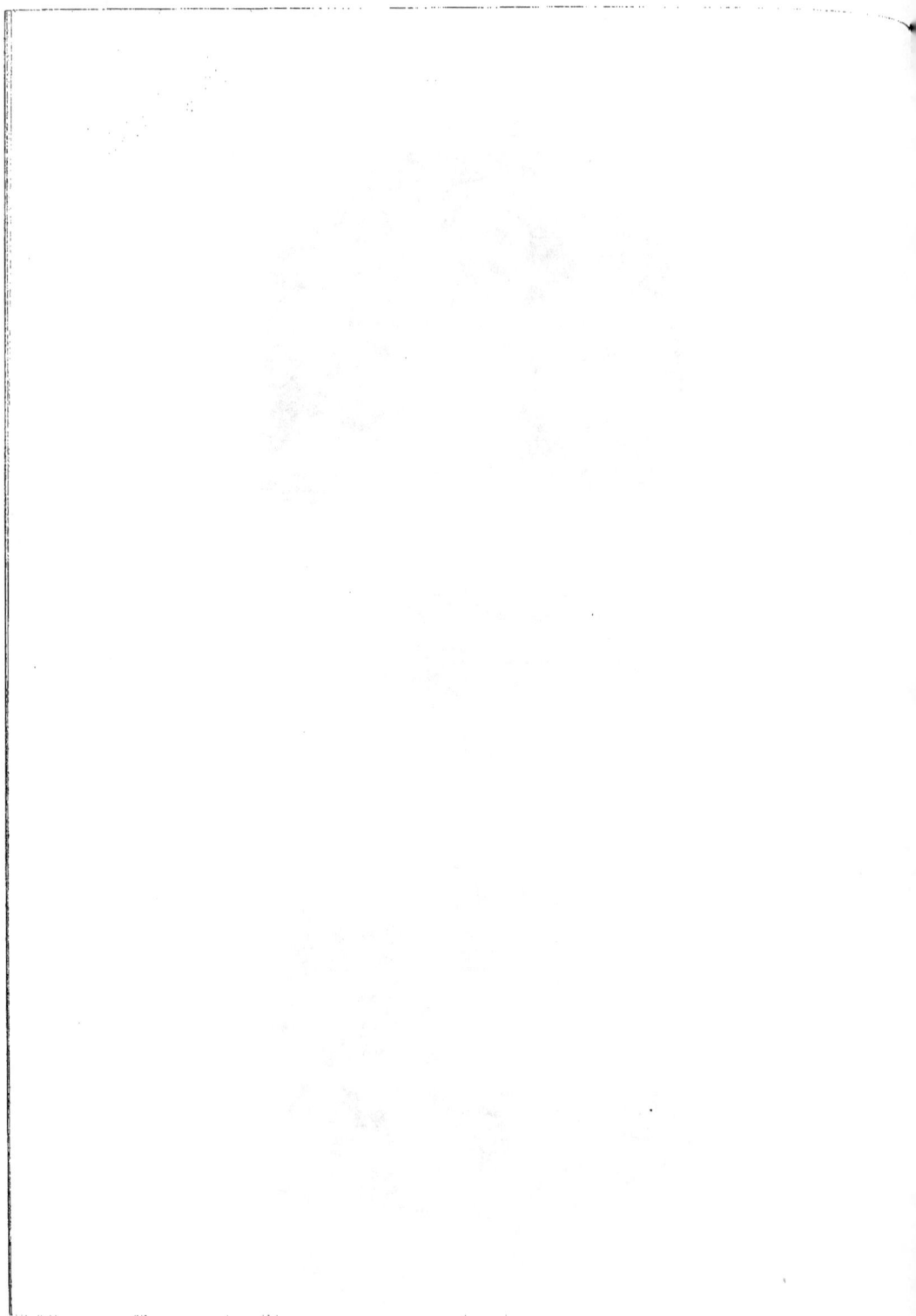

RUMINANTS.

VUE D'ENSEMBLE

DES CERVEAUX DU BŒUF ET DU MOUTON.

BŒUF.

FIGURE 1. Vue de la base du cerveau.
a, a. Parties antérieures des hémisphères.
b, b. Parties moyennes des hémisphères.
c. Partie latérale du cerveau.
d. Parties postérieures des hémisphères.
e. Lobule du cervelet.
f. Hémisphère cérébelleux.
g. Partie postérieure du même organe.
s. Scissure de Sylvius.
r. Champ olfactif.
s'. Orifice de l'infundibulum du 3e ventricule.
i. Masse de matière grise en arrière du corps pituitaire.
h, x. Pont de Varole.
o. Éminence pyramidale antérieure.
) Nerf olfactif.
1'. Lobule du nerf olfactif.
2'. Chiasma des nerfs optiques.
3. Nerf optique.
3. Troisième paire.
4. Quatrième paire.
5. Cinquième paire.
6. Sixième paire.
7. Septième paire.
8. Glossopharingien et pneumogastrique (huitième paire).
8'. Accessoire de Willis.
9. Hypoglosse (neuvième paire).

FIGURE 2. Vue de la face supérieure du cerveau.
1, 1. Extrémité antérieure du lobule olfactif qui se voit au-delà des circonvolutions de la partie antérieure du cerveau.
a, a. Partie antérieure des hémisphères.
b, b. Partie moyenne.
c, c. Partie latérale du cerveau.
d, d. Lobes postérieurs des hémisphères.
e, f, g, h. Cervelet.
e. Partie antérieure.
f, h. Parties latérales de cet organe.
g. Lobe postérieur et médian.
i. Lobe supérieur et médian.

FIGURE 3. Section verticale antéro-postérieure du cerveau du même animal. Cette figure est tirée du bel ouvrage de M. N. Guillot.
a. Stratifications antérieures de l'appareil fondamental.
a'. Premier organe cérébral de matière grise (substance grise corticale).
1. Lobule du nerf olfactif.
2'. Nerf olfactif.
3. Nerf optique.
2''. Coupe du chiasma.
x, x. Corps pituitaire et infundibulum des ventricules.
b. Stratifications postérieures de l'appareil fondamental.
b', b'. Organe de matière grise (substance grise du cervelet), situé à son
extrémité.
d, d, b, d, a'''. Lamelle intermédiaire, étendue depuis l'organe cérébelleux
jusqu'à son insertion en d, a''', sur le troisième organe cérébral de matière
grise.
a', x, a', x. Premier fragment de l'appareil secondaire (corps calleux), réunissant sur la ligne médiane les deux premiers organes cérébraux.
a'''. x. Second fragment de l'appareil secondaire unissant les deux seconds
organes cérébraux.
a''', x. Troisième fragment de l'appareil secondaire, unissant les deux troi-
sièmes cérébraux de matière grise.
b, x. Pont de Varole.
x'. Segment de l'appareil secondaire réunissant transversalement les deux
organes cérébraux.
s, x. Glande pinéale.
v, 1. Masse de matière grise en arrière du corps pituitaire.
v, 2. Appareil tertiaire.

MOUTON.

FIGURE 4. Cerveau vu par sa base.
a, a. Lobes antérieurs des hémisphères cérébraux.
c, c. Parties moyennes.
d, d. Parties latérales du cerveau.
e, e. Lobes postérieurs des deux hémisphères.
f, f. Partie antérieure du cervelet.
g', g. Saillies latérales.
h, h. Lobes postérieurs du même organe.
i Orifice de l'infundibulum des ventricules.
j. Masse grise en arrière et sous le corps pituitaire.
1. Nerf olfactif.
1'. Lobule du nerf olfactif.
o. Éminence pyramidale antérieure.
2. Coupe du nerf optique.
2'. Chiasma des nerfs optiques.
3. Nerf de la troisième paire.
4. Quatrième paire.
5. Cinquième paire. (Grande partie.)
6. Cinquième paire. (Petite partie.)
6'. Sixième paire de nerfs.
7. Septième paire.
8. Pneumogastrique et glossopharingien, huitième paire.
8'. Accessoire de Willis, huitième paire.
9. Neuvième paire de nerfs.

FIGURE 5. Face supérieure de l'encéphale du mouton.
a, a. Partie antérieure des hémisphères cérébraux.
c', c. Parties latérales et saillantes du cerveau.
d', d. Parties postérieures du même organe.
1. Partie postérieure du lobe médian du cervelet.
2. Partie moyenne.
3. Partie antérieure des hémisphères du cervelet.
4. Partie supérieure du même organe.
5. Circonvolutions postérieures.
6, 7. Circonvolutions moyennes et centrales.
8. Circonvolutions moyennes et latérales.
9. Circonvolutions centrales antérieures.
10. Circonvolutions antérieures latérales.
11. Circonvolutions latérales postérieures.

FIGURE 6. Section verticale du cerveau du même animal (d'après
M. N. Guillot).
a, a. Stratifications antérieures de l'appareil fondamental.
a', a'. Premier organe cérébral de matière grise (substance grise corticale).
b. Stratifications postérieures de l'appareil fondamental.
b'. Organe de matière grise (substance grise du cervelet), situé à son extrémité.
b'. Pont de Varole.
d, d, b', d, a'''. Lamelle intermédiaire étendue depuis l'organe cérébelleux
jusqu'à son insertion en d, a''', sur le troisième organe cérébral de matière
grise.
a, x'. Premier fragment de l'appareil secondaire.
a', x. Corps calleux.
a'', x. Second fragment de l'appareil secondaire unissant les deux seconds
organes cérébraux.
x, x. Glande pinéale.
x. Corps pituitaire et infundibulum des ventricules.
v, 2. Appareil tertiaire.
v, 1. Masse de substance grise placée en arrière du corps pituitaire.
o. Extrémité supérieure de la colonne de matière grise rachidienne, appa-
raissant dans la région inférieure du ventricule cérébelleux.
1. Lobule olfactif.
2. Coupe du nerf optique.

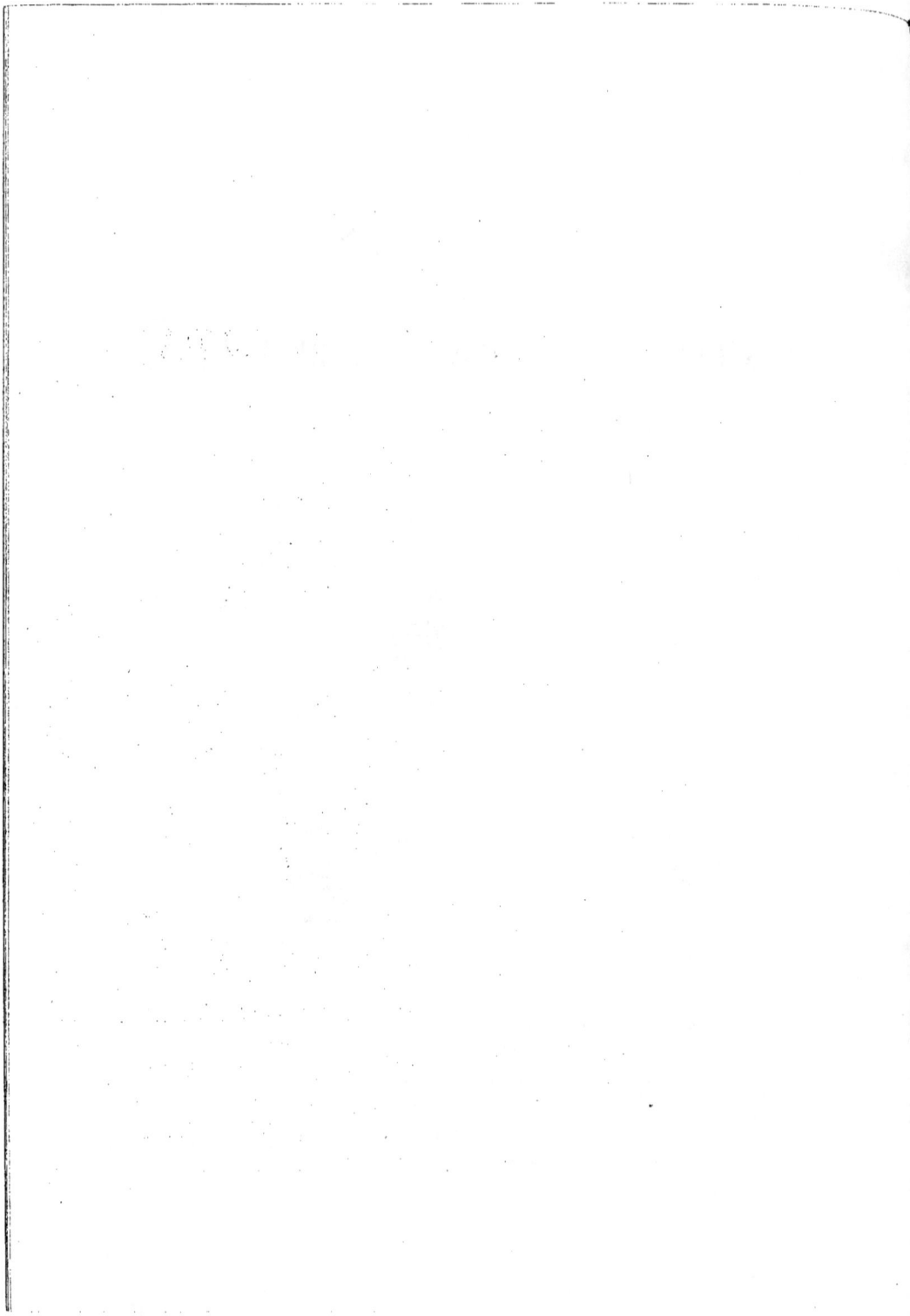

Fig. 1.

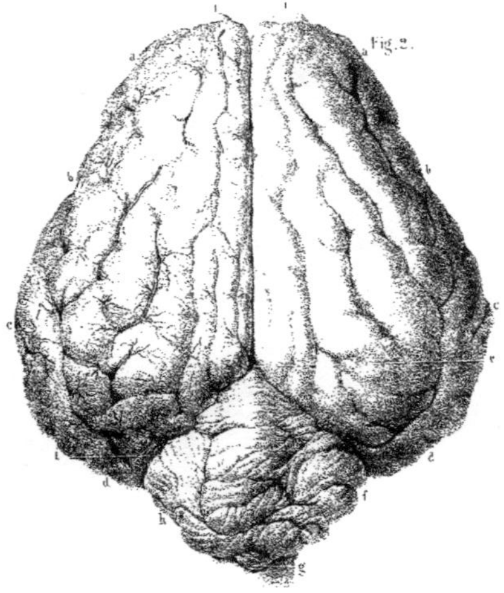

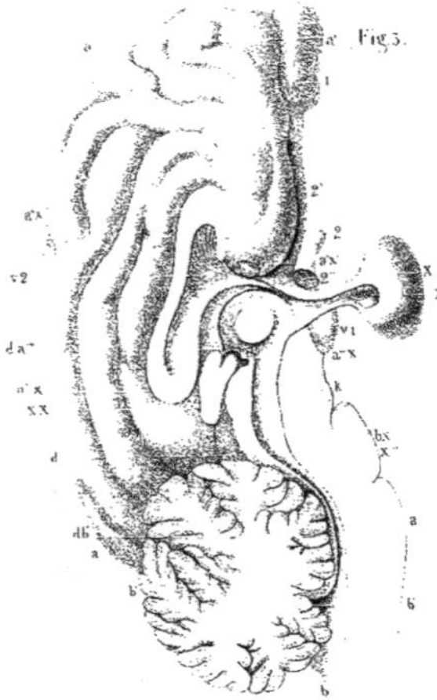

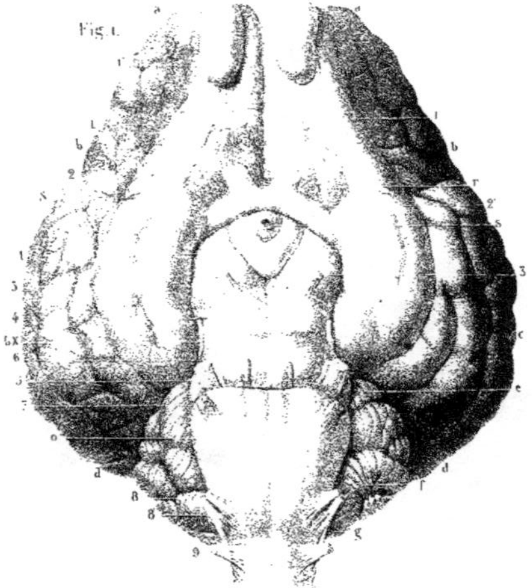

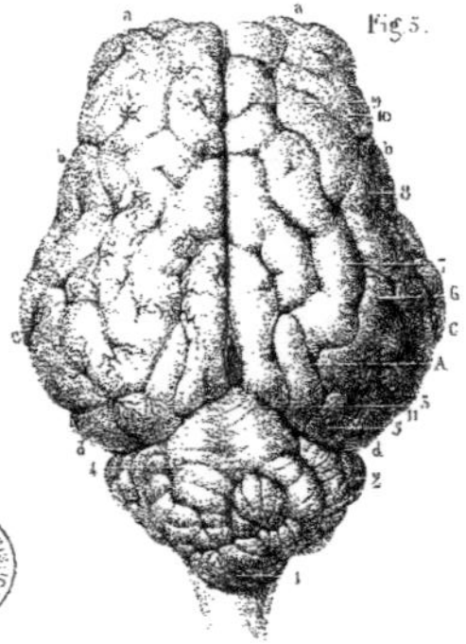

Fig. 4.

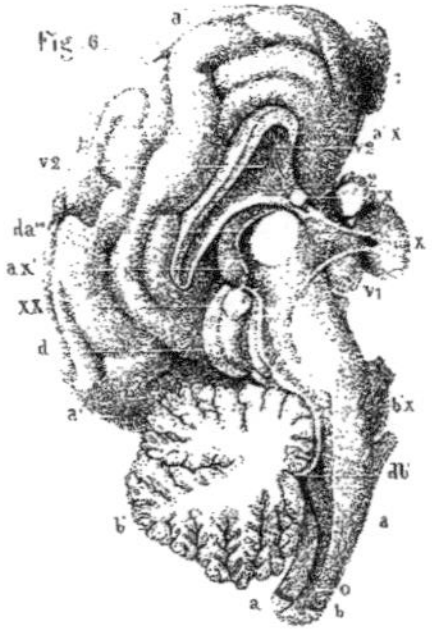

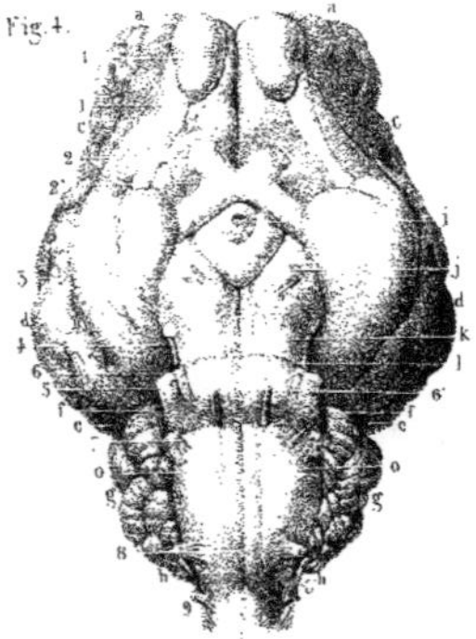

Fig. 3.

Fig. 6.

Fig. 2.

Fig. 5.

CÉTACÉ.

CERVEAU DE LA BALEINE FRANCHE

Dessiné au tiers de la grandeur, d'apres une épreuve moulée dans la cavité crânienne du cétacé (échoué sur les côtes d'Ostende), par le docteur Dumoutier, et décrit par lui; cette pièce est conservée dans le musée Orfila.

Figure 1. Vue du cerveau par sa base.

1. Prolongement des méninges qui recouvrent les surfaces d'appareils olfactifs rudimentaires.

2. Nerf optique.

2'. Gaine méningienne commune aux nerfs de la deuxième, troisième, quatrième et cinquième paire contenus dans une sorte de gangue adipeuse.

3. Portion dure de la septième paire du nerf facial.

4. Faisceau des nerfs pneumo-gastrique, glosso-pharyngien et lingual.

a. Chiasma.

b. Tige pituitaire.

c. Surface inférieure de la dure-mère qui recouvre les tissus caverneux, et qui fournit les gaines des nerfs et des vaisseaux passant à travers ces sinus.

d. Portion du lobule de la huitième paire.

Figure 2. Cerveau vu par sa surface supérieure.

1. Prolongement des méninges qui recouvrent les surfaces d'appareils olfactifs rudimentaires.

2. Gaine méningienne commune aux nerfs de la deuxième, troisième, quatrième et cinquième paire.

3, 3. Partie du faisceau de la huitième paire vu en dessus.

a. Hémisphère du cerveau.

b. Lobe moyen du cerveau.

c. Hémisphère cérébelleux.

d. Sinus longitudinal supérieur de la dure-mère.

e. Lobule médian (vermis supérieur) du cervelet.

f. Scissure de Sylvius.

g. Masse adipeuse recouvrant le lobule de la huitième paire.

h. Coupe cylindrique de la cavité du prolongement rachidien des méninges.

Figure 3. Coupe transversale de l'appareil rudimentaire olfactif.

Figure 4. Coupe transversale de la gaine méningienne commune aux nerfs de la deuxième, troisième, quatrième et cinquième paire.

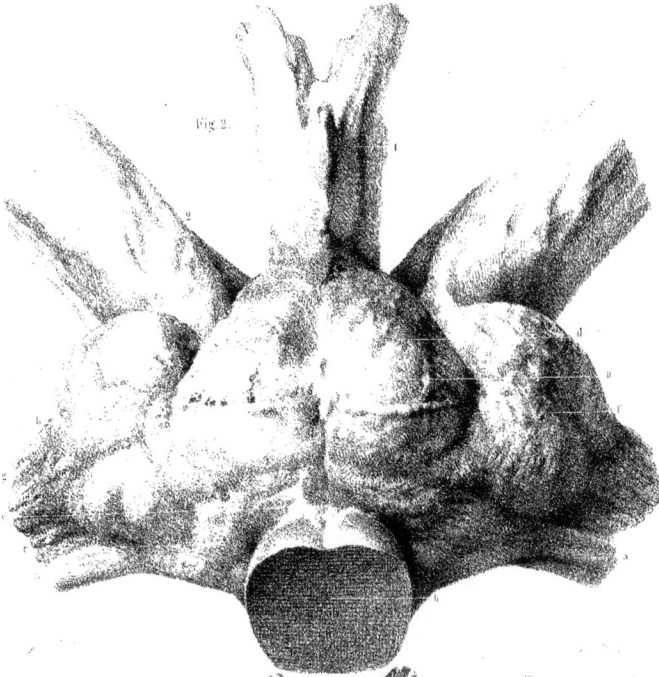

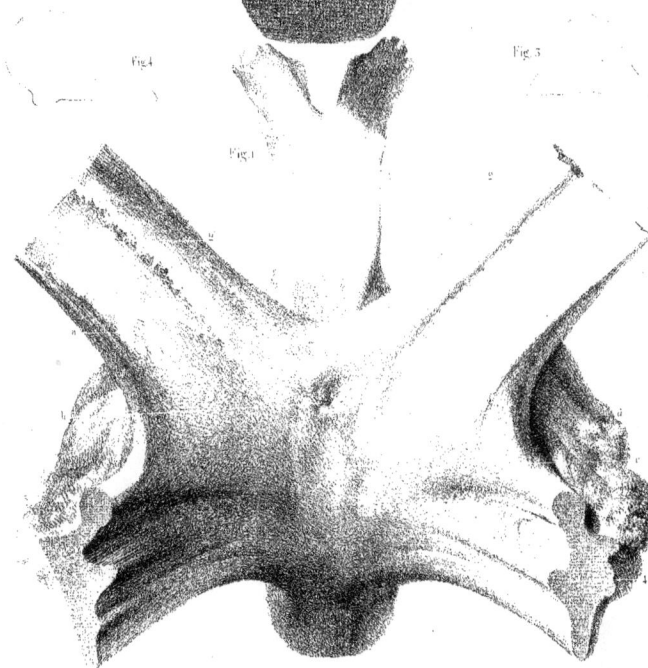

SYSTÈME NERVEUX ENCÉPHALIQUE

DU PHOQUE (CARNASSIER AMPHIBIE)

ET DU MARSOUIN (CÉTACÉ SOUFFLEUR).

FIGURE 1. Base de l'encéphale du phoque commun. *Phoca vitulina* (d'après M. Serres).

o. Corps olivaires.
p. Protubérance annulaire.
a. Partie postérieure des hémisphères cérébraux.
h. Lobe de l'hippocampe.
d. Lobe sphénoïdal.
s. Scissure de Sylvius.
c. Partie moyenne du lobe antérieur.
f, f. Partie antérieure du même hémisphère.
r. Champ olfactif.
c. Lobule olfactif.
x. Racine externe du nerf olfactif.
k. Tubercule optique.
l. Trapèze de la moelle allongée.
1. Nerf olfactif.
2. Chiasma.
2'. Nerf optique.
3. Troisième paire.
4. Quatrième paire.
5. Cinquième paire.
6. Sixième paire.
7. Nerfs acoustique et facial.
8. Nerf pneumo-gastrique.
8'. Nerf glosso-pharingien.
9. Neuvième paire et accessoire de Willis.
10, 11. Première paire des nerfs cervicaux.
12, 13. Base des hémisphères du cervelet.

FIGURE 2. Face supérieure de l'encéphale du même animal.

a. Moelle épinière.
b, b. Partie postérieure des hémisphères cérébraux.
c. Lobe médian du cervelet.
a, c Hémisphère du même organe.
d, d, m. Circonvolutions postérieures des hémisphères du cerveau.
e, f. Circonvolutions moyennes des mêmes hémisphères.
g, g. Circonvolutions antérieures.
n, o. Circonvolution latérale de l'hémisphère antérieur.

FIGURE 3. Coupe de l'encéphale du phoque.

1. Moelle épinière.
2. Partie postérieure et centrale du lobe médian du cervelet.
4. Partie antérieure du lobe médian du cervelet.
5. Glande pinéale.
7. Partie postérieure du demi-centre ovale.
8, 8. Radiations postérieures.
9. Corps calleux.
10. Demi-centre ovale mis à découvert au niveau du corps calleux.
11. Radiations moyennes.
12, 13, 14. Radiations antérieures.

FIGURE 4. Déplissement de l'encéphale du phoque.

1. Moelle épinière.
2. Pyramides postérieures.
3. Saillie des pyramides antérieures dans le quatrième ventricule.
4. Noyau médullaire du cervelet.
5. Radiations de la matière blanche de ce noyau.
6. Glande pinéale.
7. Tubercules quadrijumeaux.

8. Partie postérieure du corps calleux renversée.
9. Pied d'hyppocampe.
10, 11. Partie postérieure de la voûte à trois piliers.
12. Partie moyenne du même organe.
13. Coupe du cervelet.
14. Corps strié.
15, 16. Circonvolutions internes de l'hémisphère, offrant en dedans la section longitudinale du corps calleux.
19, 20. Demi-centre ovale.
21. Radiations antérieures du demi-centre.
22. Partie antérieure de la voûte à l'endroit de sa jonction avec le corps calleux.
23. Partie du corps calleux désigné sous le nom de poutre.

FIGURE 5. Base du cerveau du marsouin (d'après Camper).

6. Éminences considérables logées dans les fosses correspondantes aux lobes antérieurs.
f, g. Les extrémités des lobes antérieurs, aplaties à l'endroit de leur contact.
d, d. Lobes moyens du cerveau.
k', k, k. Le cervelet.
s. Protubérance annulaire.
1. Nerf olfactif
2. Nerf optique.
2'. Chiasma.
3. Nerfs oculo-musculaires. Leur insertion paraît bifurquée, ils sortent des pédoncules du cerveau.
4. La quatrième paire de nerfs.
5. La cinquième paire.
6. Les nerfs de la sixième paire; ces nerfs sont attachés à la partie supérieure des éminences pyramidales.
7, 7. Le triple nerf, vulgairement appelé la septième paire; les branches faciale, acoustique et wrisbergienne sont parfaitement distinctes.
8. Le nerf vague.
9. L'hypoglosse.

FIGURE 6. Les ventricules antérieurs du cerveau du phoque c, o, d, q.

c, d. Le plexus choroïde, que nous avons trouvé très considérable dans ce sujet.
e, d. Le pilier droit et postérieur de la voûte.
g, h, k. Les tubercules quadrijumeaux.
g. Les nates.
h, k. Les testes.
m. La protubérance vermiforme du cervelet.
l. La moelle épinière.

FIGURE 7. La masse du cerveau représentée par sa partie supérieure. Les hémisphères sont marqués en PN—MO.

o. p. Le cervelet.
l. La protubérance vermiforme.
j. Coupe de la dure-mère.
m. Nates.
m'. Testes.
L'hémisphère du côté droit est couvert de toutes ses membranes, celui du côté gauche n'est enveloppé que de la *pie-mère* à travers laquelle se montrent les circonvolutions cérébrales.

FIGURE 8. Cette figure n'a été donnée par Camper que pour faire observer l'analogie de la forme du crâne des cétacés avec celui de l'homme.

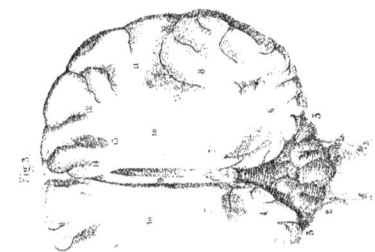

Fig. 1.

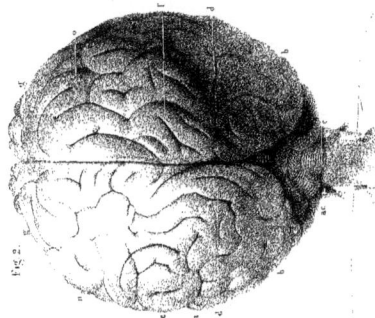

Fig. 2.

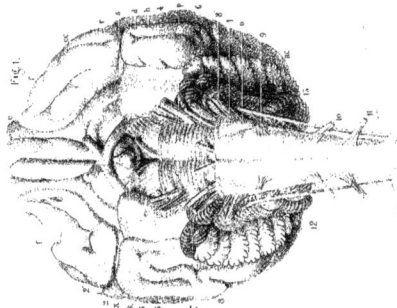

Fig. 3.

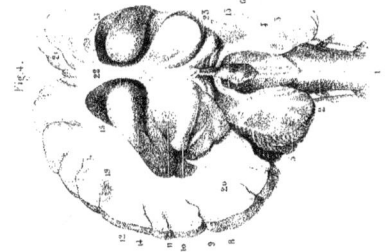

Fig. 4.

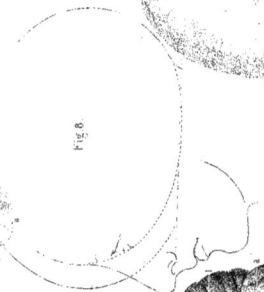

Fig. 8.

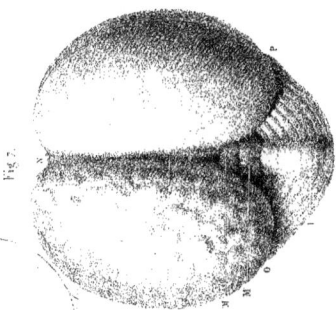

Fig. 7.

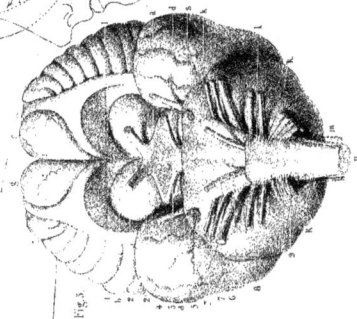

Fig. 5.

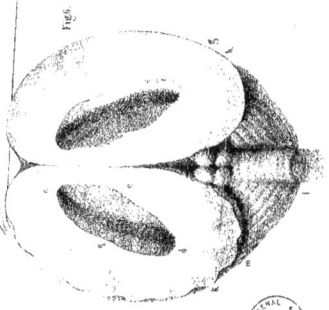

Fig. 6.

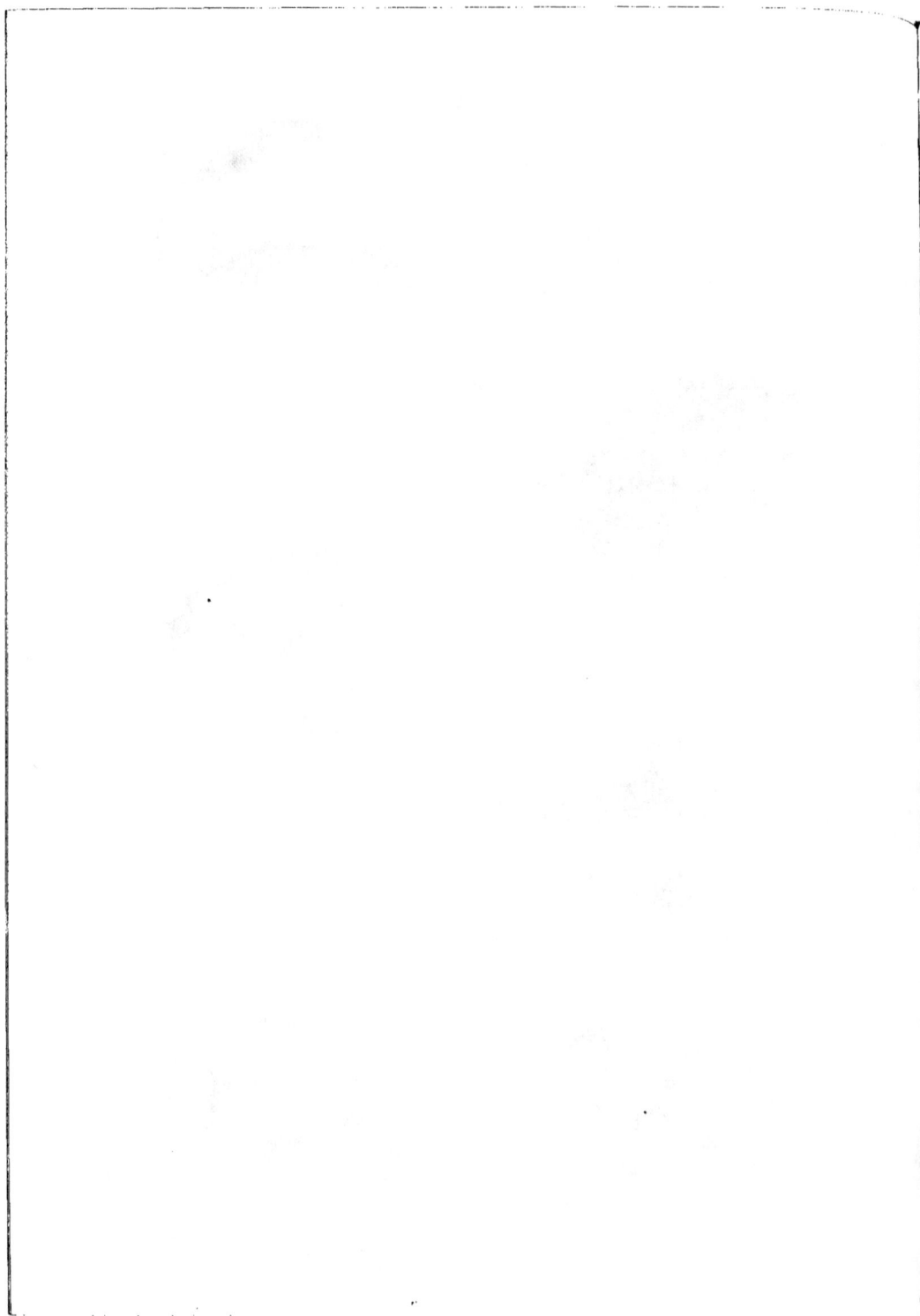

SYSTÈME NERVEUX CENTRAL

DES OISEAUX.

Figure 1.

A. Encéphale d'un perroquet (*psittacus ara*) vu de côté, durci dans l'alcool.
1. Mandibule supérieure. — 2. Mandibule inférieure. — 3. Mâchoire inférieure. — 4. Section du temporal. — 5. Section du maxillaire supérieur.
a–c. Hémisphère cérébral gauche. — b. Sillon qui paraît être l'origine d'une circonvolution. — d. Fossettes provenant de la rétraction des fibres profondes par l'alcool. — e. Cervelet divisé en plusieurs lamelles. — f. Moelle allongée. — g. Orbite. — h. Pupille. — i. Cornée transparente. — j. Sclérotique.

B. Encéphale du même oiseau, vu par sa partie supérieure.
1. Coupe des os maxillaire et nasaux. — 2. Coupe du temporal.
a–e. Partie moyenne de l'hémisphère cérébral formant un renflement antéro-postérieur. — b. Partie postérieure à l'hémisphère cérébral. — d. Partie interne formant un renflement séparé du précédent par un sillon antéro-postérieur. — e. Repli de l'hémisphère cérébral en bas et en dehors, séparé de a–c par un sillon assez profond. — f. Cervelet. — g. Moelle épinière. — h. Sclérotique. — i. Cornée transparente. — l. Fossettes précédemment mentionnées.

C. Tête du même animal, vue par sa partie postérieure.
1. Coupe des os maxillaires et nasaux. — 2. Coupe des temporaux. — 3. Mâchoires inférieures.
Partie antérieure du cerveau. — b. Partie moyenne. — c. Partie postérieure et inférieure. — d. Cervelet divisé en lamelles et présentant de chaque côté des indices de lobes latéraux. — e. Moelle épinière. — g. Cercle orbitaire. — f. Sclérotique. — i. Cornée transparente.

Figure 2. Encéphale du faucon (*falco buteo*), d'après Natalis Guillot.

A. Vu par sa face inférieure.
a. Hémisphère cérébral. — b. Chiasma des nerfs optiques. — c. Nerfs optiques. — d. Corps pituitaire. — e. Lobes optiques. — f. Lobes latéraux du cervelet. — h. Moelle allongée. — g. Sillon médian antérieur. — i. Moelle épinière.

B. Vu par sa partie supérieure.
a. Grande scissure cérébrale. — b. Glande pinéale. — c. Lobes optiques. d. Cervelet. — e. Moelle épinière.

C. Coupe de l'encéphale, vue par sa partie interne.
a. Hémisphère cérébral gauche. — b. Commissures cérébrales antérieures. — c. Glande pinéale. — d. Cervelet.

D. Même coupe. Le cervelet est porté en arrière et découvre alors les lobes optiques.

Figure 3. Encéphale de la chouette (*monedula noctua*).

A. Vu par sa partie antérieure.
a. Hémisphère cérébral parcouru par de nombreux vaisseaux. — b. Origine des lobes olfactifs. — c. Lobes optiques. — d. Orbite. — e. Trou du nerf optique. — f. Sclérotique. — g. Cornée transparente. — h. Iris. i. Pupille. — k. Ouverture de fosses nasales.

B. Vu par sa partie latérale.
a. Hémisphère cérébral. — b. Cervelet. — c. Orbite. — d. Os nasal. — e. Cavité tympanique. — f. Mandibule supérieure. — g. Trou du nerf optique.

C. Vu par sa face supérieure.
a. Hémisphère cérébral, partie supérieure. — b. Partie latérale. — c. Partie postérieure et inférieure. — d. Cervelet.

Figure 4. Encéphale et moelle épinière de la colombe (*columba*), vue par sa face dorsale.

a. Hémisphère cérébral, partie supérieure. — b. Partie postérieure et inférieure. — c. Lobes optiques. — d. Glande pinéale. — e. Cervelet. — f. Moelle allongée. — g. Renflement correspondant à l'origine du plexus brachial. — h. Moelle dorsale. — i. Terminaison de la moelle. — j. Sinus rhomboïdal. — k. l. Nerfs cervicaux. — m. Ganglions des racines postérieures. — n. Origine du plexus sacré. — o. Côtes. 1. Vertèbres. — 2. Os du bassin.

Figure 5. Encéphale et moelle épinière du coq domestique (*gallus*).

A. Vu par sa face ventrale.
a. Nerf optique. — b. Chiasma. — c. Lobes optiques. — d. Hémisphères cérébraux. — e. Corps pituitaire. — f. Globe oculaire. — g. Moelle allongée. Pyramides antérieures. — h. Sillon médian antérieur. — i. Renflement postérieur de la moelle. — j. Terminaison de la moelle. — k. l. Nerfs formant le plexus lombaire.

B. Vu par sa face inférieure et latérale.
a. Globe oculaire. — b. Chiasma. — c. Nerf optique. — d. Lobe optique. — e. Cervelet. — f. Hémisphère cérébral. — g. Moelle épinière. 1. Voûte orbitaire. — 2. Mandibule supérieure. — 3. Section de fosses nasales. — 4. Paupière supérieure.

Figure 6. Encéphale d'une hirondelle très-jeune (*hirundo*).

A. Vu par sa face supérieure.
a. Hémisphère cérébral. — b. Lobules olfactifs. — c. Cervelet. — d Moelle allongée.

B. Vu par sa face postérieure.
a. Hémisphère cérébral. — b. Lobes optiques. — d. Cervelet. — e. Moelle épinière.

Figure 7. Encéphale du moineau commun.

A. Vu par sa partie supérieure.
a. Hémisphère cérébral. — b. Grande scissure du cerveau. — c. Cervelet.

B. Vu par sa partie inférieure.
a. Hémisphère cérébral. — b. Lobes optiques. — c. Moelle allongée. — d. Cervelet. — e. Petits lobules latéraux du cervelet.

Figure 8. Encéphale de l'oie (*anser*), d'après M. Serres.

A. Vu par sa partie supérieure.
a–b. Hémisphères cérébraux. — d–e. Grande scissure médiane. — c. Lobes optiques. — g. Cervelet. — f. Lobules latéraux du cervelet. — i. Glande pinéale. — h. Sillon médian du cerveau.

B. Vu par la face inférieure.
a. Hémisphère cérébral. Partie antérieure. — b. Partie postérieure. — c. Traces de la scissure de Sylvius. — d. Lobules olfactifs. — e. Nerfs optiques. — f. Corps pituitaire. — h. Nerfs de la 5ᵉ paire. — g. Lobes optiques. — i. Moelle allongée. — j. Sillon médian antérieur.

C. Vu par sa face latérale et externe.
a. Hémisphère cérébral, partie antérieure. — b. Partie postérieure. — c. Lobule olfactif. — d. Glande pinéale. — e. Corps et tige pituitaire. — f. 5ᵉ paire. — g. Lobule latéral du cervelet. — h. h. Nerf auditif. — i. Nerf vague.

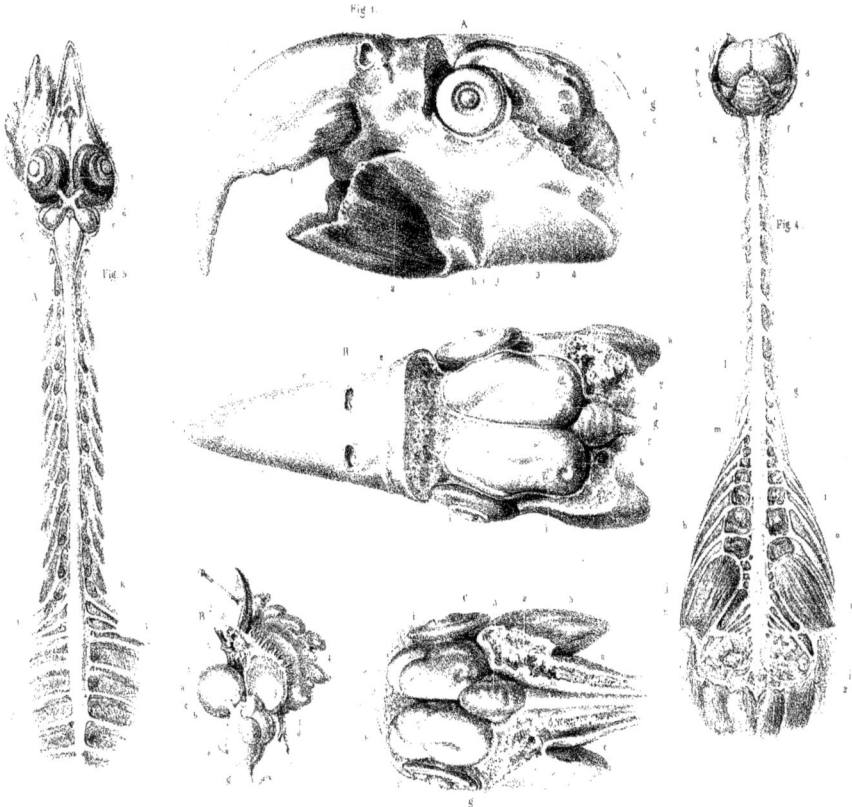

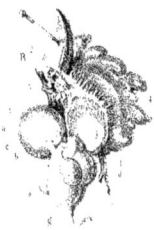

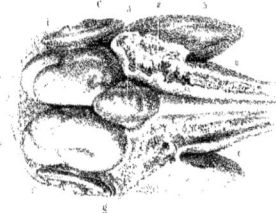

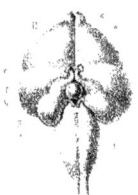

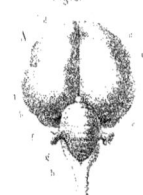

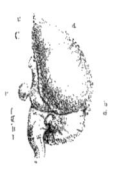

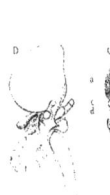

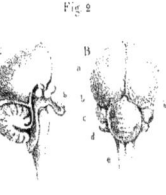

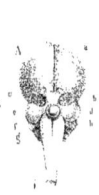

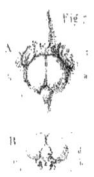

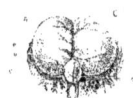

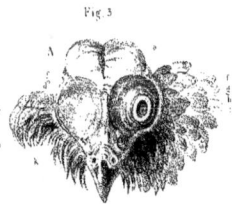

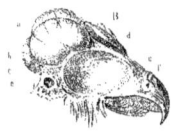

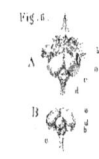

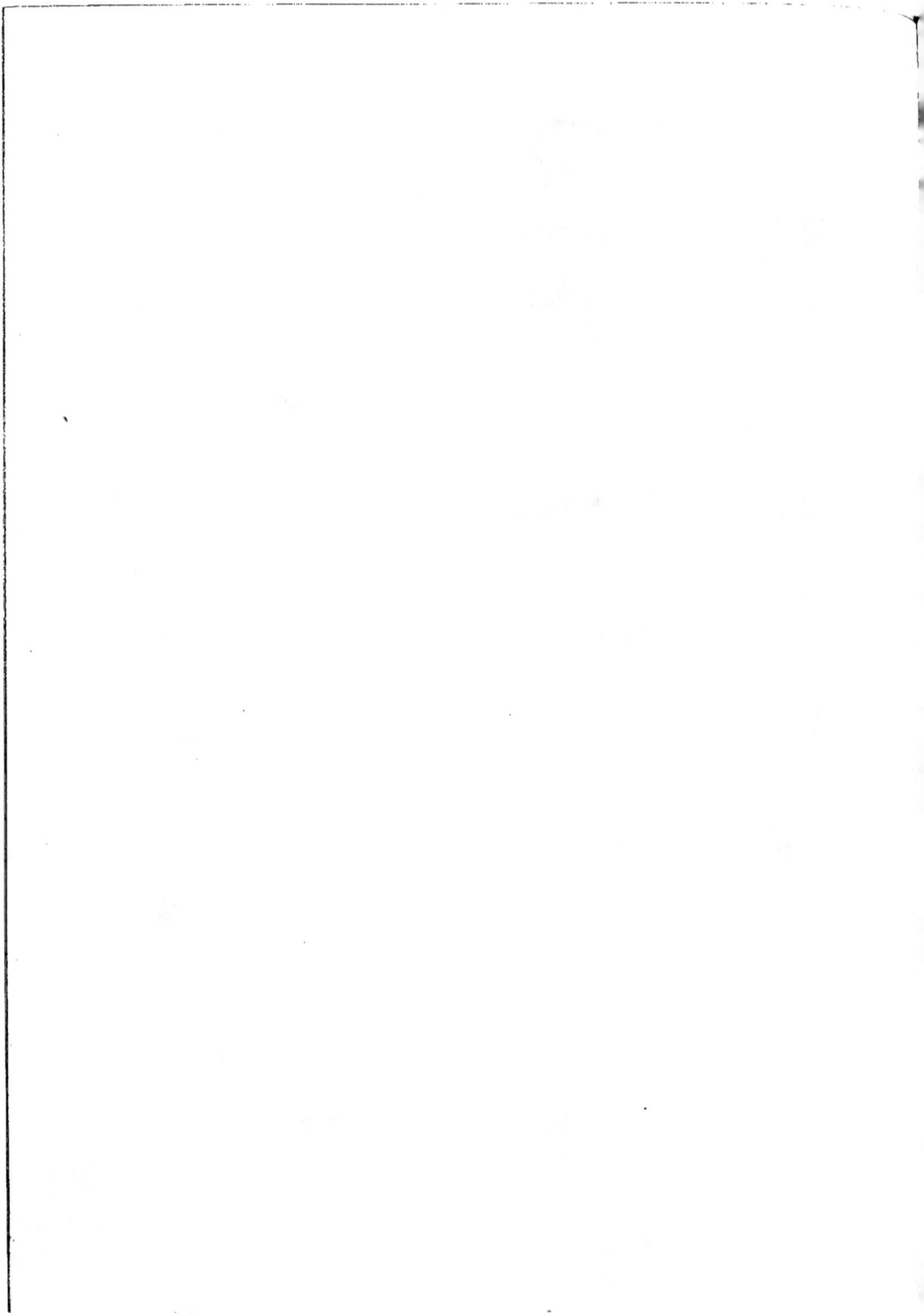

SYSTÈME NERVEUX

CHEZ LES REPTILES DE DIFFÉRENTS ORDRES.

FIGURE 1. Encéphale du boa constrictor, d'après Schwan.
a. Lobe antérieur du cerveau.
b. Lobe optique.
c. Cervelet.
d. Membrane de Schneider de la narine.
1. Nerf olfactif uni à la branche de la cinquième paire à son entrée dans les narines.
2. Nerf optique.
3. Nerf moteur oculaire commun.
4. Quatrième nerf se rendant à l'oblique supérieur de l'œil.
5. Premier tronc de la cinquième paire qui va se réunir au nerf olfactif pour se rendre à la membrane de Schneider.
6. Deuxième tronc de la cinquième paire.
7. Troisième tronc de la même.
8. Grosse portion de la sixième paire.
9. Nerf auditif.
10. Nerf glosso-pharyngien.
11. Tronc du nerf vague.
12. Neuvième paire.
13. Ganglion du grand sympathique.
14. Branche du grand sympathique se rendant aux nerfs palatins.

FIGURE 2. Racine de l'accessoire; nerf vague, glosso-pharyngien hypoglosse et sympathique dans la tête d'un Iguane; le crâne est ouvert, d'après Bischoff.
1. Racine de l'accessoire.
2. Racines du nerf vague.
3. Tronc du nerf vague.
4. Deux racines du glosso-pharyngien.
5. Tronc du glosso-pharyngien, se rendant à la langue.
6. Nerf sympathique sortant du crâne auprès des racines du nerf glosso-pharyngien et descendant dans le cou, derrière le nerf vague.
7. Nerf hypoglosse.
8. Deuxième nerf cervical qui est réuni avec l'hypoglosse.
9. Nerf qui résulte de la réunion des deux précédents, et qui se rend à la langue et aux muscles hyoïdiens.
a. Cerveau.
b. Moelle allongée.

FIGURE 3. Racine de l'accessoire et nerf vague dans un jeune crocodile sclérope, d'après Bischoff.
1. Racine de l'accessoire sortant par plusieurs ramuscules de la partie postérieure de la moelle allongée, et descendant jusqu'au deuxième nerf cervical.
2. Racines du nerf vague.
3. Ganglion du nerf vague.
4, 5. Deux rameaux distincts sortant du ganglion du nerf vague pour gagner les parties supérieures.
6. Rameau du nerf vague au nerf glosso-pharyngien, se rendant au côté et à la surface de la langue.
7. Autre rameau du même nerf, se rendant aux muscles profonds de l'épine dorsale.
8. Troisième rameau du nerf vague, divisé en deux parties dont l'une
9. Va aussi à la langue, l'autre
10. Descend le long du cou.
11. Quatrième rameau du nerf vague.
12. Autre portion de ce rameau, se rendant à la langue et aux muscles hyoïdiens.
13. Continuation du nerf vague vers la poitrine et l'abdomen.
a. Cerveau.
b. Corps trijumeaux.
c. Cervelet.
d. Moelle allongée.

FIGURE 4. Cerveau et surface supérieure et postérieure à la moelle épinière chez la grenouille, d'après Schwan.
1. Lobes antérieurs du cerveau d'où procèdent les nerfs olfactifs.
2. Lobes cérébraux.
3. Lobes optiques.
4. Cervelet contenant un ventricule.
5. Larges nerfs du plexus axillaire, formé par deux faisceaux dont le postérieur porte un ganglion.
La queue de cheval forme les nerfs des membres postérieurs.
6. Nerf crural antérieur.
7. Nerf sciatique. On voit quelques vésicules blanches qu'on suppose être formées de matières crétacées.

FIGURE 5. Encéphale de la tortue franche (testudo mydas), vue par la face supérieure, d'après M. Serres.
1. Moelle épinière.
2. Rainure postérieure de la moelle épinière.
3. Pyramide postérieure.
4. Partie du quatrième ventricule non recouverte par le cervelet.
5. Cervelet.
6. Lobes optiques.
8. Nerfs pathétiques.
9. Glande pinéale.
10, 14. Partie supérieure des hémisphères cérébraux.
11. Lobules olfactifs.
12. Nerfs olfactifs.

FIGURE 6. Encéphale de la tortue, vu par sa face inférieure, d'après M. Serres.
1. Rainure antérieure de la moelle épinière.
1 bis. Neuvième paire.
2. Pneumo-gastrique.
3, 4. Nerf acoustique.
7. Nerf facial.
8. Cinquième paire.
9. Lobes optiques.
10. Troisième paire.
11, 11. Nerfs et tubercules optiques.
13, 14. Sillon de la partie postérieure des hémisphères.
15. Sillon de la séparation des hémisphères et du lobule olfactif.
18. Lobule olfactif.

FIGURE 7. Tête de la salamandre terrestre; le crâne a été enlevé, d'après Bischoff.
a. Lobes olfactifs.
b. Lobes cérébraux.
c. Lobes optiques.
d. Cervelet.
e. Moelle épinière.

FIGURE 8. Encéphale et portion de la moelle épinière chez un caméléon, d'après M. Corti. Les nerfs optiques et olfactifs ont été coupés; grossissement du double.
a, a. Portion cervicale de la moelle épinière.
b. Moelle allongée.
c, c. Couches optiques.
d, d. Nerfs optiques.
e, e. Hémisphères cérébraux.
f. Nerf olfactif.
On voit, en outre, sur cette figure, l'artère vertébrale, l'artère de la moelle, la partie intra-crânienne de la carotide, ainsi que les artères ophthalmiques.

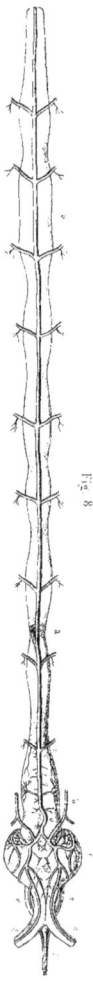

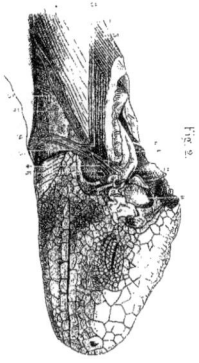

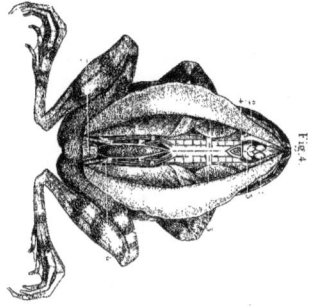

Tome 8.

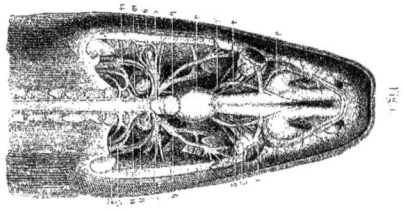

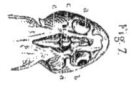

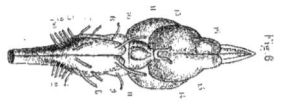

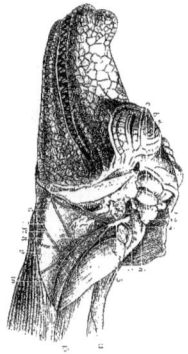

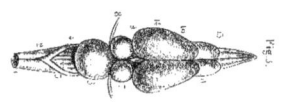

SYSTÈME NERVEUX DES POISSONS.

FIGURE 1. Encéphale et nerfs encéphaliques de la torpille, d'après *Savi*.
I. Cerveau ou première masse cérébrale.
II. Seconde masse cérébrale, ou *lobes obliques*.
III. Cervelet. La partie gauche est entière; à droite, on a enlevé la portion supérieure, pour en montrer la cavité qui communique avec le quatrième ventricule.
IV. Moelle allongée et *lobes électriques*.
1. Nerfs de la *première paire* ou olfactifs.
2. Nerfs de la *deuxième paire* ou optiques.
3. Nerfs de la *troisième paire* ou oculo-moteurs communs.
4. Nerfs de la *quatrième paire* ou nerfs pathétiques.
5, 5. Nerfs de la *cinquième paire* ou nerfs trijumeaux.
6. Nerfs de la *sixième paire* ou oculo-moteurs externes.
7. Nerfs de la *septième paire* (ancienne nomenclature) ou nerfs acoustiques; huitième paire de la nomenclature moderne.
8. Nerfs de la *huitième paire* (ancienne nomenclature) ou nerfs *pneumo-gastriques*, dixième paire de la nomenclature moderne.
G. P. Glande pinéale.
A, B, C, D, E, F, G, H, I, E, N, X, Z, b, d, b, k, m, r, diverses ramifications de la cinquième paire.
P, Q, R, S, T, U. Ramifications du nerf pneumo-gastrique.
L. Rameau du nerf trijumeau, ou cinquième paire qui va s'épanouir dans l'organe électrique.
K. Rameau délié, dont une partie paraît se rendre dans l'organe électrique.
Q. Nerf latéral et récurrent, muni d'un ganglion à sa base.
P. Rameau qui se rend à l'œsophage et à l'estomac.

FIGURE 2. Encéphale vu latéralement.
I. Cerveau.
II. Lobes optiques.
III. Cervelet.
IV. Lobes électriques.
Les mêmes chiffres indiquent les mêmes parties dans les fig. 3 et 4 qui suivent.
1. Nerfs olfactif.
2. — optique.
3. — oculo-moteur commun.
4. — pathétique.
5. — Trijumeau.
8. — pneumo-gastrique.
c. Lobe latéral du cervelet ou feuillets restiformes.
M. Moelle épinière.

FIGURE 3. Le même encéphale, aussi ouvert longitudinalement et verticalement, auquel on a enlevé les lobes électriques, pour montrer le sinus rhomboïdal, et la face interne de la pyramide postérieure gauche, avec les ouvertures par lesquelles passent les racines des nerfs qui se rendent à l'organe électrique en partant du lobe électrique.
f. Ouvertures par lesquelles passent les rameaux de la huitième paire, qui se rendent à l'organe électrique.
g. Ouverture par laquelle passent les rameaux du rameau de la cinquième paire qui se rend au même organe.

FIGURE 4. Section longitudinale et verticale de l'encéphale pour montrer les divers ventricules et la face intérieure du lobe électrique gauche.
a. Ouverture supérieure du troisième ventricule.
b. Cavité du lobe du milieu du cervelet communiquant avec le quatrième ventricule.
c. Quatrième ventricule.
d. Canal qui s'étend vers la glande pituitaire.

FIGURE 5. Portion de la série postérieure des appareils folliculaires nerveux, composée de trois follicules, vue de côté et beaucoup grossie.
c, c. Tissu tendineux, appui des follicules.
f. Tunique interne du follicule.
a, a. Rameau de la cinquième paire qui envoie les filaments aux follicules.
b, b, b. Ramifications nerveuses qui pénètrent dans le follicule et traversent le tissu tendineux.
d. Filaments nerveux de a, qui traverse le follicule.
e. Masse granuleuse amorphe, à travers laquelle pénètre le rameau nerveux du follicule.
h, h, i. Filaments fibreux qui s'épanouissent et se courbent dans la mucosité dont les follicules sont entourés.

FIGURE 6. Follicule beaucoup plus grand que nature et légèrement comprimé.
c. Tissu tendineux.
e. Masse granuleuse amorphe.
b. Filament nerveux qui traverse le tissu et pénètre dans la masse granuleuse, y jette quelques fibres élémentaires, le traverse courbé en d, une petite portion se prolonge jusqu'à e, et sortie de nouveau du follicule, en l, va s'anastomoser avec le nerf du follicule suivant.
k. Filet anastomotique envoyé par le nerf qui a traversé le follicule précédent.

FIGURE 7. Groupe de quelques follicules mucifères de l'arcade de la nageoire beaucoup grossis
n. Rameau nerveux qui envoie aux follicules un nombre de filaments égal à celui des organes.
f, f. Follicules mucifères d'où partent les tubes mucifères (t, t, t).
c, c. Les capsules internes des follicules.

FIGURE 8. Préparation de la tête et extrémité antérieure des nageoires, vues par la partie ventrale pour montrer les appareils follicolo nerveux et mucifères. Les organes électriques ont été enlevés. Sur la face antérieure du museau, on a mis à découvert les diverses séries des follicules nerveux du museau; et à la partie droite, on a enlevé aussi cette portion de tunique fibreuse sur laquelle s'appuient les appareils.
Y. Nerf qui envoie des ramifications aux organes follicolo-nerveux et mucifères. δ, 5. Série postérieure des follicules posés sur l'arc cartilagineux de la mâchoire. 4, 4. Série antérieure des mêmes follicules. 8. Groupe des follicules mucipares de la nageoire. On voit les tubes mucipares qui, partant de ces follicules, s'ouvrent l'un après l'autre à la superficie de la peau.
F. Rameau qui se distribue aux muscles de la bouche.
X. Rameau qui se distribuent aux muscles de la bouche et à l'appareil folliculaire nerveux du museau.
Z. Rameau qui se rend aux feuillets muqueux, supérieur et inférieur, du museau.

d. Rameau qui se rend à la partie antérieure de l'appareil folliculaire-nerveux.
K. Rameau qui se distribue à la série postérieure du même appareil.
r. Rameau qui se rend au groupe des follicules mucipares de la nageoire.
N. Cavité nasale droite ouverte.

FIGURE 9. Section longitudinale et transversale de l'encéphale.
M. A. Moelle allongée.
L. E. Lobes électriques dans lesquels les nerfs de la huitième paire r. 8. prennent naissance en s'irradiant f.

FIGURE 10. Portion du cerveau et de la moelle allongée de Spinex acanthias, avec les origines de plusieurs nerfs cervicaux; cette figure est spécialement destinée à l'explication des ramifications des nerfs palatin et glosso-pharyngien.
Lo. Lobe optique.
Cer. Cervelet.
CR, CR. Corps restiforme.
R. 4. Nerf pathétique.
R. 1. Première racine du nerf trijumeau qui renferme les éléments moteurs bien qu'elle soit en même temps ganglionnaire.
R. 2. Racine sensitive pour les nerfs trijumeau et facial provenant du corps restiforme et contenant des tubes primitifs larges qui sortent des corps ganglionnaires.
R. 3. Racine sensitive des nerfs trijumeau et facial, contenant des tubes primitifs plus étroits, prenant origine plus profondément que la précédente.
R. 4. Racine motrice du nerf facial sortant à côté du nerf acoustique.
8. Racine du nerf acoustique.
9, 9. Racine et tronc du nerf glosso-pharyngien.
R. 1. Racine du nerf latéral du vague, sortant du corps restiforme au-dessus de la racine du nerf glosso-pharyngien.
10. Racine du nerf vague proprement dit ou nerf branchio-intestinal.
N. f. Nerf facial.
N. P. Nerf palatin, se sépare du nerf facial.
R. a, R. b, R. c. Ses branches.

FIGURE 11. Base du crâne de *Gadus callarias* avec les veines branchiales, le commencement de l'aorte et la partie céphalique du nerf sympathique.
1, 2, 3, 4. Veines branchiales.
A. Aorte.
A. a. Artère axillaire.
A. c. Artère coeliaco-mésentérique.
N. p. Nerf palatin.
N. 1. Nerf trijumeau avec le facial.
N. 9. Nerf glosso-pharyngien.
R. a. Sa branche antérieure.
N. v. Nerf pneumo-gastrique.
T. b. l. Son premier rameau branchial.
R. i. v, R. i. v. Rameau intestinal du nerf vague.
R. s. Premier nerf spinal.
G. c. Ganglion coeliaque.
N. sp. Nerfs splanchniques.

FIGURE 12. Explication des ganglions du rameau intestinal du pneumo-gastrique et du ganglion coeliaque chez *Brème*.
a. a. Rameau intestinal du nerf vague des deux côtés.
b. b. Rameau splanchnique du nerf sympathique des deux côtés.
c. Rameau sympathique ascendant vers l'arc postérieur du circulus céphalicus.
d. d. Ganglion droit et gauche du rameau intestinal du nerf pneumo gastrique.
e. e. e. Branches sortant du ganglion pour l'estomac.
g. Rameau ganglionnaire de communication entre les ganglions coeliaques gauche et droit.
h. ganglion coeliaque droit.
k. Rameau intestinal du nerf pneumo-gastrique sortant du ganglion gauche pour aller dans le tronc commun droit.
l. Rameau intestinal droit sortant du ganglion.
P. P. Plexus splanchniques.

FIGURE 13. Disposition du grand sympathique chez *Scomber scombrus*.
N. f. Sortie du nerf facial.
N. g. Sortie du nerf glosso-pharyngien.
N. v. Sortie du nerf pneumo-gastrique.
R. n. Partie céphalique du nerf sympathique comme racine du nerf splanchnique se continuant au ganglion coeliaque.
G. c. Ganglion coeliaque.
G. 1. Ganglion du cordon limitrophe du second nerf spinal.
G. 2. Ganglion du cordon limitrophe du troisième nerf spinal.
T. t. Commencement de la partie du tronc du cordon limitrophe.
X. sp. Nerfs splanchniques du ganglion coeliaque.

FIGURE 14. Cerveau de Mormyrus oxyrhynchus vu dans le crâne par sa face supérieure.
a. Lobe antérieur du cerveau.
b. Lobe moyen.
c. Lobe postérieur présentant des stries transversales légères et recouvrant en totalité le cervelet.
d. Cervelet.
e. Scissure médiane du cerveau.
f. Scissure qu'on remarque sur le lobe postérieur.
g. Oreille.
h. Œil.

FIGURE 15. Cerveau du même animal retiré du crâne et vu par sa face inférieure.
a. Éminence olfactive.
b. Éminences situées au-dessous du lobe moyen.
c. Lobes postérieurs.
d. Lobes antérieurs.
e. Pont de Varole.
f. Chiasma des nerfs optiques.
g. Languette nerveuse, située sur les côtés de la moelle allongée et dépendant du cervelet.
h. Pyramide épinière.
m. Moelle épinière.

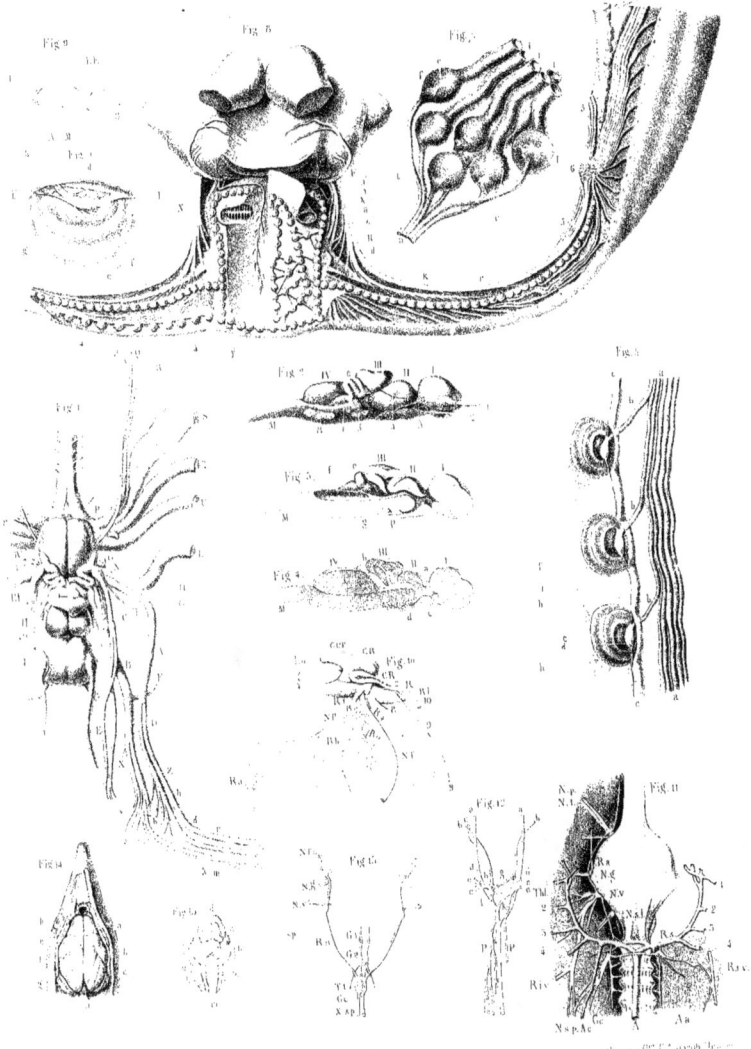

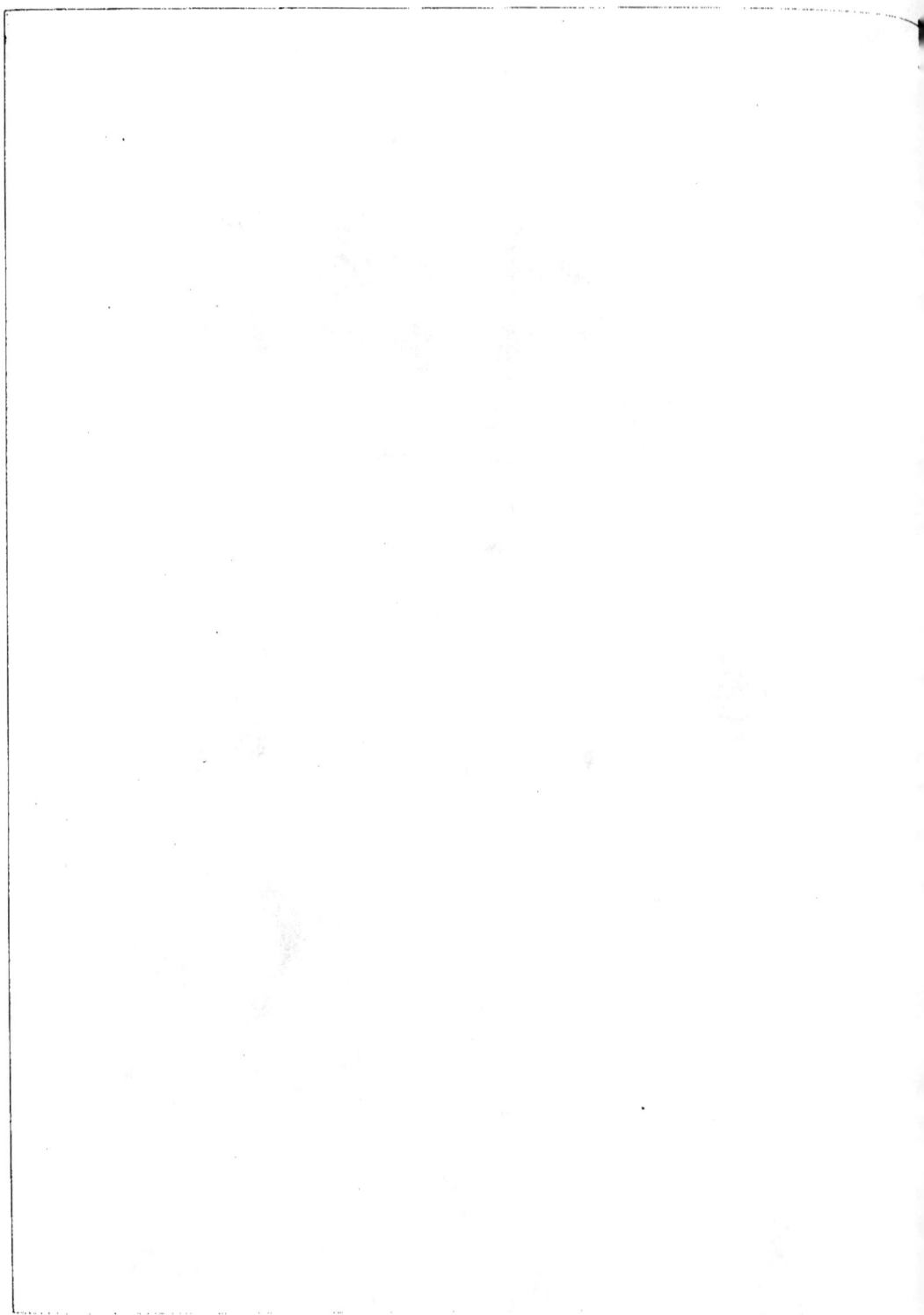

TOME VIII. PLANCHE 24.

SYSTÈME NERVEUX

CHEZ LES ANNELIDES, LES CRUSTACÉS ET LES INSECTES.

Figure 1. Vue du Distoma hepaticum grossi, d'après M. Blanchard.
a. Ganglion cérébroïde ou cerveau.
b. Bulbe œsophagien.
c. Œsophage.
d. Utérus.
e. Intestins.
f, f. Chaînes nerveuses
g. Vaisseau dorsal.

Figure 2. A. Ascaris megelocephala.

Figure 3. B. Portion céphalique grossie du système nerveux de l'Ascaris megelocephala, d'après M. Blanchard.
a. Ganglion cérébroïde.
b. Ganglions sous-œsophagiens.
c. Nerfs stomato-gastriques.
d, d. Chaînes nerveuses.

Figure 4. Sangsue médicinale brune. Individu de très forte taille, couché sur le dos et ouvert pour faire voir la position respective des organes et du système nerveux, d'après M. Moquin Caudon.
a. Ventouse orale vue en dessous, montrant sa cavité.
b. Ganglions sous-œsophagiens.
e, e, e. Ganglions de la chaîne nerveuse.
d. Ganglion anal.
f, f, f. Chaîne médullaire.
g. g. Nerfs qui partent des ganglions.
h. Cavité buccale.
i. Œsophage.
k, k. k. Compartiments stomacaux.
m. Dernier compartiment.
n. Son entonnoir.
m, m, m. Ses grandes poches en forme de cœcums.
p, p. Intestin.
q. Cloaque.
r, r, r, r. Anses uriuipares et poches de la mucosité.
s. Bourse de la verge.
x. Fourreau de la verge.
i. Un épididyme.
A, A, A. Cordons spermatiques.
B, B, B. Testicules.
z. Verge.
D. Matrice.
E. Ovaires.
w. Vulve.
v. Ventouse.

Figure 5. A. Partie antérieure du système nerveux.
a. Collier œsophagien.
b, b. Ganglion bilobé sous-œsophagien.
c, c. Premier ganglion (bilobé) sous-œsophagien.
d. Second ganglion sous-œsophagien.
e. Ganglion.
f. Double nerf de la chaîne.
g. g. Nerfs qui partent du collier.
h, h. Nerfs du second ganglion sous-œsophagien.
k, k. Nerfs du premier ganglion isolé.
m, m, m. Les yeux.

Figure 6. B. Un ganglion pris vers le milieu de l'animal.
e. Le ganglion.
f, f. Double nerf de la chaîne.
g. g. Nerfs qui partent du ganglion.

Figure 7. C. Partie postérieure du système nerveux.
e, e. Ganglions.
o. Ganglion anal oblong.
f, f, f. Double nerf de la chaîne.
g. g. g. g. Nerfs qui partent des ganglions.
h, h, h, h. Nerfs du ganglion anal.

Figure 8. A. Portion céphalo-thoracique du système nerveux du homard vue en dessus. Les ganglions de gauche et de droite sont réunis entre eux sur la ligne médiane, mais les cordons ganglionnaires sont encore parfaitement distincts; ce qui n'existe plus dans l'abdomen, d'après M. Milne Edwards.
J. Antennes externes.
j'. Antennes internes.
m. Yeux.
S 1. Ganglion céphalique.
R 1. Nerf optique (ce nerf est coupé à gauche).
R 2. Nerf moteur oculaire : ce nerf, qui est marqué par un trait simple, est très-grêle, fournit quelques branches en dehors, et longe le nerf optique.
R 3. Nerf des antennes internes.
R 4. Nerf tégumentaire.
R 6. Nerf des antennes externes.
S 1. Cordons inter-ganglionnaires. Ils embrassent l'œsophage, et chacun d'eux fournit plusieurs branches dont une remarquable, R I, et s'anastomose avec celui du côté opposé pour former un nerf impair récurrent, qu'on aper-çoit près du bord antérieur de l'estomac.
S'. Cordon transverse (ce nerf est coupé) qui réunit les deux cordons inter-ganglionnaires im-médiatement derrière l'œsophage.
S a, S 3, S 3. Ganglions thoraciques.
S. Cordons inter-ganglionnaires.

S 5. Cordons inter-ganglionnaires s'écartant pour livrer passage à l'artère sternale.
R h. Nerfs des pattes.
R*. Branche de nerfs supérieurs thoraciques.

Figure 9. B. Portion du système nerveux abdominal du homard vu par sa face inférieure. Non-seulement les ganglions, mais aussi les cordons inter-ganglionnaires de droite et de gauche sont réunis entre eux.
S, S, S. Ganglions dont le volume est très-peu considérable.
s. Cordons inter-ganglionnaires.

Figure 10. Système nerveux du Maja, d'après M. Milne Edwards.
La centralisation du système nerveux est portée ici à son maximum; tous les ganglions (les céphaliques exceptés) sont réunis en une masse pleine, de laquelle partent en rayonnant tous les nerfs du corps.
j. Antenne externe.
œ. Yeux.
S 1. Ganglion céphalique.
R 1. Nerf optique.
R 2. Nerf moteur.
R 3. Nerf de l'antenne interne.
R 4. Nerf récurrent tégumentaire.
R 5. Nerf de l'antenne externe.
S 1. Cordons inter-ganglionnaires embrassant l'œsophage.
R I. Nerfs de l'estomac.
s. Masse ganglionnaire thoracique.
R, h. Nerf de la paire de pattes antérieure.
sh. sh. Autres nerfs des pattes.
R*. Nerfs supérieurs thoraciques.
S D. Cordon nerveux de l'abdomen.

Figure 11. Système nerveux de l'Anatif (d'après Cuvier).

Figure 12. Système nerveux de la Locusta viridissima, d'après M. Blanchard.
a. Cerveau
b Nerf optique
c. Nerf antennaire
d. Ganglion trachéen.
e. Œsophage.
f. Ganglion œsophagien.
g, g, g. Ganglion thoracique.
h. Ganglion stomato-gastrique.
i. Ventricule chilifique.
j, j. Troncs trachéens.
k. Band-lette musculaire.
l, l. Ganglions abdominaux.
m. Glandes salivaires.
n. Ovaires.
o. Oviducte.
p. Intestin.
q. Estomac.
r. Rectum.

Figure 13. Ensemble du système nerveux de la chenille du saule, de gran-deur naturelle, ouverte du côté du ventre dans toute sa longueur (hormis la tête), pour faire voir tous ses ganglions, a, b, c, d, e, f, g, h, i, j, du côté gau-che, et ses 13 anneaux ponctués du côté droit, d'après Lyonnet.

Figure 14. Tête du même animal grossie, pour faire voir tous les nerfs tirant leur origine du ganglion a, et du premier ganglion du cou B qui, comme on le voit, tient immédiatement au second, B', et n'en est distingué que par un étranglement circulaire peu enfoncé.
a. Premier nerf solitaire.
d. Deuxième nerf solitaire ou anneau nerveux.
g. Première paire sortant du ganglion de la tête a.
i. Seconde paire.
l. Troisième ou nerf des antennes.
k. Quatrième paire ou nerf optique.
l. Cinquième paire.
s. Septième paire.
u, u'. Sixième paire.
s. Septième paire.
x. Huitième et dernière paire.
o. Nerf récurrent le plus long de tous ceux de la chenille.
E. Première paire du ganglion B du cou.
F. Deuxième paire.
Z. Troisième paire.
Y. Quatrième paire.
c, c. Bronches.

Figure 15. Système nerveux du ver à soie; grossissement du double, d'après M. Poortman, préparateur d'anatomie et de zoologie au Muséum d'histoire naturelle.

Figure 16. Système nerveux du papillon du ver à soie; grossissement du double; d'après le même auteur.

Figure 17. Cerveau d'une grosse fourmi des bois, vu par sa face supérieure; grossissement sept fois environ; d'après le même auteur.
a, a. Nerf olfactif.
b, b. Nerf optique.
c, c. Les deux hémisphères du cerveau.
d. Cervelet.
e. Bifurcation de la moelle allongée.
f, f. Les deux convexités des yeux.

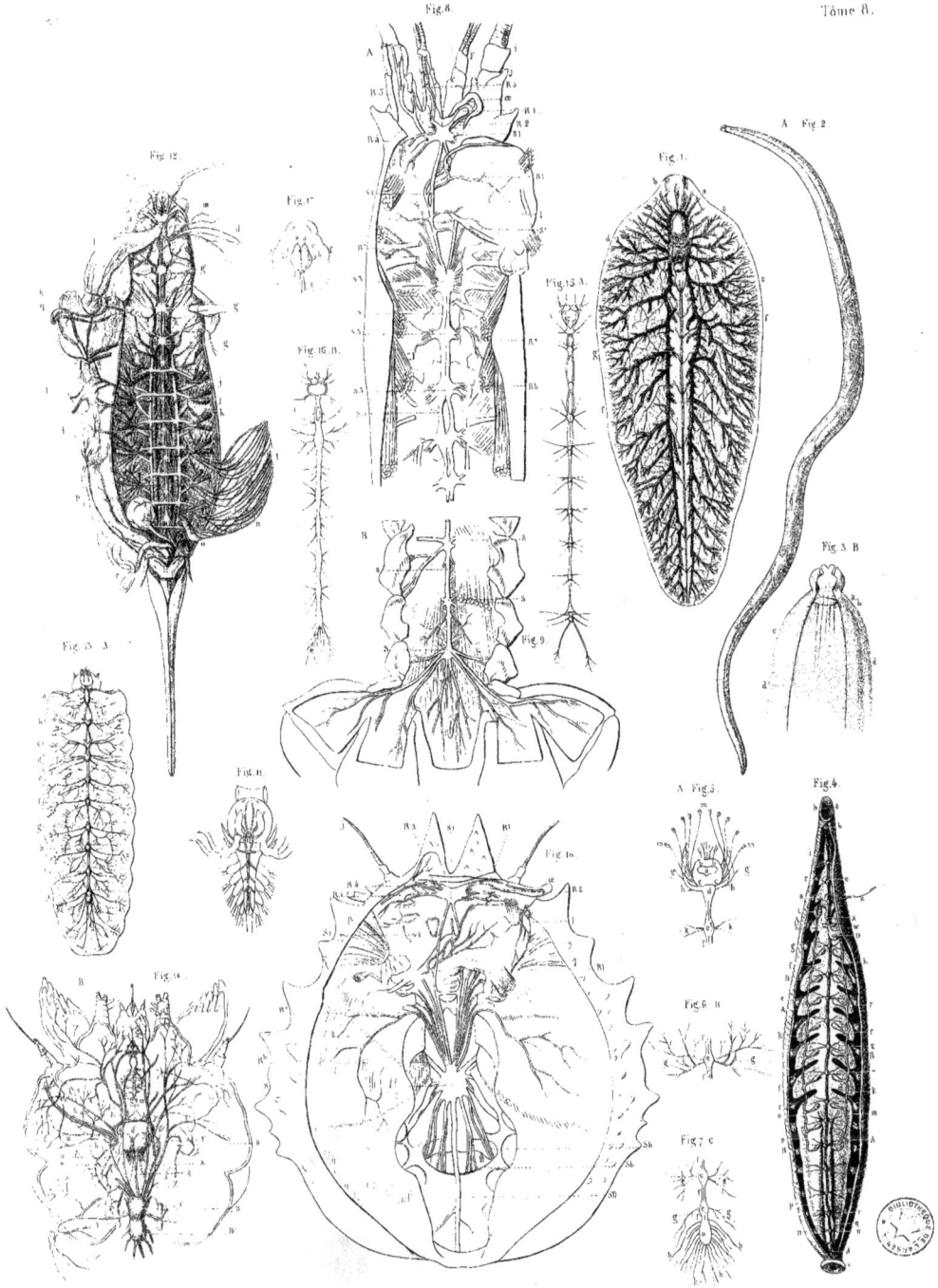

Fig.8.

Fig.12.

Fig.1.

A Fig.2.

Fig.17.

Fig.13.A.

Fig.16.B.

Fig.3.B.

Fig.9.

Fig.13.A.

Fig.11.

Fig.5.A.

A Fig.5.

Fig.4.

Fig.10.

Fig.6.B.

Fig.7.c

Fig.14.

Imp. Lemercier, Paris.

Lith. par Leveillé.

ENSEMBLE

DU SYSTÈME NERVEUX

CHEZ LES MOLLUSQUES.

Figure 1. Vue d'ensemble du système nerveux de l'huître comestible.
1. Ganglions principaux ou postérieurs.
2. Ganglion labial gauche; le droit est caché sous les palpes de son côté; il n'est marqué que par des points.
3. Tronc du nerf *palléal latéral* qui donne des branches, des rameaux et des ramuscules et presque toute la circonférence du manteau de son côté.
4. Nerf *palléal postérieur.*
nbr, Nerf branchial droit.
ee, Cordon du grand collier.
5. Nerf palléal antérieur et gauche.
eut, Cordon de communication.
6. Nerf labial ponctué du côté droit, caché par le palpe interne et indiqué par des points.
7. Filets qui vont au nombre de trois, du cordon du grand collier aux parois du ventre.
bra, Nerf branchial antérieur, naissant du cordon de commissure *e m.*
cep, cep, cep. Cordon circumpalléal, duquel partent des filets déliés qui vont aux tentacules du bord du manteau.

Figure 2. Système nerveux ganglionnaire monocirculaire circumpalléal de l'huître comestible.
aa. Nerf ganglionnaire circumpalléal.
m, m, m. Faisceaux musculaires du manteau.
ll'. Tentacules du bord du manteau.
bbb. Branches nerveuses aboutissant au nerf circumpalléal ganglionnaire.
o. Idem.
cc. Filets qui vont au nerf circumpalléal aux tentacules qui bordent le manteau.

Figure 3. Système nerveux branchial de l'anodonte des Cygnes grossie trois fois.
AP. Muscle adducteur postérieur.
Bi, Bi. Branchie interne gauche, déplacée de manière à montrer les cloisons musculeuses qui séparent ces deux lames.
Be. Branchie interne gauche.
G G P. Les deux ganglions postérieurs réunis.
ec. Cordon du grand collier sortant de l'angle antérieur avec le nerf branchial *nbr.*
2. Nerf grêle qui part du bord antérieur de chaque ganglion postérieur.
3. Petit filet qui se distribue à l'organe de Bojanus sur la ligne médiane.
nbr. Nerf branchial coupé du côté droit et conservé du côté gauche; de sa partie antérieure naissent un grand nombre de filets déliés qui vont à l'organe de Bojanus.
5. Nerfs qui appartiennent au muscle adducteur.
pp. Nerf palléal postérieur coupé.
4, 4. Nerf du rectum.

Figure 4. Terminaison des nerfs branchiaux dans le *Pecten maximus.*

Figure 5. Fragment du manteau du peigne vu par la face interne.
11. Pédicules tactiles qui garnissent la face interne du bord du manteau.
P o. Pédicule oculaire.
h, h. Cordon ganglionnaire circumpalléal.
m m m. Nerf palléal.

Figure 6. Coupe du globe oculaire et du pédicule dans lequel ce globe est enchâssé.
g. Coupe du pédicule.
f. Corps vitré.
b. Cristallin.
a, Cornée transparente recouverte par une sorte de conjonctive.
c. Limite du tégument qui enchâsse le globe de l'œil.
d d. Coupe des téguments enveloppant ce globe.
e. Limite entre le corps vitré et le cristallin.

Figure 7 n o. Pédicule de l'œil.
P o. Pédicule oculaire.
11. Pédicules tactiles qui garnissent la face interne du bord du manteau.
h h. Cordon ganglionnaire circumpalléal.

Figure 8. Système nerveux du Lithodome caudigère (Lithodomus caudigerus).
a. Ganglions labiaux antérieurs.
b. Ganglions postérieurs.
c. Ganglions pédicux.
f. Cordon du grand collier.

3, 7, 5. Ramuscules que le tronc palléal antérieur envoie à un nerf qui lui est parallèle.
4. Terminaison de ce nerf du côté externe.
g g. Nerf branchial.
8. Portion renflée du palléal postérieur.
h. Tronc de ce nerf.
m. Nerf du pied.
n. Nerf qui va au muscle rétracteur postérieur du pied.
k. Nerf palléal antérieur.
6. Nerf palléal antérieur accessoire.
1. Nerf des palpes.
l. Cordon du petit collier.

Figure 9. Système nerveux de la Cytherea complanata.
a. Ganglion buccal gauche.
h. Ganglion pédieux.
k. Ganglion postérieur.
f. Cordon du petit collier.
i. Cordon du grand collier.
b. Commissure des ganglions buccaux.
g. Filet qui va à l'adducteur antérieur.
c. Tronc du palléal antérieur.
d. Branche externe du nerf précédent.
e. Branche interne.
l. Nerf branchial.
P. Tronc commun du palléal postérieur et du palléal latéral.
o. Palléal latéral.
q, r, s. Rameaux du palléal postérieur allant au manteau et aux tubes.
m. Nerf qui va au rectum.
u. Bride du manteau sous le rectum.

Figure 10. Système nerveux de la Seiche, d'après M. Milne Edwards.
a. Collier nerveux embrassant l'œsophage, dont le trajet est indiqué par une soie, s.
b b. Ganglions tentaculaires d'où naissent les nerfs labiaux.
c. Masse nerveuse située au devant de l'œsophage et nommée communément le cerveau; sa surface supérieure est surmontée d'un tubercule cordiforme très gros, et il part, de sa partie inférieure, deux nerfs qui bientôt se terminent dans un ganglion circulaire, qui, à son tour, donne naissance aux autres paires de nerfs, lesquels descendent sous la hanche, de manière à embrasser de nouveau l'œsophage et y former un petit ganglion antérieur d'où naissent les nerfs labiaux.
o. Nerfs optiques qui naissent des parties latérales du cerveau, et bientôt se renflent en un gros ganglion.
t. Petits tubercules situés sur l'origine des nerfs optiques.
g. Ganglion sous-œsophagien ou central.
v v. Grand nerf des viscères, dont une des branches présente un ganglion allongé, r, et pénètre dans la branchie.
m. Nerfs qui naissent également des ganglions post-œsophagiens et qui présentent sur leur trajet un gros ganglion étoilé, e, dont les branches se distribuent au manteau.

Figure 11. Système nerveux de l'Aphysie (mollusque gasteropode), d'après M. Milne Edwards.
c. Cerveau.
o, o. Collier qui entoure l'œsophage.
g. Ganglions thoraciques ou post-œsophagiens.
v. Ganglion viscéral.
t. Ganglion buccal.

Figure 12. Portion central du système nerveux du Colimaçon.
c. Ganglions situés au devant de l'œsophage et constituant, par leur assemblage, la masse appelée cerveau des mollusques.
o, o. Nerfs des yeux et de la partie antérieure du corps.
g. Masse nerveuse sous-œsophagienne constituant avec le cerveau, un anneau où passait l'œsophage.
P. Nerfs du pied.
n, n. Nerf de la cavité pulmonaire.
a. Nerf qui accompagne la principale artère.
d. Nerf qui se rend au diaphragme.

Figure 13. Système nerveux d'une Jantherie, mollusque gasteropode.
a. Ganglion antérieur.
b. Ganglion postérieur.
Ces deux masses ganglionnaires sont unies par des cordons interganglionnaires qui forment un collier embrassant l'œsophage.

Fig. 2.

Fig. 5.

Fig. 4.

Fig. 1.

Fig. 6.

Fig. 7.

Fig. 8.

Fig. 9.

Fig. 5

Fig. 13

Fig. 12.

Fig. 11.

Fig. 10.

Grave Sénar

nbr

ggp   AP   Be

N° 4.

ANATOMIE MICROSCOPIQUE

DES OS ET DES ARTICULATIONS.

FIGURE 1. Coupe transversale polie et amincie de la diaphyse d'un humérus d'homme. Grossiss. 300 fois (d'après Kœlliker).

a. Canaux d'Havers, avec leur lame osseuse concentrique.

b. Corpuscules des os avec leurs canalicules, dans la lamelle concentrique des canaux d'Havers.

c. Corpuscules des os, dans la lamelle osseuse intersticielle aux canaux d'Havers.

FIGURE 2. Segment transversal, poli et aminci, d'un métacarpien d'homme préparé avec l'essence de thérébentine concentrée. Grossiss. 90 fois (d'après Kœlliker).

a. Surface externe de l'os avec les lamelles osseuses constitutives externes.

b. Surface interne ou médullaire de l'os avec les lamelles osseuses constitutives internes.

c. Canaux d'Havers avec leur système de lamelles entourantes.

d. Lamelles osseuses intersticielles aux systèmes lamellaires entourant les canaux d'Havers.

e. Corpuscules osseux et leur système de canalicules rayonnants.

FIGURE 3. Fragment d'une coupe du pariétal, polie et amincie, et faite verticalement, suivant l'épaisseur de l'os. Grossiss. 350 fois (d'après Kœlliker).

a. Lacunes osseuses avec des prolongemens blanchâtres, visibles seulement en partie et remplis, à l'état naturel, par un liquide.

b. Substance fondamentale granuleuse.

c. Bande ou zone indiquant la limite des lamelles osseuses.

FIGURE 3 bis. Section transversale d'une portion d'os entourant un canal d'Havers, a, et montrant l'aboutissement des canalicules osseux à sa surface. Grossiss. 500 fois (d'après Todd et Bowman).

b. Corpuscules osseux d'où partent des canalicules s'anastomosant entre eux et avec ceux des corpuscules voisins.

FIGURE 4. Surface polie et amincie de la diaphyse d'un fémur d'homme. Grossiss. 104 fois (d'après Kœlliker).

a. Canalicules vasculaires.

b. Corpuscules osseux appartenant à la lamelle osseuse qui entoure les canalicules vasculaires.

c. Corpuscules osseux appartenant à la lamelle osseuse de la surface de l'os.

FIGURE 5. Coupe du cartilage articulaire d'un métacarpien d'homme, faite verticalement et suivant la longueur de l'os. Grossiss. 90 fois (d'après Kœlliker).

a. Partie externe du cartilage où les cellules sont plus serrées et applaties transversalement.

b. Partie moyenne du cartilage dans laquelle les cellules sont généralement isolées et arrondies.

c. Partie interne ou profonde du cartilage dans laquelle les cellules sont souvent réunies et disposées en petites séries.

d. Couche extérieure de l'os présentant des cellules de cartilage, épaissies et devenues opaques ainsi qu'une substance propre, fibreuse, ossifiée.

e. Substance osseuse vraie.

f. Fin ou terminaison d'un espace médullaire.

g. Espace médullaire.

FIGURE 6. Cellules de cartilage du fibro-cartilage articulaire du condyle du fémur chez l'homme. Grossiss. 350 fois (d'après Kœlliker). Toutes ces cellules se trouvent dans une gangue fibreuse dont elles peuvent toutefois s'isoler facilement.

a) Cellule simple avec une paroi très-mince et deux noyaux.

a') Cellule simple avec une paroi épaisse et deux noyaux, et quelques granulation moléculaires.

bbb) Cellules jeunes ou cellules de la première génération, avec un ou deux noyaux et renfermées au nombre de une, deux, cinq ou plus, dans la cellule-mère indiqué par les lettres b'b'b'.

c) Groupe libre de jeunes cellules.

FIGURE 7. Cellules de cartilages de l'homme. Grossiss. 350 fois (d'après Kœlliker).

b'b') Cellules maternelles, avec des cellules jeunes bbbb, contenant des gouttelettes de graisse, provenant d'un cartilage costal.

FIGURE 7 bis. Cellules de cartilage de la symphyse de l'homme. Grossiss. 350 fois (d'après Kœlliker).

a) Cellules de cartilage avec une paroi épaisse.

bb) Cellules de cartilage envahies par l'ossification.

c) Cellules presque ossifiées, avec parois épaissies et libres dans la substance du cartilage.

c) Cellule ossifiée sur le bord de la substance calcaire de l'os.

FIGURE 8. Structure élémentaire d'un disque intervertébral de l'homme (d'après Todd etlowman).

a) Deux cellules enveloppées par du tissu fibreux blanc. Les trois autres figures b, c, d représentent des cellules de formes variables provenant de la substance pulpeuse centrale du disque intervertébral.

FIGURE 8 bis. Cellules du centre gélatineux du ligament intervertébral (d'après Kœlliker).

A. a, Grande cellule-mère cloisonnée, avec cinq cellules jeunes de deuxième génération, des parois épaissieset un noyau dans une petite cavité celluleuse.

B. a, Cellule-mère avec deux cellules jeunes séparées par une faible cloison, et renfermant, dans leurs parois également épaissies, une petite cavité et un noyau ridé, c.

FIGURE 9. a et b deux cristaux de phosphate de chaux provenant du pus des os cariés (d'après le bel atlas de MM. Ch. Robin et Verdeil).

FIGURE 10. Tissu fibreux, jaune, élastique (d'après Todd et Bowman). Grossiss. 320 fois.

Cette figure représente le tissu fibreux, jaune, élastique, remarquable par la disposition bouclée et ramifiée de ses fibres. Ces dernières offrent leur terminaison toujours contournée et brisée d'une façon abrupte.

FIGURE 10 bis. Tissu fibreux blanc. Grossiss. 320 (d'après Todd et Bowman).
a) Aspect rectiligne du tissu lorsqu'il est tendu.
b, c, d) Diverses apparences suivant lesquelles le tissu se montre lorsqu'il n'est point tendu.

FIGURE 11. A. Appendice anhyste ou privé de vaisseaux d'un prolongement synovial de l'articulation du doigt. Grossiss. 350 fois (d'après Koelliker).
a) Tissu fibreux de l'axe de l'appendice synovial.
b) Épithélium entourant le bord libre du prolongement, se continuant sur la surface articulaire et interrompu sur le pédicule de prolongement articulaire.
d) Cellules de cartilage.
B. Quatre cellules de l'épithélium de la synoviale du genou, dont une avec deux noyaux. Grossiss. 350 fois.
B' Formation des fibres de noyaux dans le ligament falciforme de l'articulation du genou.

Cette figure représente une bande fibreuse avec des noyaux fusiformes, b, en série et sans cellules.
C) Une bande de tissu fibreux avec une série de cellules semblables à des cellules de cartilage, a.

FIGURE 12. Un petit fragment d'os avec un canalicule d'Havers provenant d'un humérus d'homme et préparé avec l'acide acétique. Grossiss. 350 fois.
a) Vaisseau placé dans le canal, ayant à sa partie antérieure des cellules rondes et allongées appartenant à l'épithélium ; le reste du canal b est rempli de sang.
d. d, Corpuscules osseux qui se voient seulement dans les parois, c, du canal d'Havers.

FIGURE 13. A. Vaisseaux d'un prolongement synovial de l'articulation coxo-fémorale d'un enfant. Grossiss. 60 fois (d'après Koelliker).
B. Nerf de la substance médullaire du fémur d'un homme.
a) Un rameau avec quatre fibres nerveuses étroites.
b) Un ramuscule avec une fibre nerveuse ayant une enveloppe homogène et à noyaux. Grossiss. 350 fois (d'après Koelliker).

FIGURE 14. Insertion du tendon d'Achille au calcanéum, chez un homme de soixante ans. Grossiss. 300 fois (d'après Koelliker).
A Tissu osseux avec ses lacunes a, a,
b Espaces médullaires et cellules graisseuses.
B Tendon avec des fibres tendineuses et des cellules de cartilages c, c, c.

FIGURE 14 bis. Deux cellules graisseuses de la substance médullaire du fémur de l'homme. Grossiss. 350 fois (Koelliker).
a, Noyau.
b, Membrane de la cellule.
c, Goutte de graisse.

FIGURE 15. A. Fragment de la corde dorsale d'un embryon de brebis, long de 14 millimètres.
a) Paroi de la corde dorsale.
b) Cellules avec des points vésiculaires clairs.
B. Cellules de cartilage de l'humérus d'un embryon de brebis, long de 14 millimètres.
a, Cellules avec noyau et un contenu clair.
b) Cellules avec un contenu opaque sans noyaux visibles.
c) Substance intercellulaire.

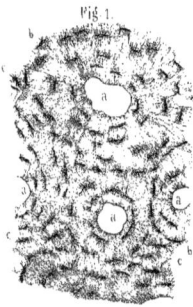

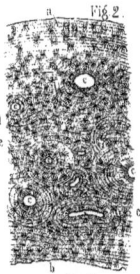

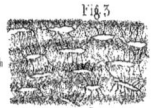

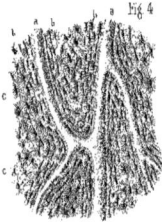

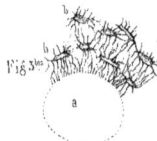

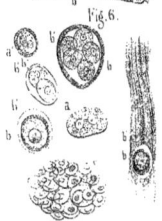

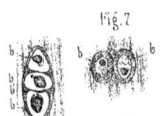

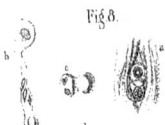

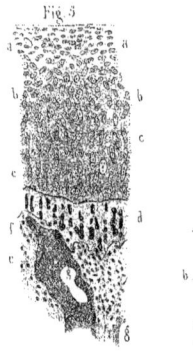

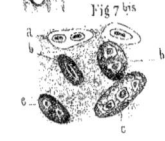

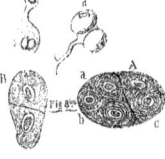

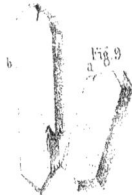

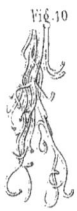

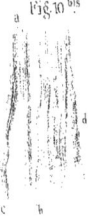

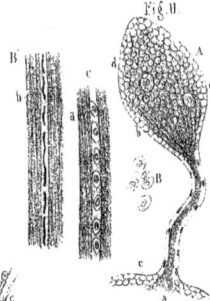

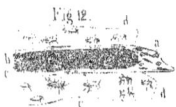

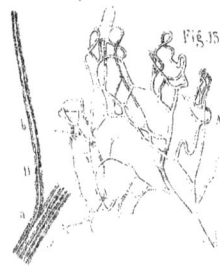

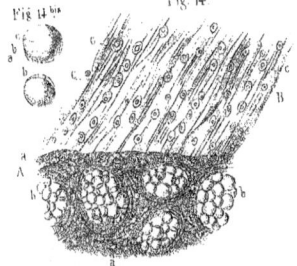

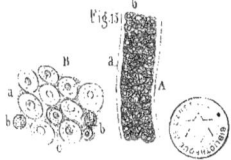

Pl 26.

Fig. 1.

Fig. 2.

Fig. 3.

Fig. 4.

Fig. 3 bis.

Fig. 5.

Fig. 6.

Fig. 7.

Fig. 8.

Fig. 7 bis.

Fig. 8 bis.

Fig. 9.

Fig. 10.

Fig. 10 bis.

Fig. 11.

Fig. 12.

Fig. 14.

Fig. 15.

Fig. 14 bis.

Fig. 15 bis.

ANATOMIE MICROSCOPIQUE

DES OS ET DES ARTICULATIONS.

FIGURE 1. Deux lacunes du tissu osseux (corpuscules des os) vues par leur surface. On voit l'aspect granuleux de leur tissu (d'après Todd et Bowman).

FIGURE 2. A. Lamelle mince prise sur la face interne d'un os pariétal de nouveau-né.

a. Tissu d'os avec des cavités encore pâles et molles.

b. Pourtour de ces cavités.

c. Blastème en voie d'ossification avec ses fibres et ses cellules. Grossissement 300 fois (d'après Kœlliker).

FIGURE 3. Coupe verticale du bord de la diaphyse du fémur d'un enfant de 15 jours. Grossissement 20 fois.

a. Cartilage dont les cellules se disposent en séries longitudinales d'autant plus rapprochées qu'elles sont plus voisines du bord de la diaphyse.

b. Bord indiquant les limites de l'ossification.

c. Couche de tissu osseux compacte près du bord de la diaphyse.

d, d. Substance osseuse spongieuse circonscrivant des espaces médullaires.

e, e. Espaces médullaires circonscrits par la substance osseuse précitée; leur contenu n'est pas dessiné (d'après Kœlliker).

FIGURE 4. A. Point d'ossification du condyle du fémur d'un enfant rachitique âgé de deux ans. Grossissement 300 fois (d'après Kœlliker).

a. Cellules de cartilage; cellules mères en série.

b. Substance constitutive homogène placée dans l'intervalle des cellules.

c. Substance constitutive striée interposée entre les cellules.

d. Cellules de cartilage au début de leur changement en cellules osseuses.

e, e. Cellules précédemment mentionnées avec une paroi très-épaissie. Indication des canaux poreux; commencement de dépôts de sels calcaires dans la paroi de la cellule produisant la couleur foncée de ses parois; le noyau reste cependant encore d'une teinte plus claire.

f, f. Cellules osseuses encore plus développées et plus ossifiées.

g. Substance constitutive intercellulaire s'ossifiant également.

B. Six cellules osseuses en voie de développement et isolées de leur substance constitutive environnante.

a, a. Cellules osseuses simples.

b. Cellule mère donnant naissance à deux ou à trois cellules jeunes.

FIGURE 5. Coupe en travers de la surface diaphysaire du métacarpe d'un veau. Grossissement 45 fois (d'après Kœlliker).

A. Périoste.

B. Blastème d'ossification.

C. Couche de jeune cartilage avec des espaces mous.

a. Espaces mous précédemment mentionnés, dans lesquels existe un reste de blastème d'ossification.

b. Limites du blastème d'ossification.

D. Couche osseuse très développée offrant des canaux d'Havers, c, qui sont entourés de leur lamelle.

FIGURE 6. Cellules provenant des lacunes osseuses du tibia d'un enfant âgé d'une semaine. Grossissement 350 fois (d'après Kœlliker).

a, a. Petites cellules avec un ou deux noyaux provenant de la moelle des cavités médullaires des jeunes canalicules d'Havers.

b, b. Corps (peut-être cellules?) avec beaucoup de noyaux provenant de la surface interne des jeunes canalicules d'Havers.

e. Noyau libre de la substance médullaire jaune.

FIGURE 7. Pariétal d'un fœtus âgé de 14 semaines. Grossissement 18 fois (d'après Kœlliker).

FIGURE 8. Petit fragment du bord d'ossification du pariétal d'un fœtus de cinq mois. Grossissement 90 fois (d'après Kœlliker).

FIGURE 9. Moitié supérieure de l'os écailleux d'un fœtus âgé de quatorze semaines (d'après Kœlliker).

a. Points par lesquels cette moitié est déjà unie avec l'autre (d'après Kœlliker).

FIGURE 10. a. Formations granulées spéciales (cellules?) avec un grand nombre de noyaux provenant des espaces médullaires des os plats du crâne d'un homme.

b, b. Plus petites cellules provenant du même endroit. Grossissement 350 fois (d'après Kœlliker).

FIGURE 11. A. Prolongement synovial de la bourse muqueuse du gastrocnémien. Grossissement 350 fois.

a, a. Axe opaque du prolongement consistant en tissu cellulaire.

b. Épithélium limité très-nettement à l'extérieur.

c. Cellules de cartilages incorporées dans le prolongement (d'après Kœlliker).

FIGURE 12. a. Parcelle de cartilage déchiré de la partie profonde d'un cartilage du fémur, à un fort grossissement; on voit une structure filamenteuse de la matrice du cartilage, dans laquelle on a représenté un groupe vertical des cellules.

d. Cellule de cartilage prise à la partie supérieure et la plus superficielle de la tête du tibia, dans une période déjà avancée de son développement, vue à un fort grossissement.

e. Cellule de cartilage de la même provenance que celle qui précède, offrant un développement plus avancé et la formation d'un nucléole (d'après Leidy).

FIGURE 12 bis. b. Section verticale de la partie la plus profonde du cartilage articulaire de la tête du fémur, montrant différents groupes de cellules du cartilage. La section transversale de trois d'entre elles montre la structure osseuse avec des fibres osseuses dans leur intérieur, qui pénètrent la substance cartilagineuse.

FIGURE 13. e. Deux groupes de cellules de la partie la plus superficielle du cartilage articulaire de la tête de l'humérus, montrant des cellules aplaties de formation à apparence plus récentes que celles qui sont situées au-dessous.

f. Fragment de la surface du cartilage du condyle épiphyso-cartilagineux du fémur d'un fœtus de six mois montrant une diffusion uniforme des cellules de cartilage. Vu à un fort grossissement (d'après Leidy).

FIGURE 13 bis. g, h, i, j, k, l. Cellules cartilagineuses appartenant à un fœtus à terme. On voit comment se développent successivement les groupes de cellules cartilagineuses primitives. Vu à un fort grossissement (d'après Leidy).

FIGURE 14. Insertion du tendon du muscle cubital antérieur à l'os sésamoïde. Grossissement 50 fois (d'après Kœlliker).

A. Substance osseuse.

B. Substance tendineuse.

Fig.1.

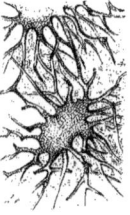

Fig.2.

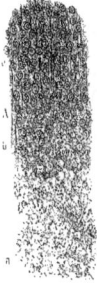

Fig.3.

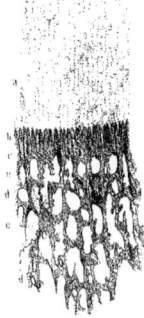

Fig.4.

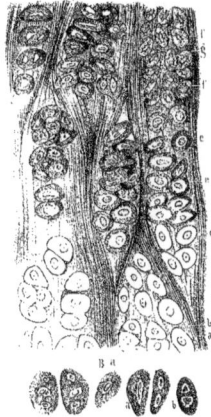

Fig.5.

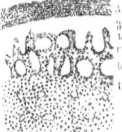

Fig.7.

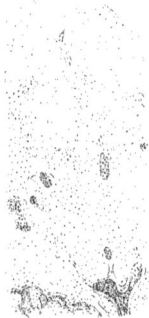

Fig.8.

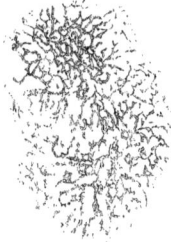

Fig.6.

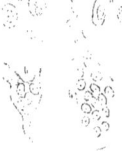

Fig.9.

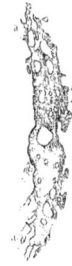

Fig.10.

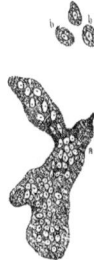

Fig.11.

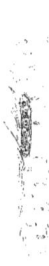

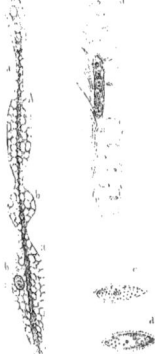

Fig.13.

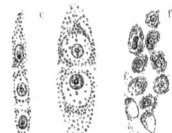

Fig.13 bis

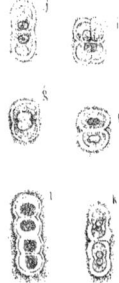

Fig.12 bis

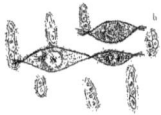

Fig.14.

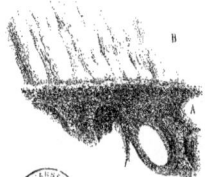

ANATOMIE MICROSCOPIQUE

DES MUSCLES, DES TENDONS

ET DES APONÉVROSES.

Figure 1. A. Réseau formé par les fibres élastiques composant le *fascia lata* chez l'homme. Grossissement de 45o.

Figure 1 *bis*. B. Une fibre élastique isolée du *fascia lata* de l'homme avec un bord denté en forme de scie, comme on en voit dans la peau (d'après Koelliker).

Figure 2. A. Fragmens d'une fibre élémentaire d'un muscle plantaire dont les extrémités cassées sont rétractées et maintenues par leur enveloppe (d'après Todd et Bowman).

B. Faisceau de fibres musculaires dont un côté a été dépouillé d'une partie de ses élémens sarceux à la suite d'une macération dans l'alcool faible.

C. Fragment d'une fibre élémentaire d'un muscle plantaire traité avec la potasse et montrant une hernie à travers le sarcolème.

D. Les corpuscules sont les uns isolés, les autres répandus dans la masse. Leur diamètre est d'un millième de pouce anglais.

Figure 3. Section transversale de trois fibres élémentaires d'un muscle pectoral desséché de sarcelle (Querquedula crecca) traité par l'acide citrique affaibli, montrant des particules arrondies, brillantes et séparées les unes des autres. L'enveloppe b des tubes qui composent chaque fibre musculaire se voit ainsi que les vaisseaux capillaires a situés dans leur intervalle.

Figure 4. Divers fragmens d'une fibre musculaire striée montrant la connexion de ses élémens dans divers sens. Grossissement de 3oo diamètres (d'après Todd et Bowman).

A. Faisceau de fibrilles longitudinales. c. Fibrilles séparées et distinctes les unes des autres. c' et c''. Représentent deux apparences d'une de ces fibrilles à un grossissement un peu plus considérable. En c'' on voit les stries transversales rectilignes, tandis qu'en c' les angles de ces sections transversales sont arrondis.

B. Disques transversaux d'une fibre musculaire primitive. a. Fracture incomplète de la fibre montrant les deux faces opposées d'un disque qui est encore retenu en place par un reste de connexion avec les deux fragmens séparés. La surface et les bords de ces disques sont formés des mêmes granulations qui constituent les séries longitudinales. b. Autre disque détaché et vu en b' à un grossissement un peu plus considérable montrant les élémens sarceux.

Figure 5. Faisceau primitif d'un muscle a, intercostal interne de l'homme, se continuant sans ligne de démarcation tranchée avec la fibre tendineuse b. Grossissement 35o fois (d'après Koelliker).

Figure 6. Faisceau musculaire primitif ramifié de la langue de la grenouille. Grossissement 35o fois (d'après Koelliker).

Figure 7. Fibres musculaires à leur insertion au tendon dans le muscle gastrocnémien de l'homme, vues sur une coupe de face. a. Tendon. b, b. Fibres musculaires à leur terminaison. c, c. Petits enfoncemens dans lesquels des fibres musculaires prenaient naissance.

Figure 7 *bis*. La pièce précédente vue de profil. a. Une partie du tendon coupé longitudinalement. b, b. Fibres musculaires avec leurs extrémités brusquement terminées à la face interne du tendon c, c.

Figure 8. Coupe d'un muscle sterno-mastoïdien de l'homme. Grossissement 5o fois (d'après Koelliker). a. Faisceaux musculaires secondaires. b. *Perimysium internum* qui l'entoure. c. Fibre musculaire primitive.

Figure 9. Point d'union d'une fibre tendineuse avec une fibre musculaire du pédieux (d'après Todd et Bowman). a, a. Point où la fibre tendineuse s'unit avec la fibre musculaire striée. b. Fibre musculaire. c. Fibre tendineuse.

Figure 10. Morceau d'une fibre musculaire de l'homme préparée avec l'acide acétique. Grossissement 45o fois. a. Sarcolème. b. Noyau simple. c. Noyau double entouré par des globules de graisse.

Figure 11. Morceau d'une coupe en travers du muscle long fléchisseur sublime de l'homme. Grossissement 35o fois (d'après Koelliker). a, a, a. Faisceaux tendineux secondaires. b, b, b, b. Tissu cellulaire interstitiel qui forme l'enveloppe extérieure ou périphérique du tendon vers le bord inférieur de la figure c, faisceaux tendineux primaires dans la coupe des fibrilles.

Figure 12. Distribution terminale d'un nerf dans l'omoplat-hyoïdien de l'homme, préparé avec la soude. Grossissement 35o fois (d'après Koelliker). a, a, a. Maille du plexus terminal. b. Anse terminale. c. Fibre musculaire.

Figure 13. Division d'une fibre nerveuse primitive dans un muscle. Grossissement 35o fois (d'après Koelliker).

A. Double division d'une fibre nerveuse dans le muscle omoplat-hyoïdien de l'homme. a, a, a. Névrilème.

B. Division d'une fibre nerveuse dans un nerf d'un muscle de la face d'un lapin, se terminant avec trois branches très distinctes et finissant en pointe.

Figure 14. a, a. Trois fibres nerveuses fines ou à simple contour dans l'enveloppe d'une petite artère. b, b. A la surface externe du tendon d'Achille de l'homme. Grossissement 35o fois (d'après Koelliker).

Figure 15. Terminaison des fibres nerveuses dans les muscles pectoraux de la grenouille, préparées avec de la soude. Grossissement 35o fois. a. Fibre musculaire. b, b. Divisions. c. Terminaison des ramifications plus déliées (d'après Koelliker).

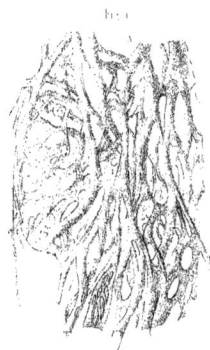

Fig. 1

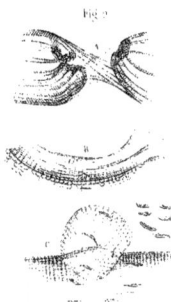

Fig. 2

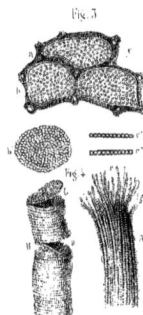

Fig. 3

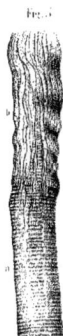

Fig. 4

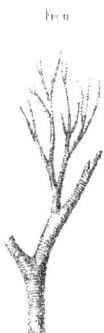

Fig. 6

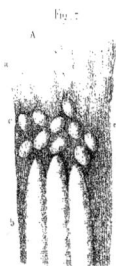

Fig. 7

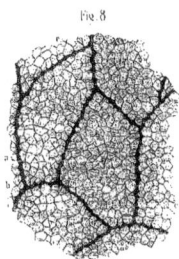

Fig. 8

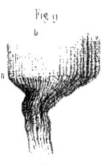

Fig. 9

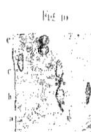

Fig. 10

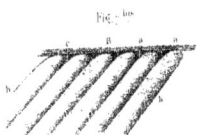

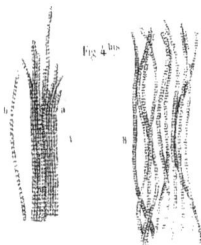

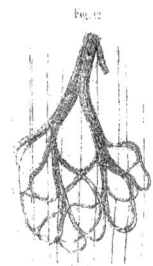

Fig. 12

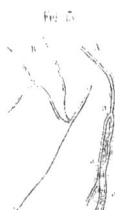

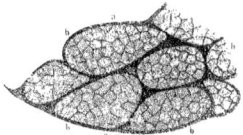

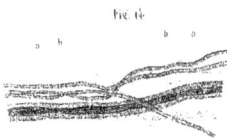

Fig. 14

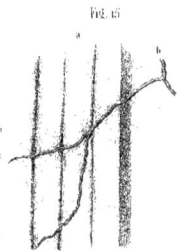

Fig. 15

ANATOMIE MICROSCOPIQUE

DES MUSCLES ET DES TENDONS.

ERRATUM

FIGURE 4 *bis.* *(Appartenant à la planche précédente.)*

A. Fibres primitives d'un faisceau primitif musculaire de l'Azoloti (Siredon pisciformis); a. Un petit faisceau. b. Une fibre isolée, grossie 600 fois.

B. Fibres primitives d'un muscle strié tout frais d'une punaise; grossies 350 fois.

FIGURE 1. Faisceaux musculaires primitifs d'un embryon humain âgé de 8 à 9 semaines, grossis 350 fois (Koelliker).

A A. Deux fibres sans stries transversales.

B. Fibre avec des traces de stries commençantes.

a, a, a. Noyaux des fibres musculaires.

FIGURE 2. Fibres musculaires primitives d'un embryon humain âgé de 4 mois; grossies de 350 fois (Koelliker).

A. Un faisceau composé intérieurement d'une substance claire non encore fibreuse.

B, B. Deux faisceaux avec des indications de stries.

a, a, a, a. Noyaux des fibres musculaires.

b, b. Sarcolème.

FIGURE 3. Quelques faisceaux musculaires primitifs d'un embryon de 5 mois; grossis' de 350 fois (Koelliker).

FIGURE 4. Périodes du développement de la fibre musculaire.

a. Arrangement des cellules primitives en séries linéaires (d'après Schwann).

b. Cellules unies; les noyaux sont séparés et des fibres longitudinales sont devenues apparentes (sur un fœtus long de 3 pouces; Tood et Bowman).

c, d. Stries transversales apparentes; en c, le noyau est interne, en d, il est proéminent à la surface (fœtus de 2 mois).

e. Stries transversales complétement formées; les noyaux ont disparu (fœtus humain).

f. Fibre élémentaire d'un adulte traité avec un acide et présentant des noyaux; grossis' de 300 diamètres (Tood et Bowman).

FIGURE 5. Fibres musculaires primitives d'une mouche (grossis' 350 fois (Koelliker).

a. Fibrille mince présentant des stries prononcées.

b. Fibre plus forte présentant alternativement et successivement des stries plus profondes et d'autres plus légères.

c. Fibrille plus épaisse offrant des stries encore plus marquées.

d. Fibrille avec des élévations alternantes et pluies de côté.

FIGURE 6. Vaisseaux capillaires d'un petit faisceau musculaire.

a. Artère. b. Veine. d. Réseau des capillaires. c. Fibre musculaire élémentaire dans ses rapports avec la direction des vaisseaux (Tood et Bowman).

FIGURE 7. Fragment du tendon d'Achille d'un embryon de 4 mois (grossis' 250).

a, a. Faisceaux tendineux isolés. Il existe dans les faisceaux tendineux des parties obscures par la présence de noyaux.

FIGURE 8. Quelques fibres musculaires primitives chez un nouveau-né; grossis' 250 fois (Koelliker).

FIGURE 9. Fragment d'une fibre musculaire en partie contractée; grossissement 300 diamètres (Tood et Bowman).

a. Partie non contractée. b. Partie contractée.

FIGURE 10. Forme de la contraction musculaire.

a, a, a. Contraction ayant lieu sur un seul bord de la fibre, ce qui permet de voir que les stries de ce côté se rapprochent les unes des autres.

b, b, b. Semblables contractions partielles, mais intéressant toute l'épaisseur de la fibre musculaire.

FIGURE 11. Bord d'une fibre musculaire élémentaire d'un crabe montrant le sarcolème soulevé au moment de la contraction.

FIGURE 12. Faisceaux musculaires de grenouilles dans divers états de relâchement.

a. Faisceau musculaire relâché offrant des stries distantes les unes des autres.

b. Le même faisceau dans un autre état de relâchement (Koelliker).

FIGURE 13. Coupe transversale d'un tendon (d'après Gerlach).

a. Coupe des faisceaux tendineux; grossis' 90 fois.

b. Formes rubanées dans lesquelles la coupe transversale des faisceaux tendineux se décompose après avoir été traitée par l'acide acétique.

FIGURE 14. Cellules de cartilage provenant des fascicules latéraux entourant le tendon poplité. Grossis' 350 fois.

a. Cellule avec un noyau. b. Avec deux. c. Cellule mère avec une cellule jeune. d. Cellule mère avec deux cellules jeunes.

FIGURES 15, 16 et 17. a, b, c, d, e. Divers cristaux de cicatrice et de créatine obtenus de la chair du bœuf (d'après l'atlas de MM. Cl. Robin et Verdeil).

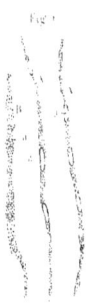

Fig. 1.

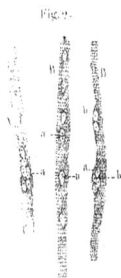

Fig. 2.

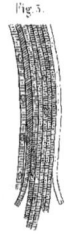

Fig. 3.

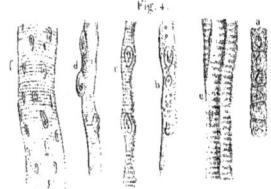

Fig. 4.

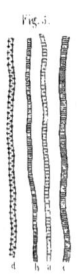

Fig. 5.

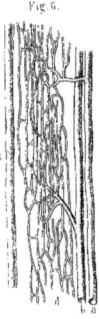

Fig. 6.

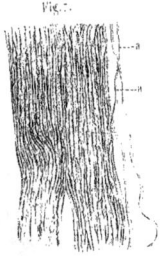

Fig. 7.

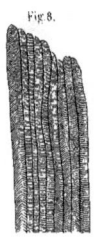

Fig. 8.

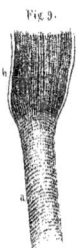

Fig. 9.

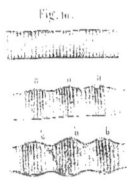

Fig. 10.

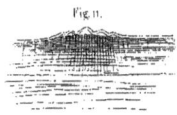

Fig. 11.

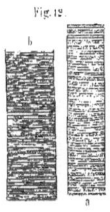

Fig. 12.

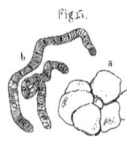

Fig. 13.

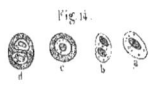

Fig. 14.

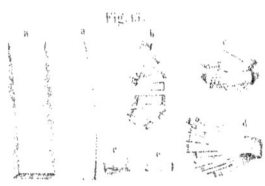

Fig. 15.

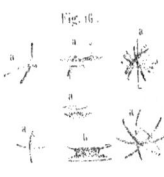

Fig. 16.

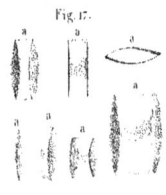

Fig. 17.

ANATOMIE MICROSCOPIQUE

DES NERFS.

FIGURE 1. A. Cellule ganglionnaire grande et ronde. a, contour obscur de la cellule d'enveloppe; b, contenu granuleux de la cellule ; c, noyau celluleux transparent avec un corpuscule nucléaire ; d, e, les deux fibres nerveuses primitives se continuant avec la cellule ganglionnaire ; f, moelle de la fibre nerveuse; g,g, double contour de la fibre nerveuse, venant à manquer à leur point d'arrivée dans la cellule ganglionnaire.

B. Petite cellule ganglionnaire ronde, offrant un noyau pourvu de deux corpuscules nucléaires.

C. Grande cellule ganglionnaire ovale, dont la paroi h a été rompue en un point de sa circonférence, qui laisse échapper son contenu granuleux i avec son noyau.

D. Cellule ganglionnaire ronde, rompue à une de ses extrémités par l'arrachement d'une des fibres nerveuses primitives à son origine; par cette rupture, s'échappe le contenu ainsi que le noyau n, qui a pris une forme conique.

E. Cellule ganglionnaire ovale petite, dont les fibres médullaires ont des contours obscurs.

G. Cellule ganglionnaire ovale, offrant, à l'origine des fibres nerveuses k, l, une paroi très-peu obscure.

H. Cellule ganglionnaire traitée par l'acide acétique. A la suite de son action, il s'est formé des petits globules arrondis, semblant fixés à la paroi interne de la cellule.

I. Très petite cellule ganglionnaire, pourvue de ses fibres nerveuses m, dans laquelle se voient des formations nucléaires.

FIGURE 1 *bis*. F. Cellule ganglionnaire à la face interne de la membrane de laquelle on voit des cellules rondes comme un épithélium, et disséminées dans le contenu granuleux. La fibre nerveuse primitive j a été altérée par suite de l'imbibition de l'eau.

FIGURE 2. Ganglion lombaire préparé avec la sonde et grossi 45 fois.
a, b, Ganglion intervertébral avec des cellules et des fibres ganglionnaires qui augmentent le volume de la racine postérieure.
c. Racine postérieure ou sensitive.
d. Racine antérieure ou motrice.
e. Branche postérieure, formée par les deux racines.
f. Branche antérieure du nerf rachidien mixte (d'après Koelliker, pièce appartenant à un jeune chien).

FIGURE 3. Racines des nerfs spinaux.
a. Racine antérieure.
b. Branche antérieure du nerf rachidien mixte.
c. Sillon antérieur de la moelle épinière.
d. Union du sympathique avec la branche antérieure des nerfs rachidiens.
e. Branche postérieure du nerf rachidien mixte.
f. Racine postérieure rachidienne.
g. Nerf grand sympathique.

FIGURE 4. Coupe d'un ganglion nerveux intervertébral avec ses fibres nerveuses entrant et sortant. On y voit des fibres et des ganglions nerveux de tous les diamètres (préparation 1/2 chématique, d'après R. Wagner).

FIGURE 5. A. Ramuscule d'un nerf coccygien dans le canal rachidien, sur lequel existe un corpuscule ganglionnaire pourvu de noyaux dans la paroi. B. Nerf coccygien près du ganglion, avec un corpuscule ganglionnaire d'où part une fibre nerveuse se dirigeant vers la périphérie (d'après Koelliker, grossissement de 350 fois).

FIGURE 6. Cellules de la partie de la paroi des noyaux ganglionnaires (grossissement 350 fois, Koelliker).

FIGURE 7. Noyaux ganglionnaires des ganglions de Gaser.
A. Cellule avec un prolongement ou origine de fibre nerveuse. a, enveloppe de la cellule avec des noyaux. b, membrane cellulaire du corpuscule ganglionnaire. c, tube nerveux avec des noyaux.
B. Cellule nerveuse et origine d'une fibre nerveuse, sans enveloppe.
b. Membrane cellulaire de la cellule du corpuscule ganglionnaire.
C. Corpuscule ganglionnaire séparé par la préparation de la membrane celluleuse et de son enveloppe.

FIGURE 8. Groupe de fibres primitives unies par du tissu cellulaire et entourant les artères des reins avec les fibres du sympathique.
a et b. Deux fibres nerveuses larges; c, fibre nerveuse moyenne et un peu variqueuse : de d à j, fibres nerveuses petites (R. Wagner).

FIGURE 9. a, b. Cellules ganglionnaires du grand sympathique, encore entourées de leur kutcher-membrane.

FIGURE 10. Nerfs d'un doigt avec des corpuscules de Pacini sur son trajet (grandeur naturelle, Koelliker).

FIGURE 11. Section transversale de la moelle épinière de l'homme, faite entre le 3e et le 4e nerf cervical (d'après Killing).
a, Sillon antérieur de la moelle ; b, commissure grise ; c, sillon postérieur de la moelle; d, faisceau antérieur de substance grise ; e, faisceau latéral; f, faisceau postérieur ; g, corne antérieure de substance grise, contenant des vésicules caudées ; h, i, j, corne postérieure de substance grise ; k, racine postérieure; l,l,l, racine antérieure.

FIGURE 12. Schéma du trajet des fibres motrices dans la moelle épinière, d'après Koelliker. a, Sillon médian de la moelle, moitié latérale de la moelle ; c, décussation des pyramides ; d,d, pyramides ; e, faisceau olivaire gauche, passant dans le faisceau antérieur droit de la moelle h. i ; e', faisceau olivaire droit, passant dans le faisceau antérieur gauche de la moelle h' ; f, i,i, nerfs des extrémités provenant des faisceaux antérieur et postérieur de la moelle.

FIGURE 13. Deux extrémités de nerfs et terminaison dans le corps de Pacini, en forme bifide (grossissement de 320 fois).

FIGURE 14. Corpuscule de Pacini. a, Artère se terminant en capillaires dans le corpuscule; b, tissu fibreux se continuant avec la névrilème; c, tube nerveux se prolongeant vers le centre de la capsule du corpuscule de Pacini (Bowmann).

FIGURE 15. A, B. Cellules nerveuses de l'*ala cinerea* de l'homme (grossissement de 350 fois).

FIGURE 16. Cellules nerveuses de la *substantia ferruginea superior* du cervelet de l'homme (grossissement de 350 fois).

FIGURE 17. Cellules nerveuses du *nucleus dentatus* du cervelet de l'homme (grossissement de 350 fois).

FIGURE 18. Cellule nerveuse de la substance grise du cervelet. a, Noyau d'une couche rougeâtre, avec deux tubes nerveux ; b, petites cellules de la couche grise extérieure.

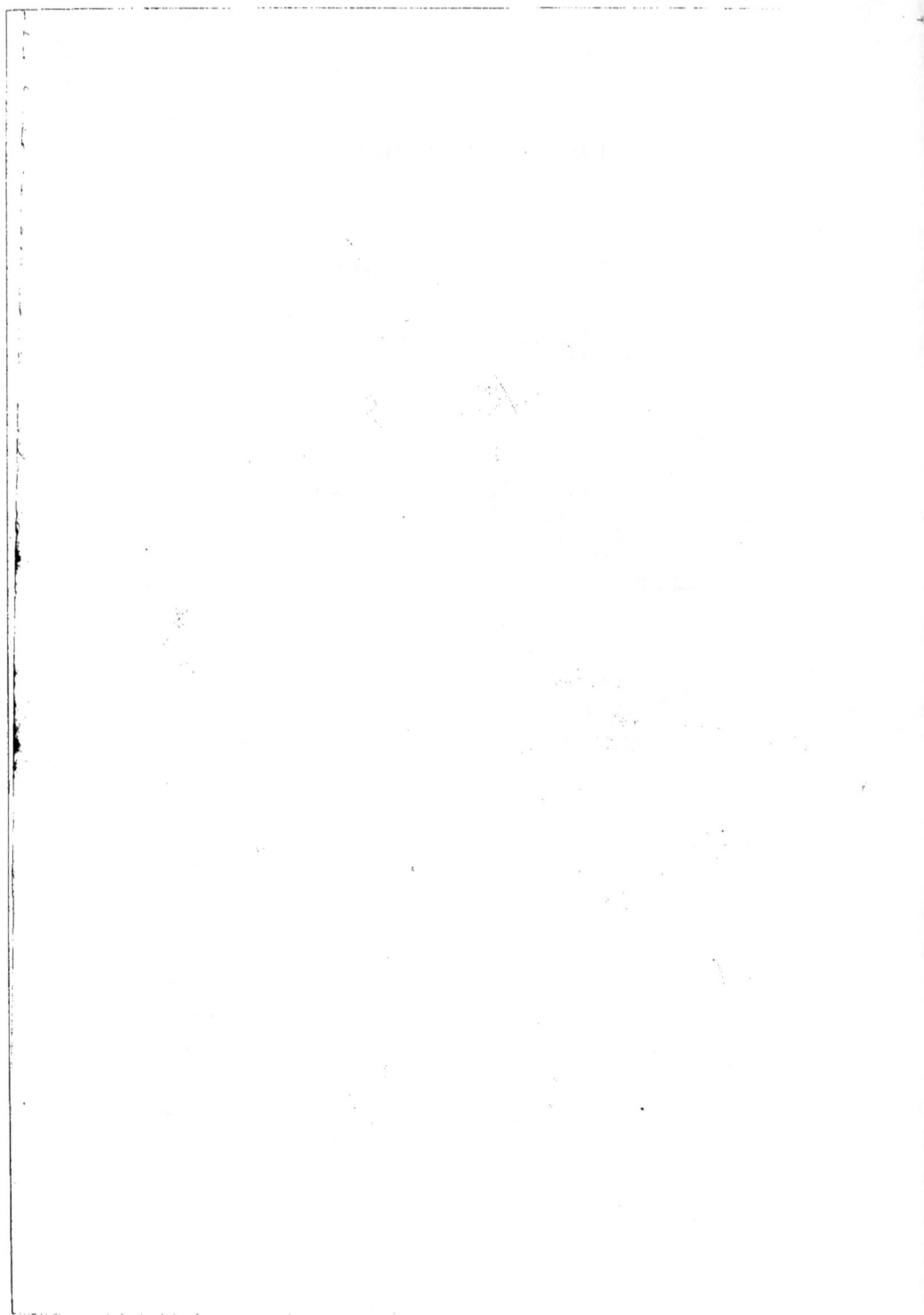

Fig. 1.   Fig. 2.   Fig. 1 bis   Fig. 3.

Fig. 10.

Fig. 4.

Fig. 5.   Fig. 8.   Fig. 9.

Fig. 11.

Fig. 7.

Fig. 6.

Fig. 14.

Fig. 16.

Fig. 12.

Fig. 17.

Fig. 15.

Fig. 13.   Fig. 18.

ANATOMIE MICROSCOPIQUE

DU CERVEAU ET DES NERFS.

Figure 1. Segment du bord d'une circonvolution du cervelet, grossi environ 150 fois, d'après Koelliker.

a. Substance médullaire avec ses fibres irradiées.

b. Couche de substance cendrée dans laquelle se continuent les fibres radiées a, f.

c. Couche cendrée.

d. Cellules donnant des prolongemens ramifiés en c.

e. Nucéole de la substance nerveuse.

f. Fibres nerveuses se prolongeant de la couche inférieure.

g. Substance nerveuse renfermant des petites cellules.

Figure 2. Grandes cellules de la couche grise du bord du cervelet de l'homme, grossi 350 fois.

Figure 3. Segment du bord d'une circonvolution du cerveau, grossi environ 100 fois.

a. Substance blanche.

b. Couche de substance gris-rouge, avec des filets onduleux reliant les faisceaux des fibres nerveuses.

c. Couche de substance blanche, moyenne, avec beaucoup de fibres horizontales.

d. Couche grise granuleuse avec des cellules nerveuses et des fibres spéciales la traversant en allant former une anse qui se termine dans la substance blanche située au-dessous.

e. Couche de substance blanche.

f, g. Fibres nerveuses précédemment indiquées.

Figure 4. Section longitudinale d'une partie du pont de varole et de ganglions cérébraux.

p. Pyramide coupée.

p. v. Pont de varole coupé parallèlement à son axe.

s, n. Substance noire.

Cr, c. Pédoncule cérébral.

o. Couche optique.

u, n. Corps quadrijumeau.

p. Nucleus caudatus.

f. Commissure antérieure.

j. Corps inominé.

d. Corps strié.

e. Amygdale.

cl. Claustrum.

k. Bandelette optique.

Figure 5. Cellules nerveuses de la substance noire du cerveau de l'homme, grossi 350 fois.

Figure 6. Concrétions de la glande pinéale.

Figure 7. Corps amylacés de l'ependyma de l'homme.

Figure 8. Cellules nerveuses de la couche optique; grossi 350 fois.

Figure 9. Cellules nerveuses du corps strié de l'homme; grossi 350 fois.

Figure 10. Cellules nerveuses de la substance ferrugineuse chez l'homme; grossi 350 fois.

Figure 11. Cellules nerveuses du fond du troisième ventricule entre la commissure antérieure chez l'homme; grossi 350 fois.

Fig. 1.

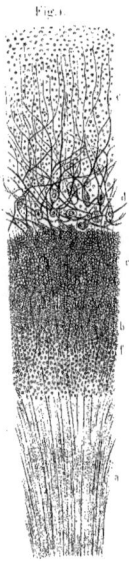

Fig. 2.

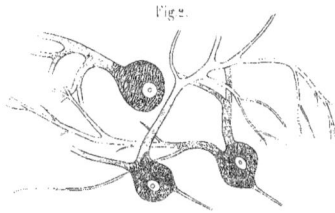

Fig. 3.

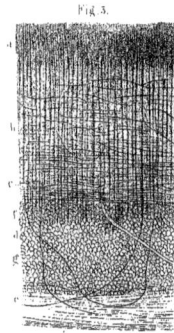

Fig. 7.

Fig. 8.

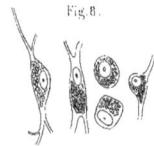

Fig. 4.

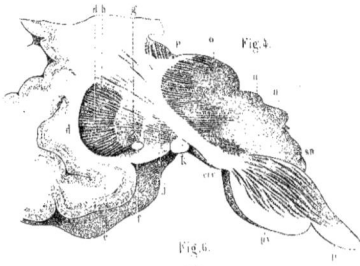

Fig. 5.

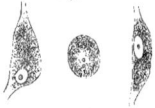

Fig. 6.

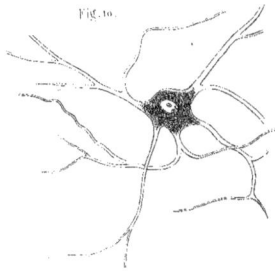

Fig. 9.

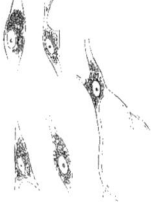

Fig. 10.

Fig. 11.

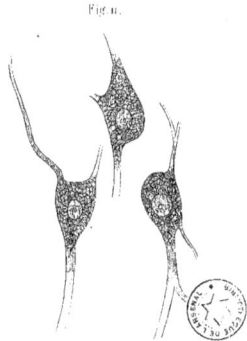

ANATOMIE MICROSCOPIQUE

DES NERFS.

Fɪɢᴜʀᴇ 1. A. Ependyma du corps strié de l'homme, vu de face.

B. Cellules isolées de la même préparation.

D. Même préparation vue de côté.

b. Cellules épithéliales.

a. Fibres nerveuses.

C. Cellules épithéliales de la commissure molle. Grossissement de 35o fois (Koelliker).

E. Cellules de l'*hypophysis cerebri*.

F. Cellules nerveuses de la glande pinéale de l'homme.

G. Faisceau nerveux du corps strié de l'homme avec des noyaux. Grossissement de 35o fois.

Fɪɢᴜʀᴇ 2. Fibres nerveuses primitives de la substance blanche superficielle du cerveau de l'homme. Grossissement de 35o fois.

Fɪɢᴜʀᴇ 3. Substance tirée de l'intérieur de la couche grise du cerveau de l'homme. Grossissement de 35o fois.

Cellules nerveuses. a, a, a, a, a. des plus grandes.

b, b, b, b, b. des plus petites.

c. fibre nerveuse avec son axe cylindrique.

Fɪɢᴜʀᴇ 4. Nerfs du tissu cellulaire rétiforme entre l'arachnoïde et la pie-mère du cerveau de l'homme. Grossissement de 35o fois.

Fɪɢᴜʀᴇ 5. Du nerf olfactif de l'homme. Grossissement de 35o fois.

A. Tubes nerveux traités avec de l'eau.

B. Paraissant contractés par de l'eau sucrée.

C. Cellules du bulbe.

D. Fibres nerveuses des branches de l'organe olfactif.

Fɪɢᴜʀᴇ 6. Cellules nerveuses de la couche blanche superficielle du cerveau de l'homme. Grossissement de 35o fois.

Fɪɢᴜʀᴇ 7. A. Corpuscule ganglionaire d'un ganglion spinal d'un embryon humain, âgé de quatre mois (Koelliker).

a. Noyau dans l'apophyse de la cellule.

B. Tubes nerveux en développement du cerveau d'un embryon humain, âgé de deux mois.

C. Cellules de la substance grise cérébrale du même embryon.

Fɪɢᴜʀᴇ 8. Cellules nerveuses avec des prolongemens de la rétine du bœuf. Grossissement de 35o fois.

Fɪɢᴜʀᴇ 9. Sixième ganglion thoracique du sympathique gauche du lapin ; de la face postérieure, traité avec du carbonate de soude. Grossissement de 4o fois.

a, a. Tronc du nerf grand sympathique.

b, b. Rameaux de communication se bifurquant tous les deux.

c. Ramuscule du ganglion avec des fibres plus fortes et plus fines, se rendant probablement à des vaisseaux.

d. Corpuscules et fibres ganglionaires qui se réunissent au tronc du cordon limitant.

e. Nerf splanchnique (Koelliker).

Fɪɢᴜʀᴇ 10. Corpuscule ganglionaire à deux pôles de la lame spirale du porc. Grossissement de 35o fois (d'après Corti).

Fɪɢᴜʀᴇ 11. De la moelle d'un embryon de mouton long de six lignes.

A. Fibres nerveuses en voie de développement, racine nerveuse avec des noyaux et la bifurcation d'une fibre.

B. Cellules nerveuses de la substance grise.

Fɪɢᴜʀᴇ 12. A. Nerfs de la queue d'un têtard. Grossissement de 35o fois.

a, a. Fibres nerveuses embryonnaires dans lesquelles il s'est développé plus d'un tube à bords obscurs.

b, b. Fibres nerveuses ne contenant qu'un de ces tubes qui finit dans une fibre près de d.

c, c. Fibres embryonnaires pâles.

Fɪɢᴜʀᴇ 12 *bis*. B, b. Fibre nerveuse embryonnaire ne contenant qu'un tube à bords obscurs.

e, e. Cellules fusiformes réunies entre elles et avec une fibre nerveuse terminée.

Fɪɢᴜʀᴇ 13. Du grand sympathique de l'homme. Grossissement de 35o fois (Koelliker).

A. Morceau d'un nerf gris traité par l'acide acétique.

a, a. Tubes nerveux fins.

b, b. Noyaux des fibres de Remak.

B. Trois corps ganglionaires, l'un avec un prolongement.

C. Corps ganglionaires des ganglions du cœur d'une grenouille (grossissement de 35o fois), dont un donnant naissance à un tube nerveux.

Fɪɢᴜʀᴇ 14. A. Deux fibres nerveuses du nerf sciatique d'un embryon âgé de quatre mois.

B. Tube nerveux d'un lapin nouveau-né.

a. Névrilème.

b. Noyaux.

c. Gaine médullaire.

C. Fibre nerveuse de la queue d'un têtard.

a, b, c. Comme précédemment.

Près de d, la fibre montre encore des caractères embryonaires, la fibre à bords obscurs se bifurque.

Fig. 1

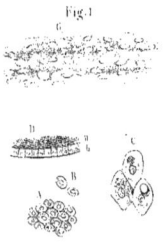
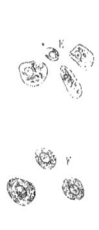

Fig. 2.

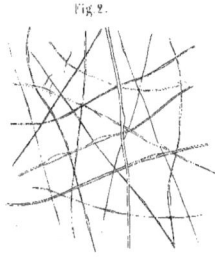

Fig. 3.

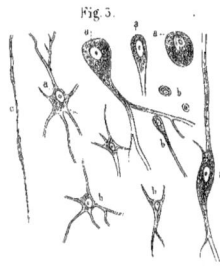

Fig. 4.

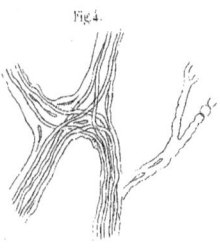

Fig. 5.

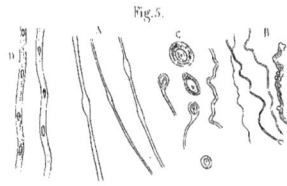

Fig. 6.

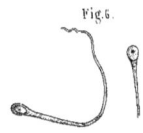

Fig. 9.

Fig. 10.

Fig. 7.

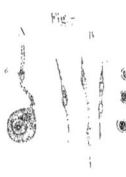

Fig. 8.

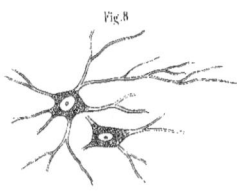

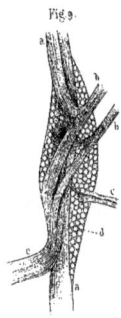
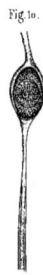

Fig. 12.

Fig. 11.

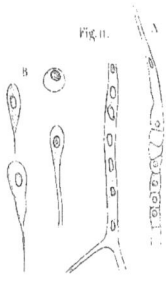

Fig. 12 bis.

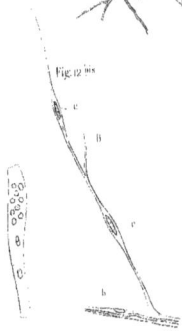

Fig. 13.

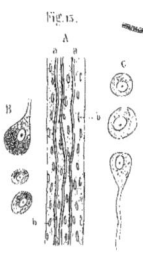
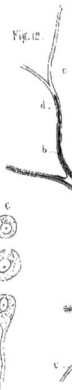

Fig. 14.

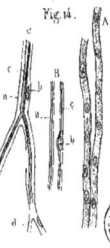

Lith. par Mᵐᵉ C.A. Jacob Hombes.

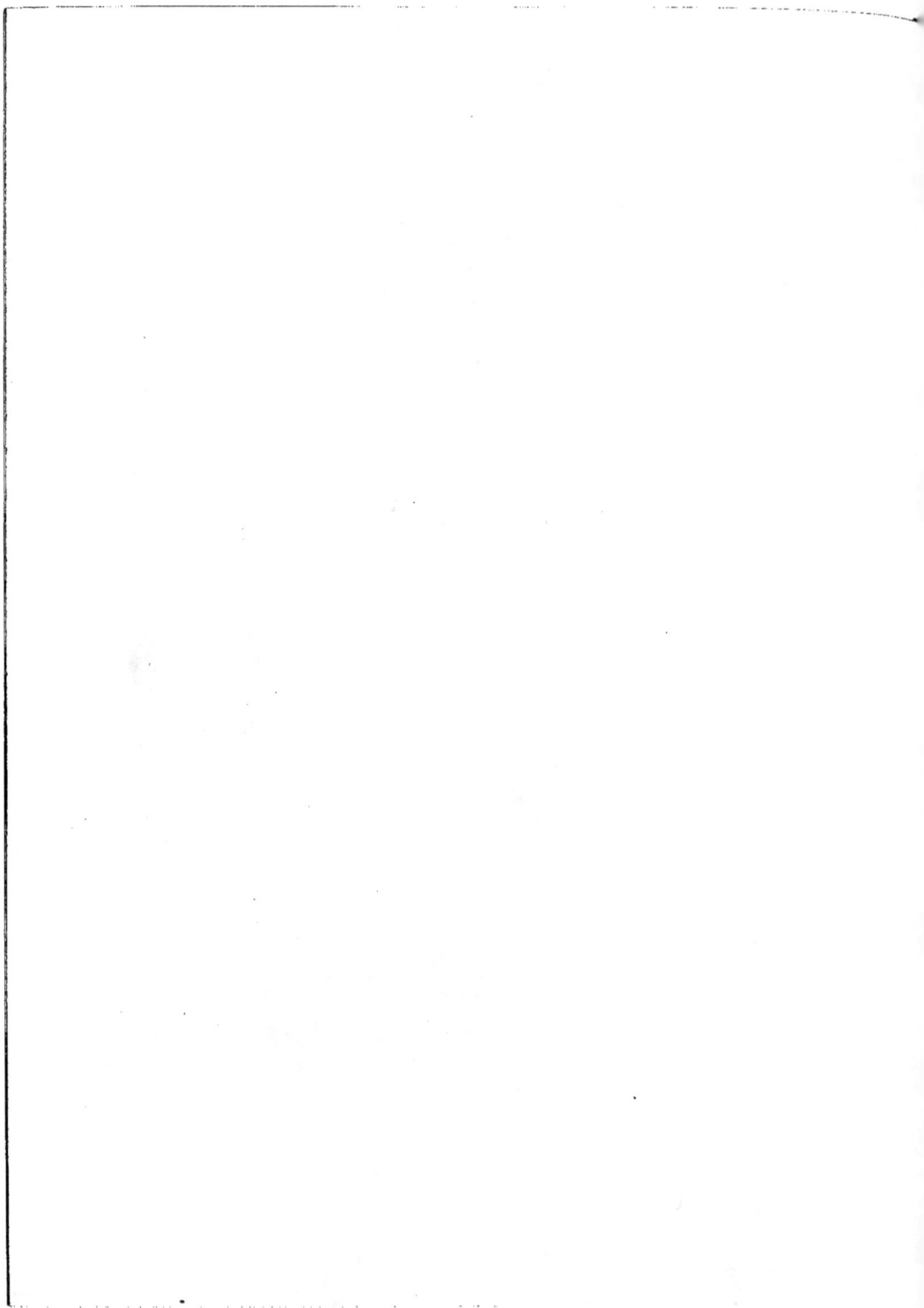

SYSTÈME NERVEUX CHEZ L'HOMME.

STRUCTURE

DE L'ORIGINE DES NERFS DANS LE PONT DE VAROLE.

(GROSSISSEMENT, DIX DIAMÈTRES) D'APRÈS STILLING.

Cette planche représente la structure des couches profondes du pont de Varole, dans une coupe transverse horizontale des fibres transverses semi-circulaires profondes de la protubérance au niveau de la sortie des nerfs abducteurs, faciaux et acoustiques. La section part du côté et en arrière à travers les pédoncules cérébelleux qui sont coupés au niveau de leur passage dans le cervelet.

Ces parties sont prises dans le cerveau d'un homme adulte et durci dans l'alcool.

(a). Sillon médian antérieur de la protubérance qui loge l'artère basilaire.

a'. Lamelles qui se détachent du raphé médian pour contourner la partie postérieure des cordons latéraux.

b. Continuation du canal du calamus scriptorius vers l'aqueduc de Sylvius.

b, c, *o. Raphé médian.

d, d'. Fibres des cordons antérieurs de la moelle épinière.

e, e'. Fibres des cordons latéraux de la moelle épinière.

f, f'. Cordons cunéiformes et grêles dont la plus grande partie présente, en ce lieu, ce changement remarquable de ne pas se montrer sous forme de fibres longitudinales, mais qui se recourbent transversalement en arrière et en dehors, pour entrer dans le cervelet où elles arrivent au voisinage du corps ciliaire.

g. Portion postérieure des cordons blancs postérieurs.

h. Masse spinale.

i. Substance grise, mélangée, pénétrant au fond du quatrième ventricule et contenant une assez grande quantité de corpuscules nerveux de la plus grande dimension, ainsi que des corpuscules médullaires plus petits.

k. Substance gélatineuse.

l. Petite portion du corps ciliaire du cervelet.

m, m', m''. Fibres centrales antérieures du nerf acoustique qui, des parties latérales de la protubérance, se rend en dedans et en arrière vers la substance cendrée.

n'. Racine du nerf facial dont on ne voit qu'une petite portion, celle qui pénètre à travers les couches profondes des fibres transverses extérieures de la protubérance et qui manque au point de contact avec les cordons latéraux (q. q'').

o. Masse large des corps restiformes coupés transversalement unie avec la portion antérieure des cordons blancs postérieurs de la moelle t,t.

*o. Décussation à la partie antérieure des fibres du raphé médian.

P. Prolongement des pyramides.

p', p'', p'''. Couches profondes des fibres extrêmes du pont.

p''. Réunion des fibres de la protubérance sur la ligne médiane et entrecroisement des fibres de la moitié latérale gauche avec celle de la moitié latérale droite.

q. Partie postérieure des cordons blancs postérieurs.

q', q''. Fibres blanches transverses qui paraissent être la continuation des corps restiformes et qui traversent les cordons antérieurs et latéraux.

r. Grande quantité de substance grise contenant des corpuscules nerveux du plus grand diamètre. Elle forme le noyau inférieur du nerf trijumeau, et de son bord postérieur et externe rayonnent des fibres qui vont continuer le nerf lui-même.

s, s'. Petites excavations entre lesquelles se trouve un appendice du noyau inférieur du nerf trijumeau en forme de colonne.

t, t. Portion antérieure des cordons blancs postérieurs de la moelle.

u. u' u''. Nerfs moteurs oculaires externes (abducteurs), dont plusieurs fibres passent au milieu des couches profondes de la protubérance.

v', v', v''. Masse de substance grise granuleuse située entre les prolongement des pyramides et les cordons blancs antérieurs, par où pénètrent les fibres blanches transverses.

w, w'. Couche mince de substance grise granuleuse qui entoure la lacune semi-lunaire.

x, x. Section transversale des pédoncules présentant un inextricable entrelacement de fibres blanches.

y. Portion de la partie profonde transversalement coupée des flocons de Reil.

z. Accumulation de substance grise contenant une innombrable quantité de corpuscules médullaires, les uns d'un grand volume, les autres médiocrement gros. Cette masse cendrée dont on voit ici la couche supérieure accompagne le nerf acoustique dans la protubérance.

*Lacune semi-lunaire, ou intervalle laissé par les fibres parties du cervelet pour constituer les couches profondes des fibres placées à la surface latérale de la protubérance, et les faisceaux de la moelle allongée.

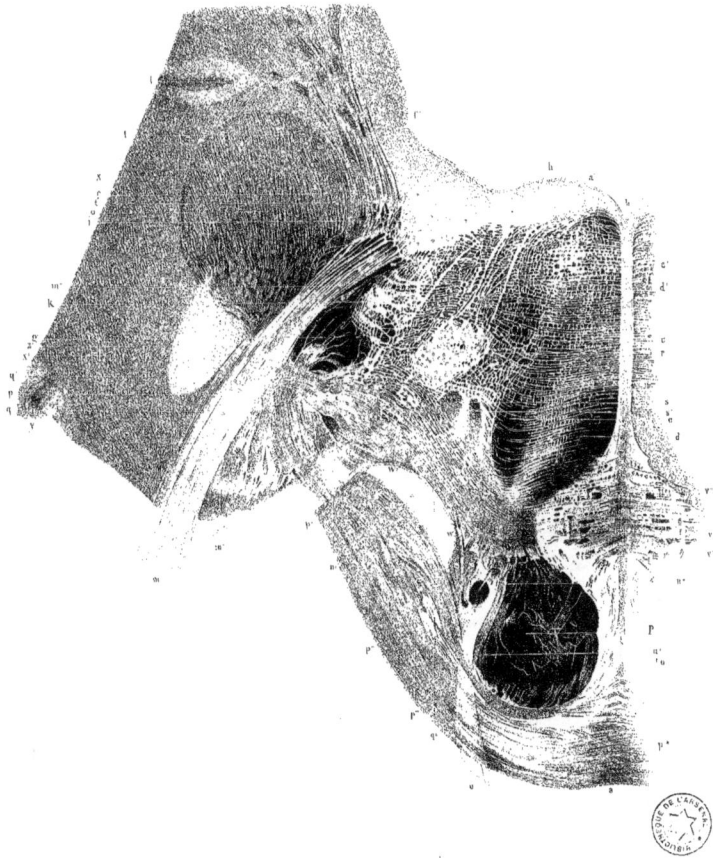

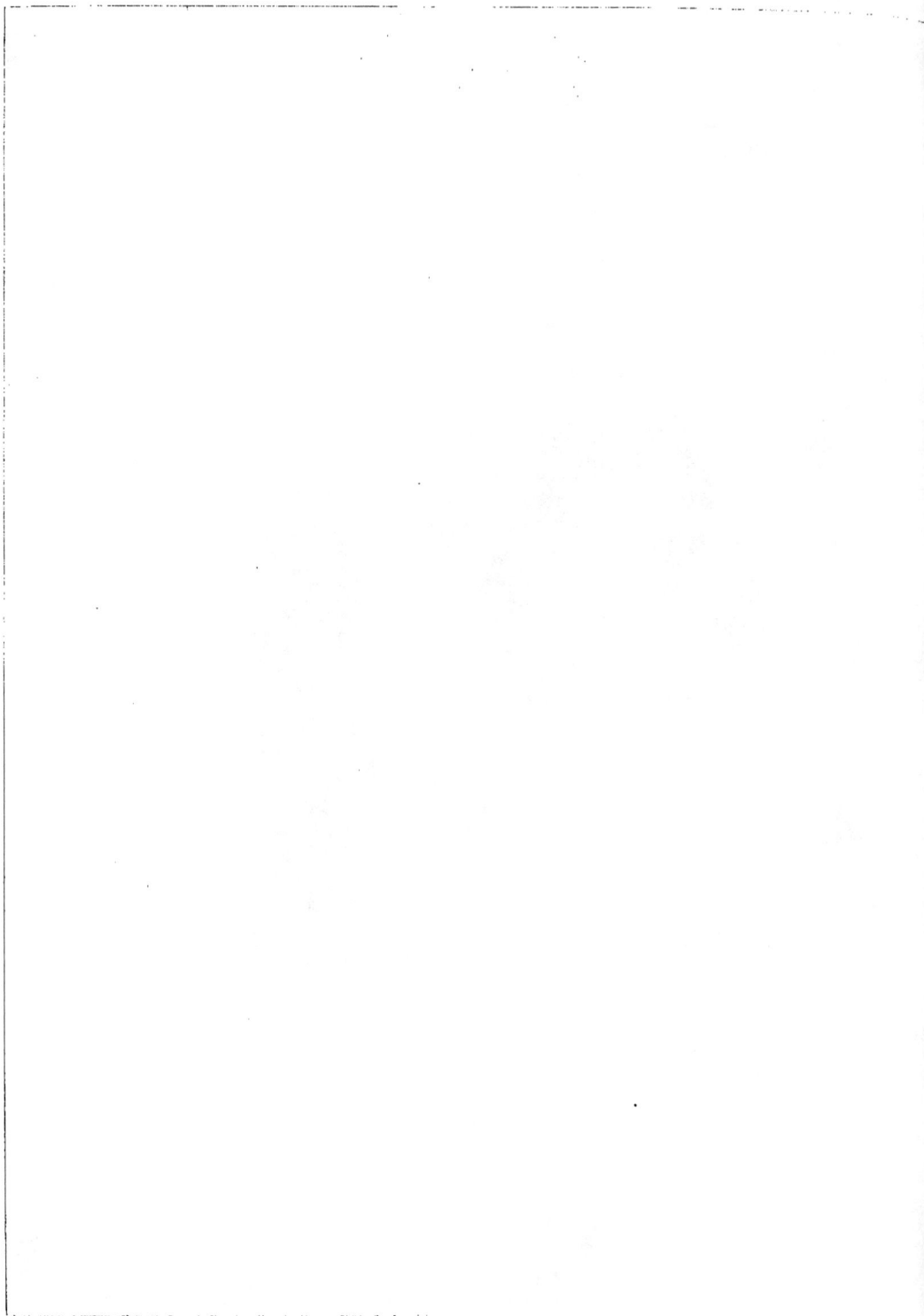

ANATOMIE MICROSCOPIQUE.

ORIGINE ET TRAJET

DES NERFS ABDUCTEURS FACIAUX ET ACOUSTIQUES

DANS LE PONT DE VAROLE CHEZ L'HOMME.

D'APRÈS STILLING.

(GROSSISSEMENT DIX FOIS LE DIAMÈTRE.)

a. Ligne médiane et sillon médian antérieur de la protubérance.

a'. Racine postérieure constante du nerf trijumeau qu'on trouve dans toute la longueur du pont.

b. Ligne médiane du plan postérieur de la protubérance, allant du calamus scriptorius à l'aqueduc de Sylvius.

c. Fibres du raphé médian.

b c + c a. Raphé médian.

d. d'. Coupe transversale des cordons antérieurs de la moelle.

e, e' e''. Coupe transversale des cordons latéraux.

f, f'. Portion horizontale des cordons cunéiformes et grêles qui se trouvent dans le plan de la coupe et qui se dirigent vers le cervelet. Dans cette partie de leur trajet les divers faisceaux sont parallèles et situés entre le corps restiformes O, le corps denté du cervelet l, et la paroi latérale du 4ᵉ ventricule.

g, g'. Partie postérieure des cordons blancs postérieurs.

k. k'. Substance gélatineuse.

h. Noyau des nerfs faciaux et abducteurs occupant le fond du 4ᵉ ventricule, formé d'une masse de substance grise contenant des corpuscules médullaires de la plus grande dimension.

i. Mélange de substance blanche et de substance grise qui forme les parois latérales du 4ᵉ ventricule.

l. Petite portion du corps denté du cervelet.

m', m''. Trajet central du nerf acoustique passant entre le corps restiforme et la substance gélatineuse k, k', à laquelle il ne touche pas.

n'. Origine du nerf facial qui prend naissance à la partie externe du noyau commun h.

n', n'', n'''. Fibres du nerf facial en petite quantité parce qu'elles se trouvent pour la plus grande partie dans un plan un peu supérieur à celui de l'abducteur, excepté vers le tiers externe où elles reparaissent dans le même plan. Le nerf facial côtoie la partie externe des cordons latéraux, et la partie interne de la substance gélatineuse k k', à laquelle il ne touche pas ou à peine, ce qui donne la raison anatomique de l'insensibilité de ce nerf.

o. Coupe des corps restiformes.

p. p'. p''. p'''. Fibres semi-circulaires transversales externes de la protubérance.

p⁴. Réunion des fibres semi-circulaires des deux moitiés latérales de la protubérance.

q. q' q''. Fibres transverses moyennes de la protubérance, naissant, comme les précédentes, du cervelet, et séparées de celles-ci, dans la partie moyenne de leur trajet, par les faisceaux des pyramides qu'elles séparent à leur tour des cordons antérieurs et latéraux de la moelle.

r. Noyau inférieur du nerf trijumeau, comme dans la planche précédente. On voit que le nerf facial passe entre cette masse et la masse gélatineuse sans toucher immédiatement ni l'une ni l'autre.

s, s'. Appendice du nerf trijumeau, dont la pl. 33 montre le commencement.

t, t''. Portion antérieure des cordons blancs postérieurs de la moelle épinière.

u, u, u. Huit faisceaux centraux du nerf abducteur de diverses dimensions qui passent au milieu des pyramides et les divisent. Arrivés auprès de la couche antérieure des fibres semi-circulaires du pont, ces faisceaux se recourbent en bas et de là passent en avant et en dehors pour former la racine externe du nerf abducteur qu'on ne peut voir dans cette coupe.

u⁴. Origine centrale du nerf abducteur au moment où il se détache du noyau commun h par son côté interne.

u', u''. Faisceaux du nerf abducteur divisés par les fibres longitudinales des cordons antérieurs de la moelle.

Les trajets centraux des nerfs abducteurs présentent sous le microscope une couleur argentée.

+ u, + u. Places rondes, transparentes, formées au point de la section des faisceaux centraux du nerf abducteur qui, placés dans des couches plus hautes, se recourbent ici en bas et sont coupés obliquement. On les reconnaît facilement à leur teinte argentée.

v, v', v''. Masse presque quadrilatère de substance grise granuleuse qui sépare les pyramides des deux côtés de la protubérance. Cette masse est coupée dans deux directions : 1° d'avant en arrière par les fibres du raphé médian; 2° transversalement par une grande quantité des fibres blanches, q, q' q''.

w, w'. Limbe mince de substance cendrée qui entoure la lacune comprise entre les fibres semi-circulaires du pont et les fibres droites de la moelle.

x, x'. Coupe des couches profondes des cuisses du pont de varole montrant un réseau inextricable de fibres coupées obliquement.

y. Portion inférieure des flocons de Reil.

z. Limbe mince de substance grise granuleuse qui s'étend sur toute la surface du 4ᵉ ventricule.

P, P', P''. Les fibres des pyramides, qui dans la pl. 33 forment une masse compacte, s'écartent ici en plusieurs faisceaux. C'est pourquoi quelques parties de ces trajets, dont les fibres seraient, dans les coupes transverses, une direction oblique comme P, sont d'un aspect moins obscur que celles qui sont coupées à angle droit. Ces fibres pyramidales sont ici divisées par les faisceaux du nerf abducteur.

*⁴. Lacune semi-lunaire dont la grandeur va constamment en décroissant.

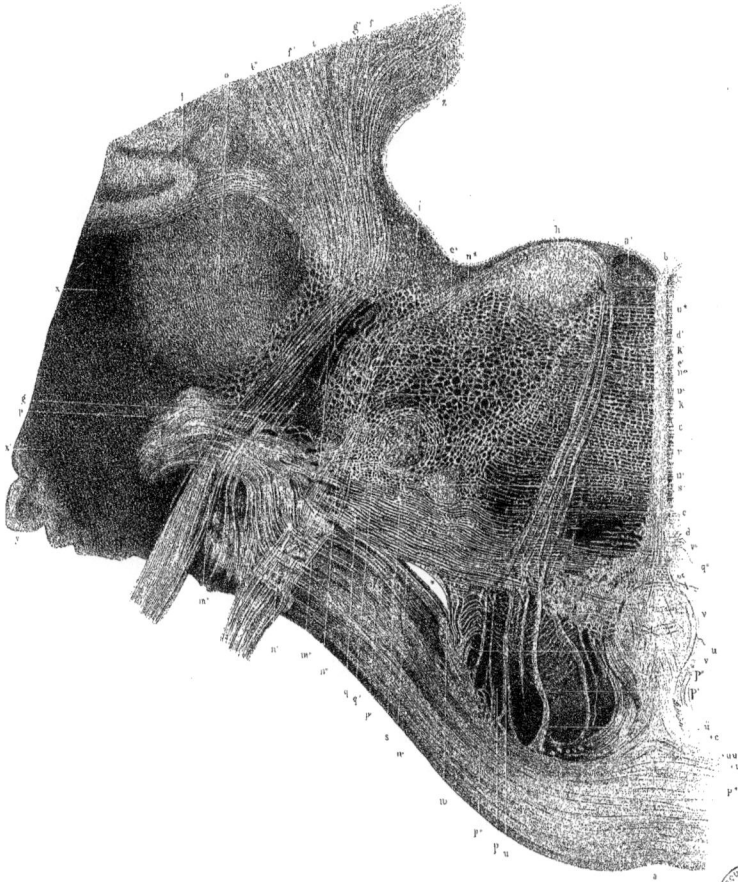

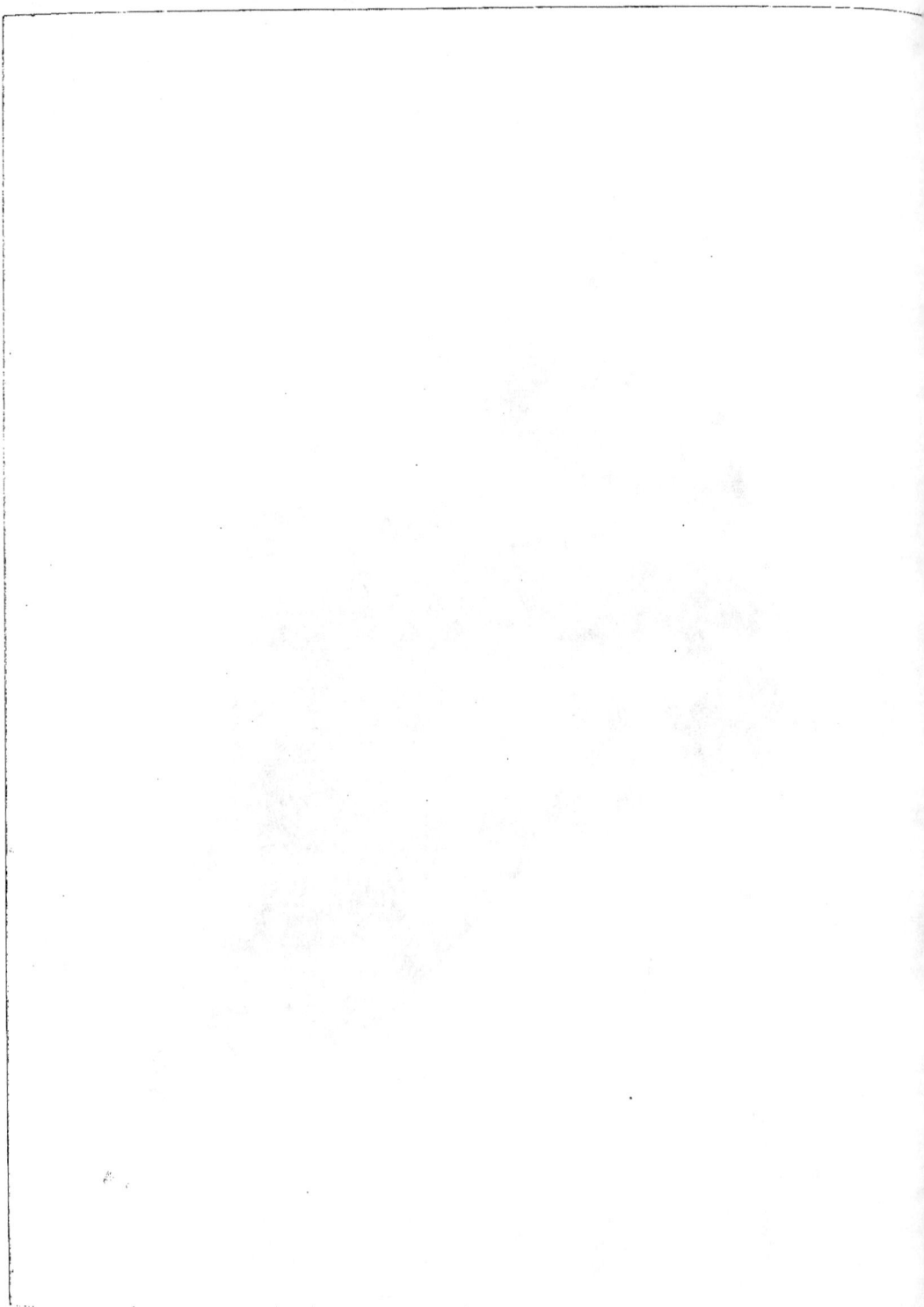

ANATOMIE MICROSCOPIQUE.

ORIGINE

DES NERFS DANS LE PONT DE VAROLE

D'APRÈS STILLING

GROSSISSEMENT DIX FOIS EN DIAMÈTRE.

FIGURE 1. Cette figure représente dans une même coupe horizontale, succédant immédiatement à celle de la planche 34, une position particulière des trajets centraux des nerfs acoustique, abducteurs et faciaux. La coupe tombe dans le plan antérieur du pont environ une ligne et demie au-dessus du bord intérieur de la couche externe des fibres transverses et sort en arrière, une ligne à une ligne et demie au-dessus des fibres transverses du nerf acoustique.

a. Ligne médiane et sillon médian antérieur de la protubérance.

a'. Racine postérieure constante du nerf trijumeau qu'on trouve dans toute la longueur du pont, et qui est coupée transversalement.

a''. Racine postérieure non constante du même nerf.

b. Sillon médian postérieur allant du calamus scriptorius à l'aqueduc de Sylvius et extrémité postérieure du raphé médian.

c. Fibres du raphé médian.

*c. Masse de substance cendrée granuleuse interposée entre les pyramides de chaque côté et les séparant.

d. Partie antérieure des cordons antérieurs de la moelle et s'éloignant du raphé et séparée de celle du côté opposé par la présence d'une grande quantité de substance cendrée granuleuse.

d'. Partie postérieure de ces mêmes cordons rapprochée au contraire de ceux du côté opposé dont le raphé médian les sépare seul.

e. Partie antérieure des cordons latéraux.

e'. Partie postérieure de ces mêmes cordons.

f. Cordons cunéiformes et grêles dont il ne reste plus que des vestiges.

g, g'. Partie postérieure des cordons blancs postérieurs.

h. Noyau commun des nerfs faciaux et abducteurs.

i. Substance blanche et cendrée formant en ce point la partie latérale du 4e ventricule.

k. Substance gélatineuse qui ne diffère pas de celle de la moelle allongée.

m. Trajet central du nerf acoustique.

m'. Trajet central du même nerf.

m''. Portion du trajet central du même nerf coupée en ce point par les fibres semi-circulaires transversales externes de la protubérance.

m'''. Racine centrale du même nerf séparée de la substance gélatineuse k, par les cordons blancs postérieurs g, g'.

n, n. Fibres centrales du nerf facial qui s'enfoncent ici sous les fibres transverses de la protubérance.

n', n''. Prolongement des fibres du même nerf formant ici un faisceau compact.

n*. Leur continuation pour aller passer derrière le noyau commun h, et le réunir aux fibres de l'abducteur.

'n'. Autres fibres du même nerf allant se jeter directement dans le noyau commun h.

p, p', p'', p''', p*. Fibres semi-circulaires transversales externes de la protubérance allant se joindre à celles du côté opposé sur la ligne médiane.

q', q'', q''', q''''. Fibres transverses moyennes et la protubérance séparées des précédentes par les pyramides P, P'.

q' q'. Point où elles sont coupées par les fibres a, a', facial.

q''. Leur rencontre avec les fibres de l'abducteur.

q'''. Leur réunion sur la ligne médiane avec celles du côté opposé.

r. Noyau inférieur du nerf trijumeau comme dans la planche 34.

s, s'. Appendices du noyau inférieur du nerf trijumeau.

t. Portion antérieure des cordons antérieurs.

u, u', u'', u*. Trajet central du nerf abducteur.

u, u', u', u''. Faisceaux du trajet central de la racine du nerf abducteur.

u', u'. Point où ces faisceaux passent sous les fibres extérieures transverses de la protubérance et cessent alors d'être visibles.

u*. Origine des fibres de l'abducteur sortant du noyau commun h, ou se prolongeant avec les fibres du facial.

v, v', v''. Masse de substance cendrée granuleuse séparant postérieurement les parties antérieures des cordons antérieurs de la moelle, et antérieurement les pyramides de chaque côté.

O. Coupe des corps restiformes.

P, P', P'', P'''. Coupe des pyramides; elles forment une masse moins compacte que dans les couches inférieures.

P. Masse principale.

P', P''. Faisceaux séparés de la masse principale.

FIGURE 2. Trajet central du nerf trijumeau représenté dans une coupe verticale de la protubérance.

A, A'. Coupe de la moelle allongée.

B, B'. Bord antérieur de la coupe, plan antérieur de la protubérance.

B'' B''. Bord postérieur de la coupe.

C. Partie adhérente au pédoncule du cerveau.

D. Coupe oblique par les processus du cervelet aux corps quadrijumeaux.

E. Coupe par le pédoncule du cerveau.

H, H'. Fragment du trajet central du nerf acoustique.

K. Substance mixte au fond du 4e ventricule.

L. Lingule du cervelet.

M, M. Fragmens de parties du trajet central du nerf trijumeau.

R, R', R'. Fibres transverses sortant des corps restiformes.

V, V'. Partie de la valvule du cervelet.

d*. Fragmens de la portion postérieure des cordons antérieurs.

e, e*. Fragmens de la partie postérieure des cordons postérieurs.

e*, e*. Fragmens de fibres longitudinales dépendant des cordons latéraux.

g, g. Fragmens de la partie postérieure des cordons postérieurs.

g' g'. Fragmens plus étendus de ces mêmes faisceaux.

g*. Portion verticale du trajet central du nerf trijumeau et lieu du replacement de ces fibres.

h, h'. Plans de la coupe des faisceaux de fibres transverses qui se rendent au nerf acoustique et qui occupent le fond du 4e ventricule.

i', i''. Substance mélangée appartenant aux éminences rondes au fond du 4e ventricule d'où sortent quelques fragmens de la racine centrale du trijumeau.

k, k. Ilots de substance gélatineuse.

m', m'', m'''. Faisceaux appartenant à la petite portion du trijumeau.

m'', m', m''. Autre faisceau de la petite portion du même nerf.

m*, m'. Racine externe de la petite portion du nerf trijumeau.

n, n. Granules de substance ferrugineuse.

q, q. Fibres transverses postérieures.

r. Noyau supérieur du nerf trijumeau

t, t'. Fragment de la partie inférieure du trajet central du nerf pathétique.

v, v. Substance cendrée éparse.

x, x, x, x. Masse de fibres entrecroisées dans toutes les directions.

y, y, y. Substance cendrée granuleuse.

y'. Points plus clairs dans cette même substance.

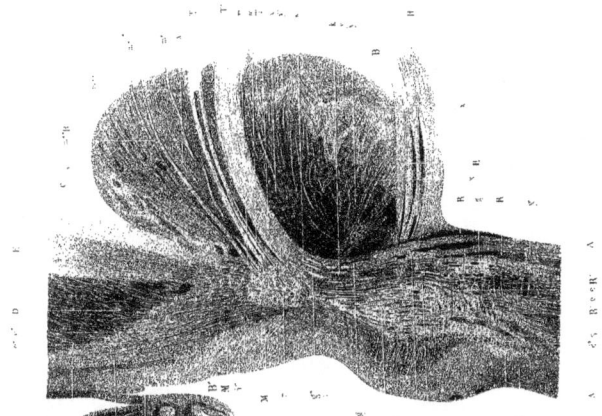

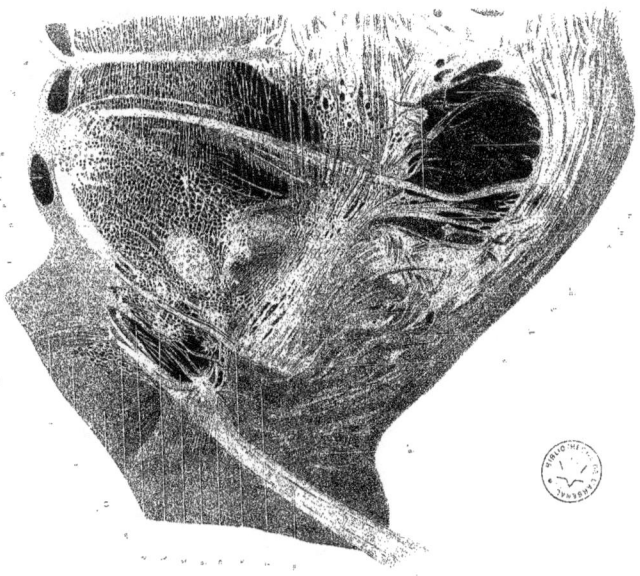

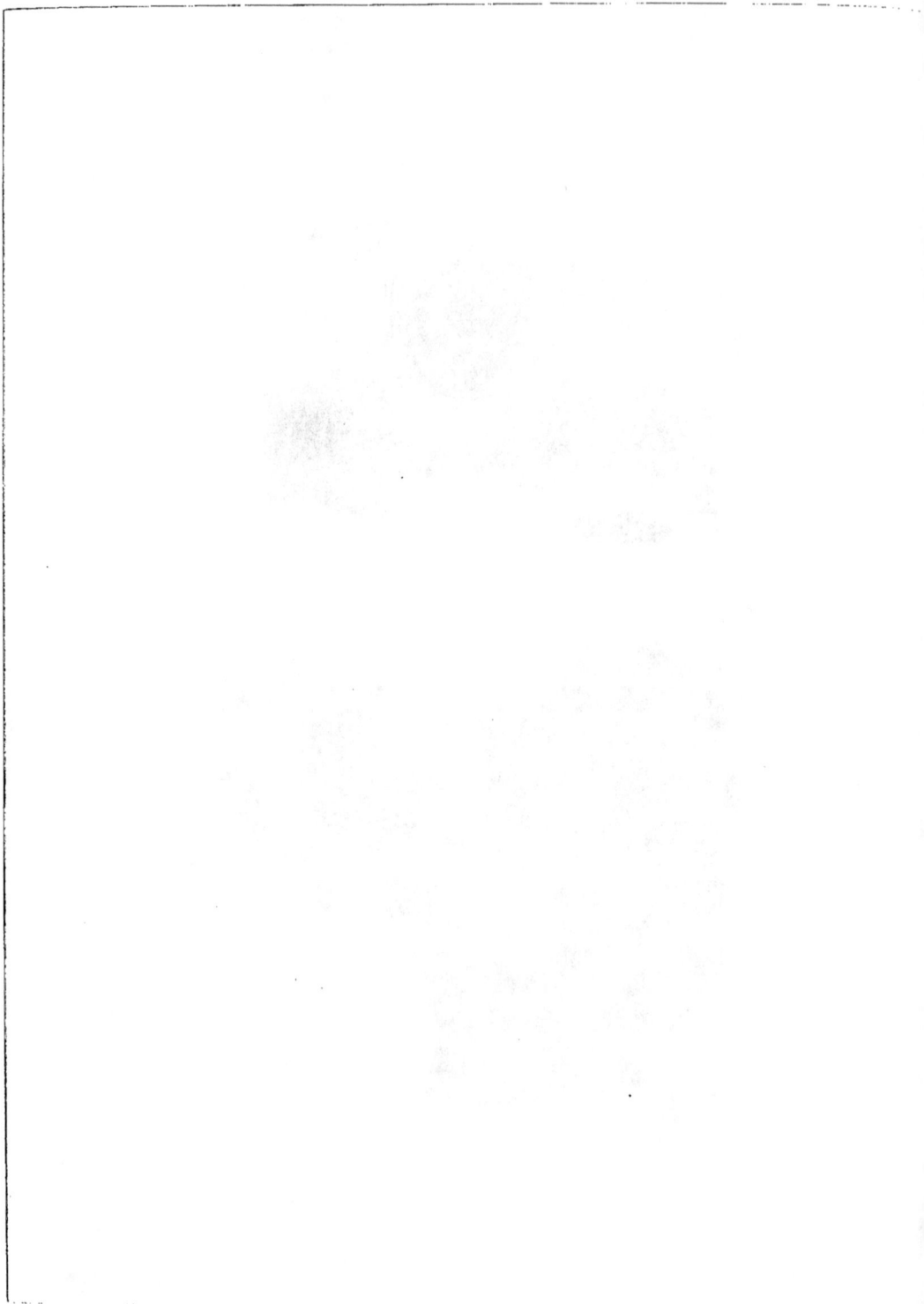

ANATOMIE MICROSCOPIQUE.

ORIGINE ET TRAJET

DES NERFS OCULO-MOTEURS COMMUNS

DANS LE PONT DE VAROLE CHEZ L'HOMME.

D'APRÈS STILLING.

(GROSSISSEMENT DIX FOIS LE DIAMÈTRE).

a. Fond du sillon longitudinal antérieur formant un espace vide cordiforme.

b. Section transverse de l'aqueduc de Sylvius entouré de substance cendrée (h. h.).

c. Raphé médian.

d. d', d'', d'''. Portion antérieure des cordons antérieurs.

d. d. Faisceaux intérieurs des précédens cordons antérieurs.

d'. Faisceaux moyens des mêmes cordons.

d'', d'''. Faisceaux extérieurs ou postérieurs des mêmes cordons.

d°. Portion postérieure des cordons antérieurs.

*d°. Partie moyenne des cordons antérieurs.

e. Partie postérieure des cordons latéraux. — La séparation avec les cordons antérieurs est ici peu tranchée.

e* Traces des fibres du faisceau latéral oblique de l'isthme ou ruban de Reil partant des tubercules quadrijumeaux postérieurs et venant s'unir à son correspondant du côté opposé sur le raphé médian.

h. h. Substance cendrée entourant l'aqueduc de Sylvius.

n. Noyau des nerfs oculo-moteurs communs remarquables par les grands corpuscules nerveux situés dans la substance h.

o, o', o'', o''', o°. Racines centrales des nerfs oculo-moteurs communs prenant naissance sur une ligne en forme d'arc, et s'écartant les uns pour décrire à travers la substance cendrée A et V v' des trajets plus ou moins sinueux et se réunir enfin en un seul tronc qui est la racine externe du nerf.

o, o. Faisceaux internes du nerf oculo-moteur commun.

o', o'. Faisceaux intérieurs du même nerf.

o'', o''. Faisceaux centraux.

o''', o'''. Autre faisceau central.

o°, o°. Faisceau externe.

q. Plan de la coupe du faisceau qui part des corps quadrijumeaux postérieurs, dirigé en bas et en avant pour se terminer au corps genouillé interne et former une des racines du nerf optique correspondant.

V, v'. Substance cendrée située derrière les pédoncules du cerveau P. P. et contenant des grains de matière noire S. S.

A. Substance cendrée autour de laquelle on voit des masses opaques épaisses qui indiquent les plans de la section transverse des faisceaux de fibres longitudinales formant la continuation des processus du cervelet aux tubercules quadrijumeaux traversés par les 9 à 12 faisceaux appartenant aux trajets centraux des nerfs oculo-moteurs.

P, P, P. Plan intérieur des pédoncules du cerveau bordé à sa partie interne par le *locus niger* de Vicq-d'Azyr.

Q. Tiers supérieur des corps quadrijumeaux antérieurs.

S. S. Granules de matière noire répandus dans la substance cendrée V, v', et beaucoup plus nombreux au bord interne des pédoncules cérébraux où ils forment le *locus niger* de Vicq d'Azyr, et entre les racines centrales du nerf oculo-moteur.

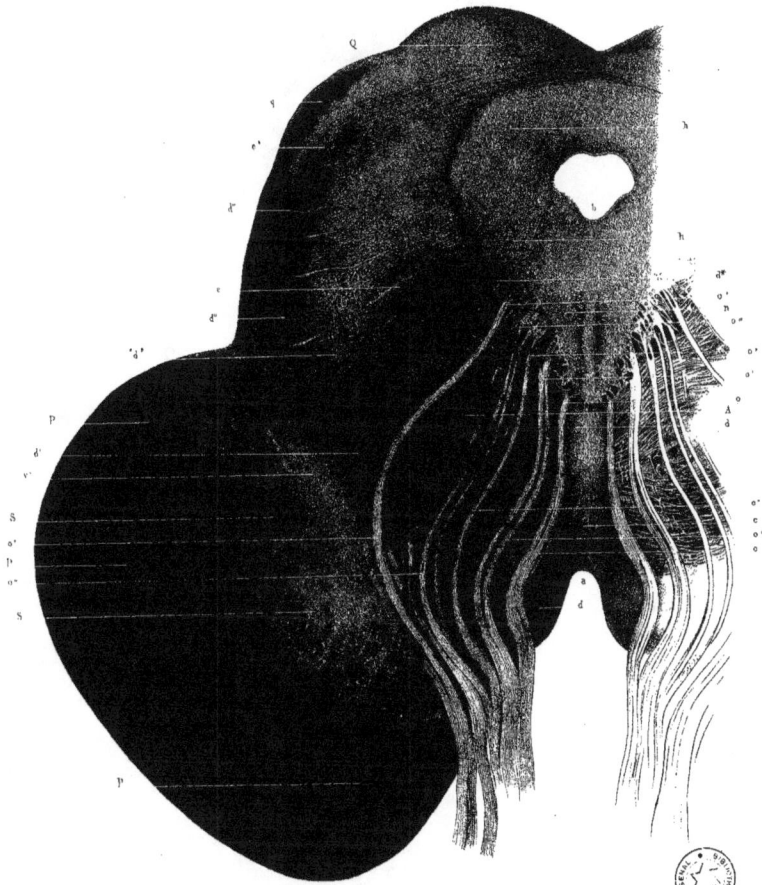

Imp. Lemercier Paris

Lith. par Mme Jacob

SYSTÈME NERVEUX.

ANATOMIE MICROSCOPIQUE.

ORIGINE DES NERFS DANS LE PONT DE VAROLE

CHEZ L'HOMME (D'APRÈS STILLING). Grossissement 10 fois en diamètre.

Cette planche représente, dans un coupe transversale oblique, à l'horizon, les couches où se fait le passage du trajet horizontal et la grosse portion du trijumeau dans le trajet central de la petite racine du même nerf.

a. Ligne médiane antérieure de la protubérance annulaire.

a'. Noyau de la racine constante du nerf trijumeau d'où sortent des fibres dirigées vers a"; angle d'inflexion de ces mêmes fibres qui se replient en avant et en dehors et se placent au côté interne de la partie T, T', comme une portion séparée du trajet central de la plus grande portion du trijumeau.

b. Ligne médiane du plan postérieur de la protubérance allant du calamus scriptorius vers l'aqueduc de Sylvius (coupe transverse).

c, c. Raphé médian dont on n'aperçoit plus que des traces à la partie antérieure de la coupe, tandis qu'il est très marqué à la partie postérieure.

d, d, d. Partie antérieure des cordons antérieurs de la moelle coupés transversalement.

d'. Partie postérieure de ces mêmes cordons.

e. Partie antérieure des cordons latéraux de la moelle.

e'. Partie externe de ces mêmes cordons.

e". Partie postérieure des précédens cordons latéraux.

f, f. Cordons cunéiformes et grèles se dirigeant vers le cervelet.

h, h. Noyaux de substance grise interposée çà et là entre les pyramides et les fibres transverses.

i. Substance blanche et cendrée que forme la paroi latérale du 4e ventricule au lieu dit : le locus cæruleus.

i'. Même substance concourant à former les éminences rondes.

k, k. Substance gélatineuse qui avoisine le trajet central de la petite portion du trijumeau.

l. Petite portion du corps ciliaire du cervelet.

m, m. Petite portion du nerf trijumeau.

m'. Trajet central de la petite portion du nerf trijumeau.

n. Fibres d'origine du nerf facial.

o. Coupe transverse des corps restiformes.

p, p. Faisceaux des cuisses du pont coupé transversalement et formés de fibres peu distinctes qui se dirigent partie en avant, vers p, p', et partie en dehors.

p'. Portion des faisceaux des cuisses du cervelet, qui pénètre entre les trajets centraux du nerf trijumeau.

p" Autre portion de ces mêmes faisceaux qui se trouvent ainsi partagés en plusieurs masses par les fibres du nerf trijumeau.

q, q', q". Faisceaux des cuisses du cervelet qui traversent le pont.

q q, 'q, 'q', 'q", 'q'. Fibres transverses médianes du pont.

q"', q"", q"', q". Couches antérieures des fibres transverses provenant de la même source.

Tous ces faisceaux transverses coupent à angle droit les processus pyramidaux P, P', P". ainsi que l'origine des pédoncules du cerveau P*, P* et rayonnent entre ces fibres longitudinales.

r. Noyau inférieur du nerf trijumeau.

t. Fibres de la racine constante du nerf trijumeau provenant du noyau a'.

v. Substance cendrée granuleuse qui avoisine le trajet central de la petite portion du nerf trijumeau.

v', v'. Substance granuleuse interposée entre les pyramides et les fibres transverses du pont.

v", v", v". Substance cendrée granuleuse.

v"', v"', v". Substance cendrée granuleuse.

x, x. Pédoncules cérébelleux coupés horizontalement et offrant un réseau inextricable de fibres entre-croisées dans tous les sens.

P. Faisceaux des pyramides coupés obliquement, ce qui leur donne une teinte moins foncée.

P'. Faisceau antérieur des pyramides.

P", P" Faisceaux moyens des pyramides.

P"'. Faisceaux postérieurs des pyramides.

Tous ces faisceaux sont séparés les uns des autres par les fibres transverses provenant des pédoncules du cervelet.

P*, P*, P*. Origine des fibres des pédoncules du cerveau naissant sur le côté externe des faisceaux pyramidaux.

T. Racine apparente du nerf trijumeau.

T', T". Portions cérébrales du même nerf dont certaines portions sont discontinues dans le plan de la coupe par suite de l'interposition des fibres transverses des pédoncules cérébelleux.

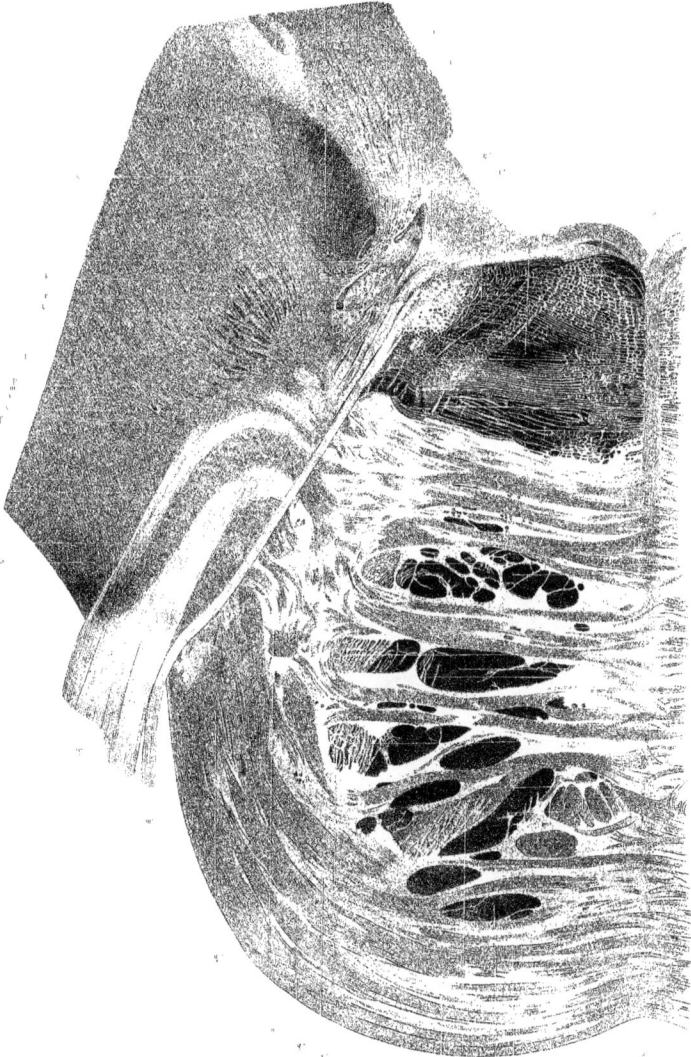

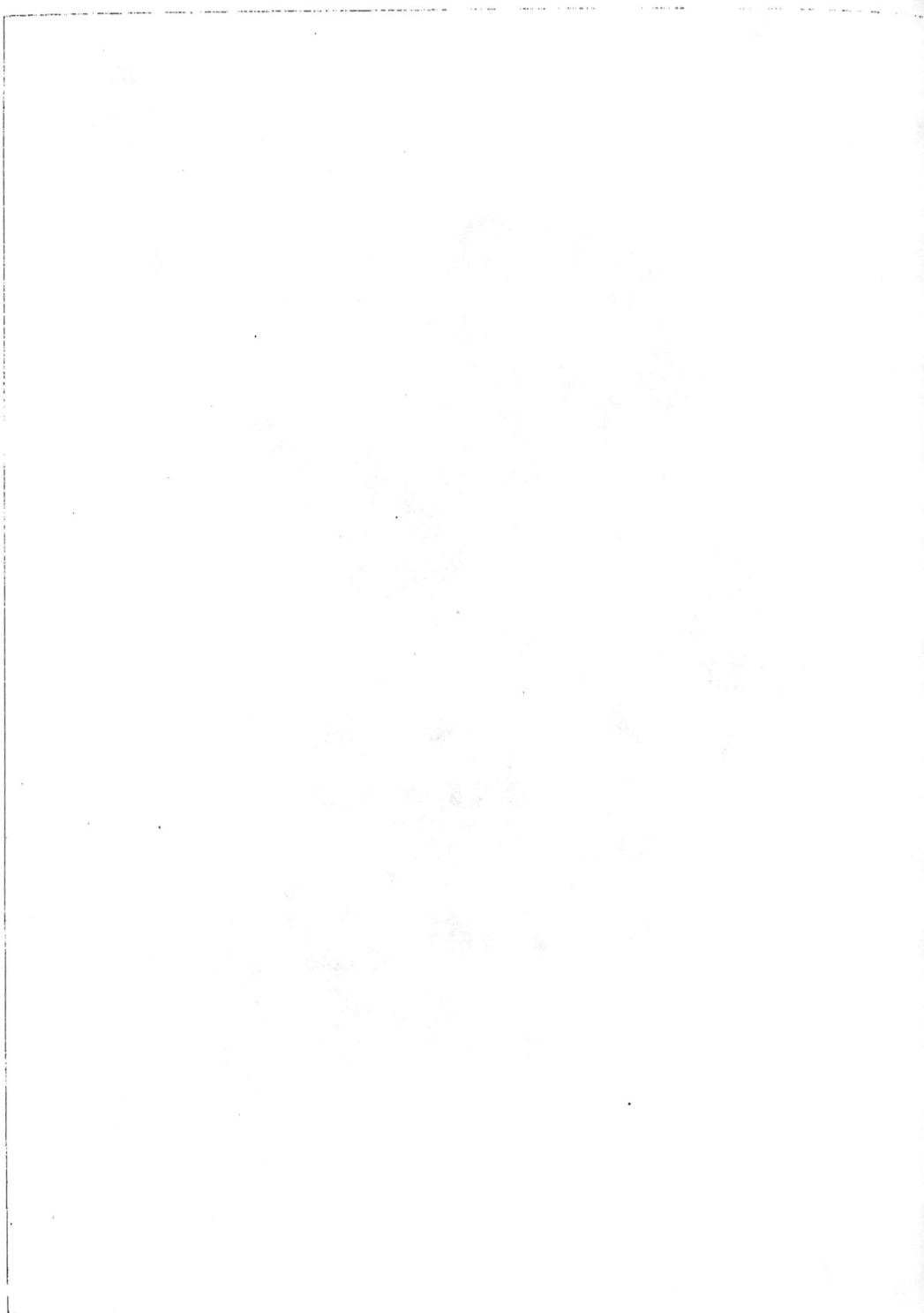

SYSTÈME NERVEUX.

ANATOMIE MICROSCOPIQUE.

ORIGINE DES NERFS DANS LE PONT DE VAROLE

CHEZ L'HOMME, (D'APRÈS STILLING).

Les figures 1, 2, 3, 4, représentant des coupes longitudinales et verticales dans le pont de Varole du cerveau d'un adulte, endurci dans l'alcool, sont grossies de deux fois au diamètre.

FIGURE 1. Cette figure représentant une coupe longitudinale, verticale et médiane du pont de Varole, montre par conséquent les couches du raphé.

A. Partie supérieure et couche médiane de la moelle allongée.

B B' B''. Limites antérieures du pont de Varole.

B B' B'' B''. Partie antérieure du pont de forme ovale.

(b B'' b'). Partie postérieure du pont de forme quadrilatère.

B. Bord inférieur du pont.

B'. Bord antérieur.

B''. Bord supérieur.

B'''. Bord postérieur de la partie antérieure du pont.

C. Partie correspondante au pédoncule du cerveau.

D. Lieu de la décussation des processus du cervelet aux corps quadrijumeaux. Il est obscur dans les minces segmens à la lumière réfléchie, ce qui est le cas de la planche, tandis qu'il est de couleur blanche par la lumière incidente.

E. Coupe du corps blanchâtre ou mamillaire. L'instrument tranchant doit passer exactement entre les deux corps mamillaires; mais ils sont si près l'un de l'autre qu'il est difficile qu'on n'en enlève avec les couches du raphé une petite portion.

Q. Corps quadrijumeaux.

T. Plan de la coupe dans la valvule du cervelet, par le milieu de la partie horizontale du trajet central du nerf pathétique.

V. Valvule du cervelet avec la luette.

a' a'. Substance cendrée granuleuse.

a. Foramen cæcum. — Trou borgne.

b b''. Bord postérieur de la partie postérieure du pont, et ligne médiane du fond du quatrième ventricule.

b'' c. Aqueduc de Sylvius.

d c. Fibres droites du raphé.

d' d' et d'' d''. Fibres divergentes du raphé.

e e''. Limbe mince de substance cendrée mélangée.

f f' f''. Vides provenant des vaisseaux qui pénètrent dans le trou borgne et entre les pédoncules du cerveau.

i Origine du noyau du nerf oculo-moteur.

q q. Points obscurs qui sont les plans de la coupe transversale des couches antérieures et médianes des fibres transverses du pont.

q' q'. Plan de la section transverse dans le milieu de la couche antérieure des fibres transverses du pont.

v v. Réseaux obscurs et transparens.

v' v'. Couche de substance cendrée granuleuse.

FIGURE 2. Coupe distante de 1mm du raphé. La section par les processus du cervelet aux corps quadrijumeaux montrent des faisceaux coupés de plus en plus obliquement. Les fibres de ces processus s'étendent en ligne continue de V' en D où elles opèrent leur décussation. Les mêmes lettres représentent les mêmes points que dans la fig. 1.

C. Fibres des pédoncules du cerveau.

F. Coupe du trajet central du nerf facial.

G. Section transverse de la partie du trajet central du nerf trijumeau qui sort du fond du quatrième ventricule.

N. Noyaux rouges des tégumens des pédoncules du cerveau.

P. Fibres des pyramides.

P P'. Masse principale des pyramides.

P'' P''' P''''. Faisceaux plus ou moins considérables de ces mêmes pyramides.

O. Partie du corps ciliaire de l'olive.

O'. Corps olivaire secondaire.

S S. Substance noire de Sœmmering.

a''. Coupe des fibres du nerf acoustique se rendant au fond du quatrième ventricule.

e. Couche mince de substance cendrée.

e'. Fibres de la partie antérieure des cordons antérieurs.

g g g'''. Fibres longitudinales des cordons antérieurs.

g''. Substance gélatineuse.

m m. Parties du trajet central du nerf abducteur.

o o'. Fragmens du trajet central des nerfs oculo-moteurs.

O''.

q-q. q' q'. Fibres transverses interposées entre les faisceaux des pyramides.

FIGURE 3. Couche un peu plus éloignée du raphé. Dans le plan antérieur du pont tombe sur les derniers faisceaux des racines du nerf abducteur (B), et dans le bord postérieur sur le pédoncule du cervelet Z.

Les fibres V' V'' des pédoncules du cervelet aux corps quadrijumeaux deviennent de plus en plus courtes.

Leur décussation avec les fibres des corps restiformés R' est plus manifeste.

Les points F, G, coupes des nerfs facial et trijumeau, s'éloignent du bord postérieur.

On commence à apercevoir une portion du corps ciliaire du cervelet z, tandis que le passage des pyramides dans le pont a disparu. Les faisceaux de ces fibres des pyramides s'amincissent à la partie inférieure et s'accroissent plus haut. Les pédoncules du cerveau commencent à se former.

G''. Noyau du nerf trijumeau.

K. Fibres des corps cunéiformes et grêles.

H'. Partie des corps restiformes au moment de leur entrée dans le cervelet.

V' V''. Fibres des pédoncules du cervelet aux corps quadrijumeaux.

Z. Pédoncule du cervelet.

FIGURE 4. La coupe est faite très près du côté interne de la racine du nerf acoustique.

G G. Grosse portion du nerf trijumeau.

G'. Petite portion du même nerf.

A''. Section du trajet central du nerf acoustique.

R R'. Corps restiformes.

z. Corps ciliaire du cervelet.

FIGURE 5. Coupe oblique du pont dans laquelle on suit le trajet du nerf pathétique dans la valvule du cervelet. — Grossie 10 fois en diamètre.

T T. Racine du nerf pathétique dont les fibres se dirigent vers la valvule.

V. Valvule du cervelet.

C. Portions des processus du cervelet aux corps quadrijumeaux.

C' C''. Quelques fragmens de leurs fibres.

L. L. Coupe des flocons de Reil.

a. Coupe de l'aqueduc de Sylvius.

b b'. Substance cendrée qui environne l'aqueduc de Sylvius.

d' d'. Coupe oblique de la partie antérieure des cordons latéraux.

d'' d''. Coupe oblique de la partie postérieure des cordons antérieurs.

e'' e''. Coupe de la partie postérieure des cordons latéraux.

n. Noyau de la portion réfléchie du nerf pathétique.

t t'. Portion réfléchie du nerf pathétique allant se joindre au trajet direct dans la valvule du cervelet.

v. Lamelle de substance cendrée mélangée qui sépare l'aqueduc de Sylvius de la partie horizontale du trajet central du nerf pathétique.

FIGURE 5 bis. Coupe de grandeur naturelle des parties représentées fig. 5.

FIGURE 6. Coupe oblique du pont de Varole dans laquelle on voit le trajet central du nerf facial. — Grossissement, 10 fois le diamètre.

A A. Fragment de la moelle allongée.

B B' B'' B'''. Moitié inférieure du pont.

B''' B''''. Fond du quatrième ventricule.

F. Racine du nerf facial.

T'. Fibres longitudinales qui forment le fond du quatrième ventricule.

e e' e'' e''. Fibres longitudinales des cordons latéraux à travers lesquelles passe le nerf facial.

f f' f'' f''' f''''. Trajet central du nerf facial présentant deux inflexions.

G'. Fibres longitudinales des cordons antérieurs.

i i'. Substance mélangée du fond du quatrième ventricule.

q q q. Fibres transverses latérales et médianes du pont.

v v v. Substance cendrée granuleuse épaisse.

FIGURE 6 bis. Grandeur naturelle de la coupe précédente.

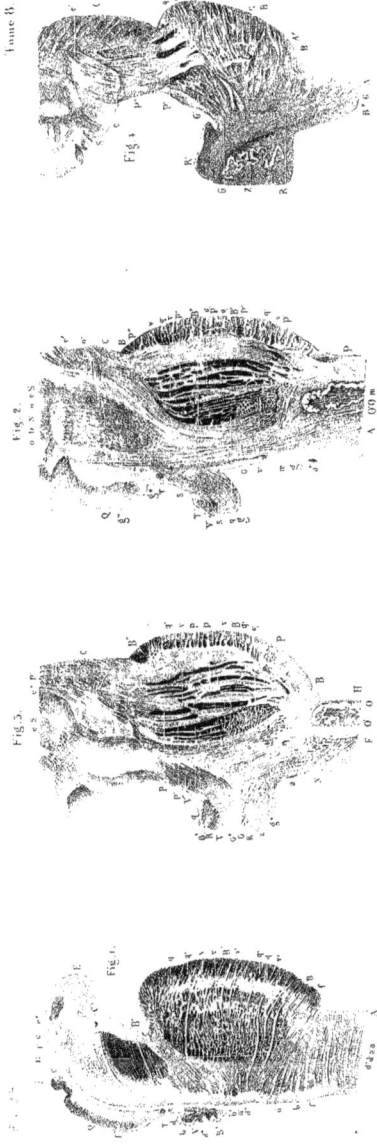

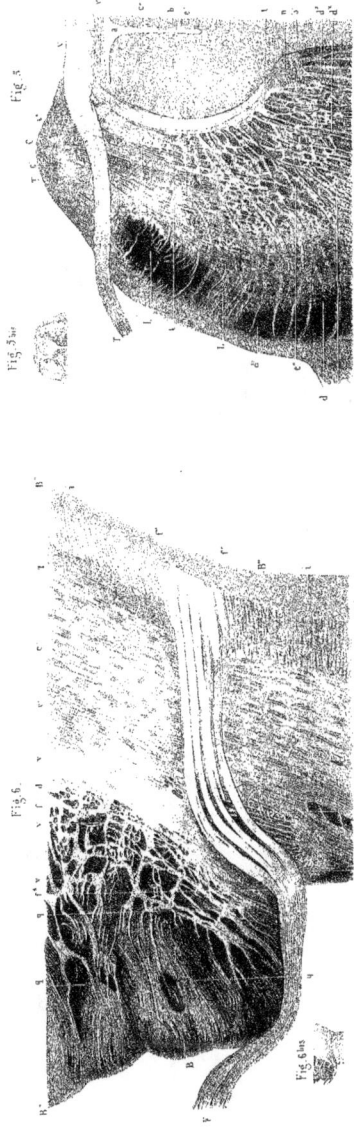

Tome 8.

Fig. 1.

Fig. 2.

Fig. 3.

Fig. 4.

Fig. 5.

Fig. 5 bis.

Fig. 6.

Fig. 6 bis.

Imp. Lemercier et Cie. Paris

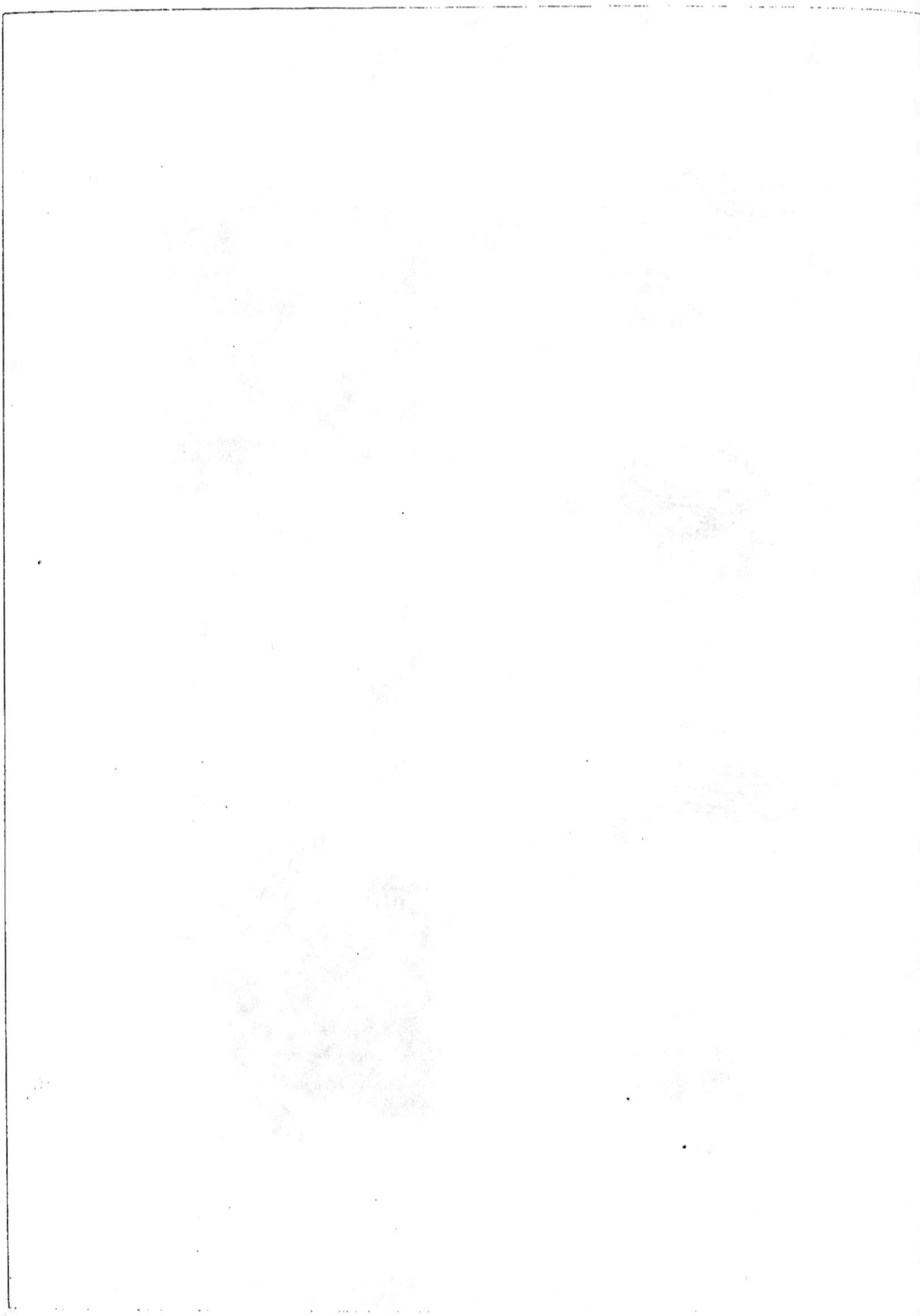

ANATOMIE MICROSCOPIQUE

DE LA PEAU.

FIGURE 1. Surface de la peau de la main représentant les crêtes et les sillons interpapillaires, et les orifices des conduits sudorifères. La texture écailleuse de l'épiderme est expliquée par l'irrégularité des lignes à la surface. Le grossissement est de 20 diamètres.

FIGURE 2. Surface inférieure ou profonde de l'épiderme de la main, détachée par la macération. On y voit la double rangée de dépressions dans lesquelles se logent les papilles avec l'épithélium qui double les conduits sudorifères dans leur course à travers la peau. Quelques-uns de ces conduits sont contournés à leur extrémité par laquelle ils entrent dans les glandes sudoripares. Le grossissement est de 30 diamètres.

Ces 2 figures sont empruntées à l'anatomie physiologique de Todd et Bowman.

FIGURE 3. Coupe perpendiculaire de toutes les couches de la peau du pouce.
a. Couche cornée de l'épiderme.
b. Corps muqueux.
c. Chorion.
d. Pannicule adipeux, partie supérieure.
e. Papilles du derme de la peau.
f. Amas de vésicules graisseuses.
g. Glandes sudoripares.
h, h. Conduits sudorifères.
i. Ouvertures de ces conduits sudorifères sur l'épiderme. Grossissement de 20 diamètres.

FIGURE 4. Groupes de papilles de la surface de la main, présentant 2, 3 et 4 extrémités.
a. Base d'une papille.
b, b, b. Sommets séparés d'une même papille.
c, c, c. Sommets de papilles dont la base n'est pas distincte. Grossissement de 60 fois.

FIGURE 5. Deux papilles de la surface de la main après une légère macération. Grossissement de 360 fois et traitées par la soude.
a, a. Deux tubes nerveux primitifs dans la base de la papille.
b, b. Enroulement, ou anse de chacun d'eux à leur extrémité.
c. Fibres à noyau dirigées en long à la partie antérieure des papilles.
d. Fibres à granules obscurs dans l'une des papilles.

FIGURE 6. Coupe perpendiculaire à travers la couche de Malpighi, et une partie de la couche cornée de la peau sur la face plantaire du gros orteil. Grossie 60 fois et traitée par l'acide acétique.
a, a. Deux papilles cutanées.
b, b. Cellules allongées perpendiculaires de la couche profonde du corps muqueux.
c, c. Cellules arrondies et moyennes de la même couche.
d, d. Cellules supérieures commençant déjà à s'aplatir, mais contenant encore des noyaux.
e, e. Cellules plates de l'épiderme qui deviennent d'autant plus cornées, qu'elles s'éloignent davantage du corps muqueux.

FIGURE 7. Cellules graisseuses comme elles se présentent chez des sujets émaciés et infiltrés. Grossies 360 fois.

1, 1. Cellules qui contiennent avec beaucoup de liquide séreux une gouttelette de graisse d'un jaune pâle, et un plus grand nombre de gouttelettes décolorées.
2. Cellules prises chez des individus émaciés, tirées de grappes graisseuses, avec des gouttelettes très petites, colorées d'une manière intense.
3. Cellules d'un sujet émacié avec très peu de graisse, et une enveloppe épaisse.
a, a, a. Noyaux.
b, b, b. Membranes des cellules.
c, c, c, c, c, c. Globules graisseux dans les cellules.

FIGURE 8. Coupe perpendiculaire de la peau de la cuisse d'un nègre. Grossie 250 fois.
a, a, a. Papilles cutanées.
b, b. Couche cellulaire profonde du corps muqueux de Malpighi, formée de cellules perpendiculaires et fortement colorées.
c. Couche moyenne profonde entre les papilles.
d. Couche supérieure du corps muqueux d'une coloration assez claire.
e. Couche épithéliale dont la coloration est à peine sensible.
2, b. Trois cellules isolées de la couche profonde.

FIGURE 9. Coupe perpendiculaire à travers la peau du scrotum d'un blanc. Grossie 250 fois.
a, a. Deux papilles cutanées avec leur anse vasculaire.
b. Couche profonde du corps de Malpighi formée de cellules perpendiculaires colorées en brun.
c. Cellules moyennes à peine colorées. (Ces cellules sont plus rondes.)
d. Couche superficielle du corps muqueux.
e. Couche cornée décolorée.
2, a. Deux à trois cellules isolées de la couche profonde.

FIGURE 10. 1. Division en deux d'un faisceau nerveux très fin dans un plexus terminal du gland du pénis chez l'homme.
2. Division en trois d'une fibre plus forte dans le bulbe conjonctival.
3. Peloton de faisceaux nerveux avec une fibre entrante et deux fibres sortantes dans le bulbe conjonctival.

FIGURE 11. Réunion de papilles avec une ou deux fibres nerveuses réduites à leur cylindre.
a, a. Corpuscule du tact.
b, b. Fibres nerveuses encore munies de leur enveloppe.
d, d, d, d. Anses des vaisseaux capillaires.

FIGURE 12. Papilles avec deux pointes contenant des vaisseaux capillaires, un petit corpuscule du tact entre les deux.
a. Corpuscule du tact.
d, d. Vaisseaux capillaires.
b. Fibres nerveuses.

FIGURE 13. Papille simple avec deux tubes nerveux qui environnent, en forme de spirale, le corpuscule du tact, sans que cet enroulement soit bien distinct. Elle présente aussi un vaisseau capillaire à noyaux.
a. Corpuscule du tact.
b. Tube nerveux encore muni de sa gaine.
d. Anse des vaisseaux capillaires à noyaux.

Fig. 1.

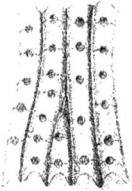

Fig. 2.

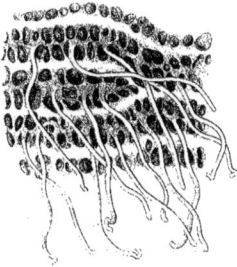

Fig. 3.

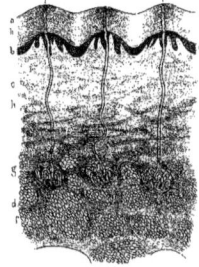

Fig. 4.

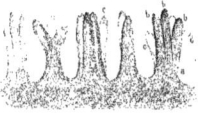

Fig. 6.

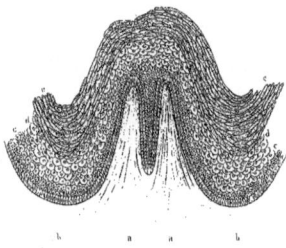

Fig. 8.

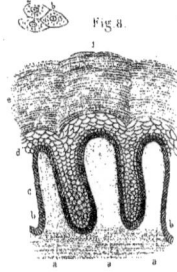

Fig. 5.

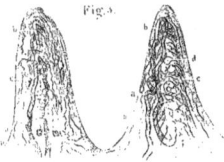

Fig. 7.

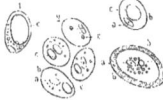

Fig. 9.

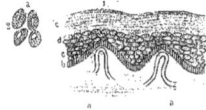

Fig. 10.

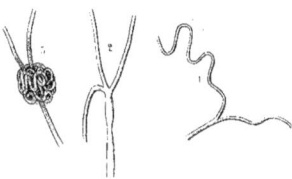

Fig. 11.

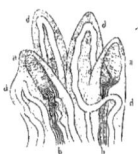

Fig. 12.

Fig. 13.

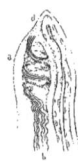

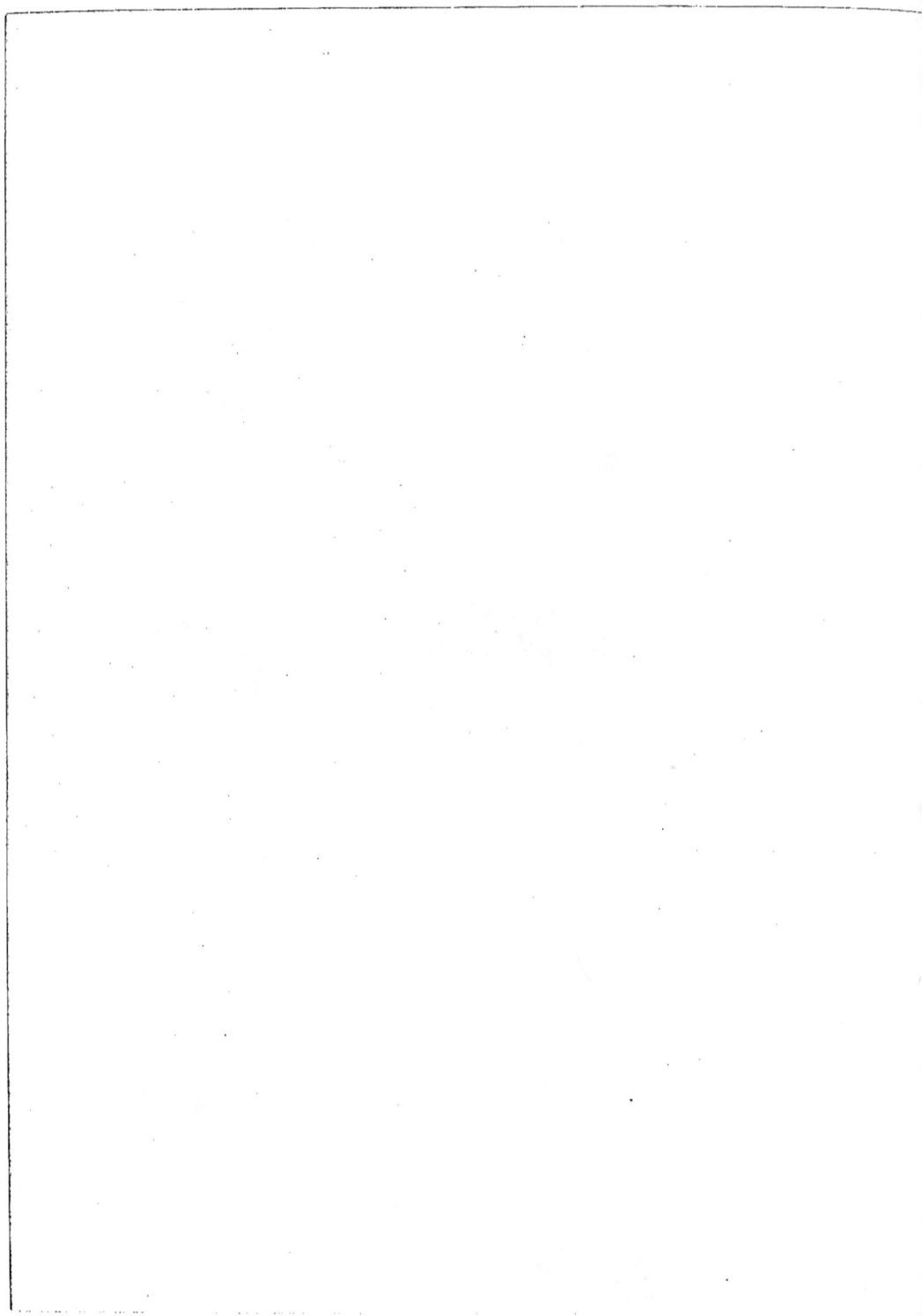

ANATOMIE MICROSCOPIQUE

Figure 1. Plaquette de la couche cornée chez l'homme, vue à un grossissement de 350 diamètres; par Kölliker.

a. Cellules normales non modifiées, l'une d'elles contenant un noyau.

b, b. Les mêmes, vues de côté.

c, c. Cellules devenues granuleuses et obscures par le contact de l'eau.

d. Plaquettes à noyau telles qu'on les rencontre à la face externe des petites lèvres et du gland du pénis.

Figure 2. Une lamelle mince de plaquettes cornées superficielles, à un grossissement de 350 diamètres; d'après Kölliker.

Figure 3. Plaquettes cornées, bouillies et gonflées dans la potasse concentrée, présentant un contenu en partie et même complétement dissous, vues à un grossissement de 350 diamètres; d'après Kölliker.

Figure 4. Glandes sudoripares et commencement de leurs conduits.

(a) Radicules veineuses sur la paroi des cellules glandulaires. Ces veines s'anastomosent avec d'autres qui viennent des cellules voisines.

Figure 4 bis (b). Capillaires de la glande représentées séparément et provenant des artères qui s'envoient également des anastomoses. Les vaisseaux sanguins sont tous situés sur la surface externe et profonde du tube, en contact avec la membrane primaire. Grossissement de 35 diamètres; d'après Todd et Bowmann.

Figure 5. Coupe verticale de l'épiderme du talon, détaché par la macération. L'épithélium du conduit sudoripare, en continuité avec l'épiderme, a été extrait du tube que forme la membrane fondamentale jusqu'à la glande où il commence à se contourner. La surface profonde du conduit se continue avec la surface de la cavité dans laquelle la papille était logée.

Figure 5 bis. Conduit à son entrée dans l'épiderme, plus fortement amplifié.

Figure 6. Coupe verticale de la plante du pied, d'après Todd et Bowmann, grossissement de 40 diamètres.

a. Épiderme dont les couches profondes (réseau muqueux) sont plus colorées que les couches superficielles et dont les cellules sont plus arrondies. Les couches superficielles sont de plus en plus aplaties.

b. Structure papillaire.

c. Derme.

d. Glande sudoripare, logée dans une cavité à la surface profonde de la peau et enveloppée de globules de graisse. On voit son conduit étagé vers la surface de la peau.

Figure 7. Couche de glandes sudoripares dans un embryon humain de cinq mois, vue par un grossissement de 30 diamètres; d'après Kölliker.

Figure 7 bis. Glande isolée, grossie de 350 diamètres; du même.

a. Couche cornée de l'épiderme.

b. Couche muqueuse.

c. Chorion.

d. Glande sans conduit, qui ne se compose encore que de petites cellules rondes.

Figure 8. La même couche dans un embryon de six mois, vue à un grossissement de 50 diamètres; du même.

a. Couche cornée de l'épiderme.

b. Couche muqueuse.

c. Canal de la glande à peine indiqué sur celles qui sont les plus avancées dans leur développement.

d. Petites cellules rondes qui doivent constituer plus tard la partie sécrétante.

Figure 9. La même couche vue au septième mois. Le canal est déjà complétement formé, mais il ne s'étend pas encore tout à fait jusqu'à l'extrémité de la partie la plus épaisse qui deviendra la pelote glanduleuse. Les lettres et les explications sont les mêmes que dans la figure 7.

f. Pores de la sueur résultant du prolongement des canaux à travers l'épiderme.

Figure 10. Canal d'une glande sudoripare de la main. Vu à un grossissement de 350 diamètres.

a. Enveloppe de tissu fibreux.

b. Épithélium.

c. Conduit excréteur.

On n'y trouve pas de traces de fibres musculaires.

Figure 10 bis. Fragmens de canal sans conduit interne, pris sur la peau du scrotum.

a. Tissu fibreux.

b. Couche musculaire.

c. Cellules remplissant le canal et contenant des granulations jaunes.

Figure 11. Structure glandulaire d'une grosse glande sudoripare de l'aréole mammaire, vue à un grossissement de 350 diamètres; d'après Kölliker.

a. Enveloppe de tissu fibreux.

b. Couche de fibres musculaires lisses.

c. Canal glandulaire avec des granules et des amas granuleux, qui ne se trouvent pas dans les cellules.

d. d. Deux renflemens de l'utricule glandulaire.

Figure 11 bis. Cellules des glandes axillaires de l'homme; grossissement de 350 diamètres; du même.

a. Trois cellules à noyau remplies de grains d'un brun jaunâtre.

b. Cellule incolore remplie de molécules de graines incolores.

c. Cellules épithéliales dont le contenu ne présente presque pas d'élémens formés.

Figure 12. Vaisseaux d'une papille du talon.

a, a. Deux artères terminales.

b, b. Origines des veines.

Figure 13 et 13 bis. Glandes sébacées du nez en rapport avec un follicule pileux. On voit que l'épiderme envoie un prolongement qui revêt le follicule pileux.

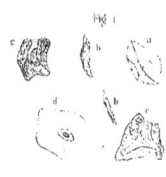

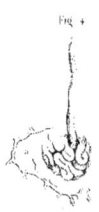

Tome 8.

Fig. 6

Fig. 5

Fig. 1

Fig. 4

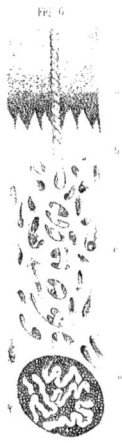

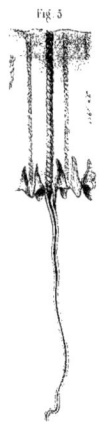

Fig. 5 bis

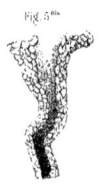

Fig. 4 bis

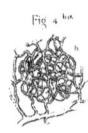

Fig. 2

Fig. 10 bis

Fig. 10

Fig. 8

Fig. 3

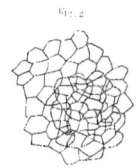

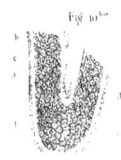

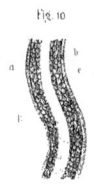

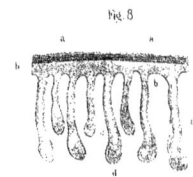

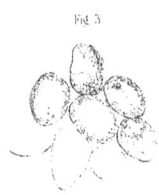

Fig. 12

Fig. 7 bis

Fig. 9

Fig. 11 bis

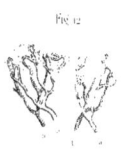

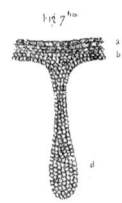

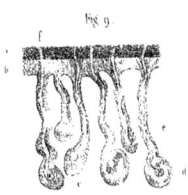

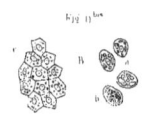

Fig. 13

Fig. 13 bis

Fig. 7

Fig. 11

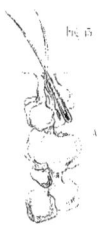

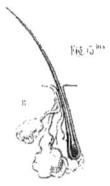

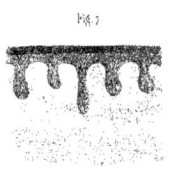

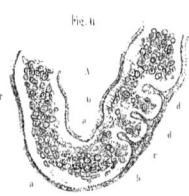

ANATOMIE MICROSCOPIQUE

DES POILS ET DES ONGLES.

Figure 1. Plaquettes ou cellules fibreuses de la substance corticale d'un cheveu traitées par l'acide acétique et vues au grossissement de 350 diamètres, d'après Kölliker.
A. Plaquettes isolées ou unies deux ensemble, vues de faces.
B. Lamelle composée d'un certain nombre de ces plaquettes.

Figure 2 A. Morceau d'un cheveu blanc, après un traitement par le carbonate de soude, grossissement 350 diamètres, d'après Kölliker.
a. Cellules à noyau de la moelle privées d'air.
b. Substance corticale présentant une disposition finement fibrillaire et des noyaux disposés en séries linéaires.
c. Pellicule superficielle de laquelle s'écartent des plaquettes plus fortes que d'ordinaire.
B. Trois noyaux linéaires détachés de l'écorce.

Figure 3. Cellules provenant des parties les plus profondes du bulbe pileux, grossissement de 350 diamètres, d'après Kölliker.
a. Cellules provenant d'un bulbe coloré avec des granules de pigment et un noyau un peu caché.
b. Cellules provenant d'un cheveu blanc, avec un noyau visible et peu de granules.
c. Deux cellules provenant de la substance corticale de la racine d'un cheveu, avec des noyaux distincts et un aspect strié.

Figure 4. Cheveu et son follicule d'une grosseur moyenne, grossissement 50 diamètres, d'après Kölliker.
a. Tige du cheveu.
b. Racine du cheveu.
c. Bulbe du cheveu.
d. Cuticule du cheveu.
e. Gaine interne de la racine du cheveu, formant le prolongement de la couche de Malpighi.
f. Gaine externe.
g. Membrane amorphe du follicule.
h. Couche filamenteuse à fibres transversales et longitudinales du follicule.
i. Papille du cheveu.
k. Conduit excréteur des glandes cutanées avec un épithélium et une couche fibreuse.
l. Peau à l'orifice du follicule.
m. Couche muqueuse de l'épiderme.
n. Couche cornée qui s'enfonce un peu dans l'intérieur du follicule.
o. Extrémité de la gaine interne de la racine du cheveu.

Figure 5. Portion de la racine d'un cheveu noir, légèrement traité par le carbonate de soude, grossissement 350 diamètres, d'après Kölliker.
a. Moelle contenant encore de l'air et présentant encore des cellules assez distinctes.
b. Couch corticale avec des taches de pigment.
c. Couche interne de la cuticule.
d. Couche externe de la même.
e. Gaine interne de la racine du cheveu.
f. Couche de Henle. — Couche interne de la gaine interne de la racine.
f. Couche de Huxley's. — Couche externe perforée.

Figure 6. Éléments de la gaine interne de la racine, vus à un grossissement de 350 diamètres, d'après Kölliker.
A. Éléments détachés de la couche extérieure.
A. Plaquettes provenant de cette même couche.
a. a. Ouvertures entre les cellules.
b, b, b. Cellules.
B. Cellules de la couche interne, non perforée comme la précédente, avec des noyaux allongés et légèrement déchiquetés.
C. Cellules à noyau de la partie la plus inférieure de la gaine externe.

Figure 7. Petit morceau de l'épiderme de la tête, chez un embryon humain de seize semaines, vu par sa face inférieure, avec les follicules des cheveux (a, a) qui ont été conservés.

Figure 8. Morceau d'un cheveu blanc, 400 fois grossi, d'après Kölliker.
a. Moelle remplie d'air.
b. Écorce avec de petites lacunes pleines d'air.

Figure 9. Autre morceau du même cheveu dont l'air avait été complètement chassé par la térébenthine et est un peu rentré aux extrémités, d'après Kölliker.
a. Portion de la moelle contenant de l'air.
b. Portion de la moelle complètement privée d'air, les contours des cellules sont assez visibles.

c. Lacunes que présente la substance corticale.

Figure 10. Fragment de la couche à fibres transverses et de la membrane amorphe d'un follicule capillaire chez l'homme, après un traitement par l'acide acétique et sous un grossissement de 300 diamètres, d'après Kölliker.
a. Couches de fibres transversales avec des noyaux allongés dans le sens transversal.
b. Couche amorphe vitrée dans une coupe transverse.
c. Bords de la couche vitrée, dans les points où l'utricule se trouve déchirée.
d. Lignes transversales fines, s'anastomosant en partie. On ignore si ce sont des fibres.

Figure 11. Cil extrait de la paupière d'un enfant d'un an avec un prolongement de 0^mm,28 du bulbe pileux, grossissement de 20 diamètres.
a. Gaine externe de la racine.
c. Fossette pour recevoir la papille du poil.
d. Bulbe pileux.
e. Tige du poil.
f. Passage de la gaine de la racine du bulbe à la couche muqueuse de la peau.
i. Glandes sébacées.

Figure 12. Cils extraits de l'œil d'un enfant d'un an, vus à grossissement de 20 diamètres, d'après Kölliker.
A. Avec un prolongement de 0^mm,60 du bulbe ou de la gaine externe de la racine, dans laquelle les cellules centrales sont allongées et se distinguent d'une façon tranchée des parties extérieures.
B. Cil oculaire dans lequel un prolongement de 0^mm,07 d'un noyau plus interne se constitue en cheveu et est environné de sa gaine. L'ancien poil est repoussé au dehors.
a. Gaine externe.
b. Gaine interne du cil.
c. Dépression pour la papille pileuse.
d. Bulbe de l'ancien cil.
e. Tige de l'ancien cil.
f. Bulbe du jeune cil.
g. Tige du même.
h. Pointe du même.
k. Trois canaux sudoripares qui débouchent dans A, à la partie supérieure du germe pileux.

Figure 13. Deux cils avec leurs gaines, chez un enfant d'un an; chacun d'eux avec un poil déjà ancien et un jeune poil prêt à apparaitre au-dehors. Grossissement de 20 diamètres, d'après Kölliker.
A. Cil avec un jeune poil dont la pointe arrive presque à la surface de la peau, tandis que l'ancien poil est encore plus haut que dans la figure 12.
B. Le jeune poil est entièrement sorti, de manière qu'il y a maintenant deux cils pour une même ouverture. Un canal sudorifère débouche à la surface de la peau.
Les lettres ont les mêmes indications que dans les figures précédentes.

Figure 14. Coupe transversale à travers l'ongle et la matrice de l'ongle, par un grossissement d'environ 8 diamètres.
a. Matrice onguéale.
b. Chorion des parties latérales du repli onguéal.
c, d. Couche de Malpighi.
e. Couche cornée auprès du repli onguéal.
f. Couche cornée de l'ongle ou substance propre de l'ongle avec de courtes dentelures à sa face inférieure.

Figure 15. Coupe longitudinale à travers le milieu de l'ongle et de la matrice, vue au grossissement d'environ 8 diamètres, d'après Kölliker.
a, a. Matrice de l'ongle, peau du dos et de l'extrémité du doigt.
b. Couche muqueuse du bout du doigt.
c. Couche muqueuse sous-jacente à l'ongle.
d. Couche muqueuse du fond de la rainure onguéale.
e. Couche muqueuse de la face dorsale du doigt.
f. Couche cornée de la face dorsale du doigt.
g. Commencement de cette couche sous le bord de l'ongle.
h. Couche cornée de la face dorsale du doigt.
i. Terminaison de cette couche à la face supérieure de la racine de l'ongle.
k. Corps de l'ongle.
l. Sa racine.
m. Bord libre de la substance propre de l'ongle.

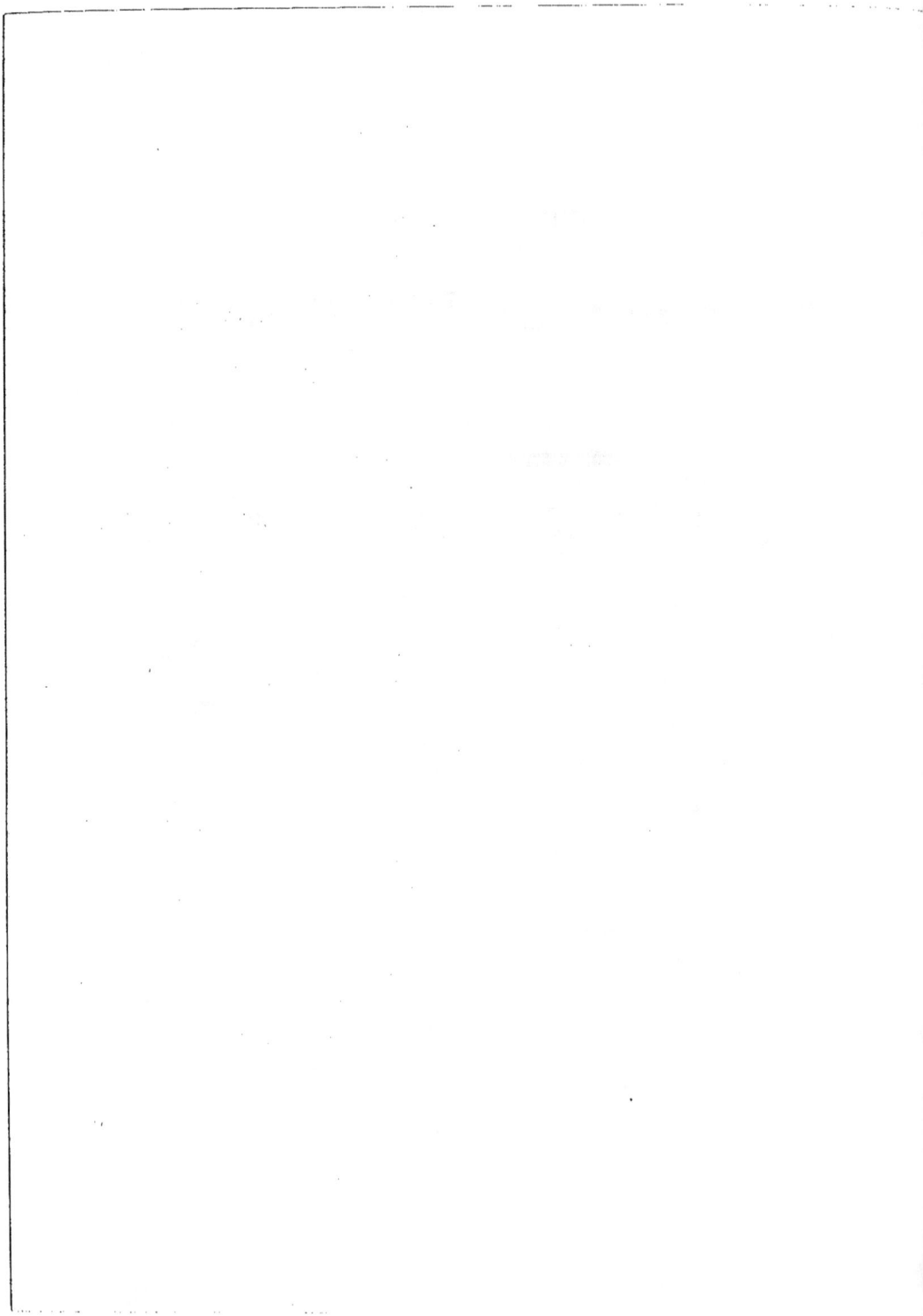

Fig. 4.

Fig. 3.

Fig. 2.

Fig. 1.

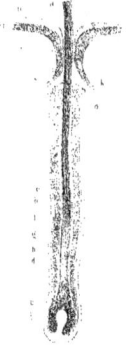

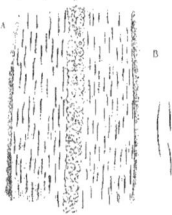

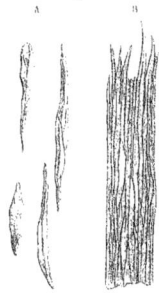

Fig. 5.

Fig. 6.

Fig. 7.

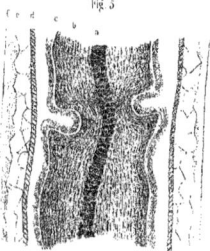

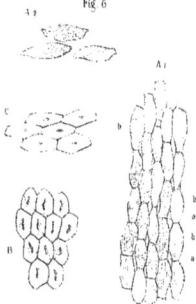

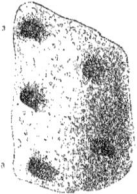

Fig. 9.

Fig. 8.

Fig. 15.

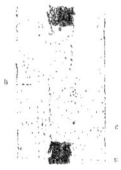

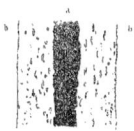

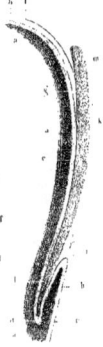

Fig. 16.

Fig. 11.

Fig. 12.

Fig. 13.

Fig. 14.

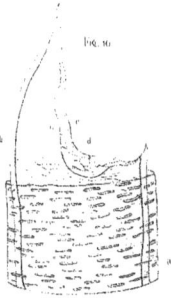

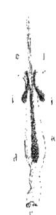

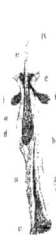

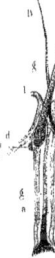

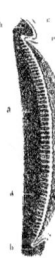

Imp. Lemercier, Paris.

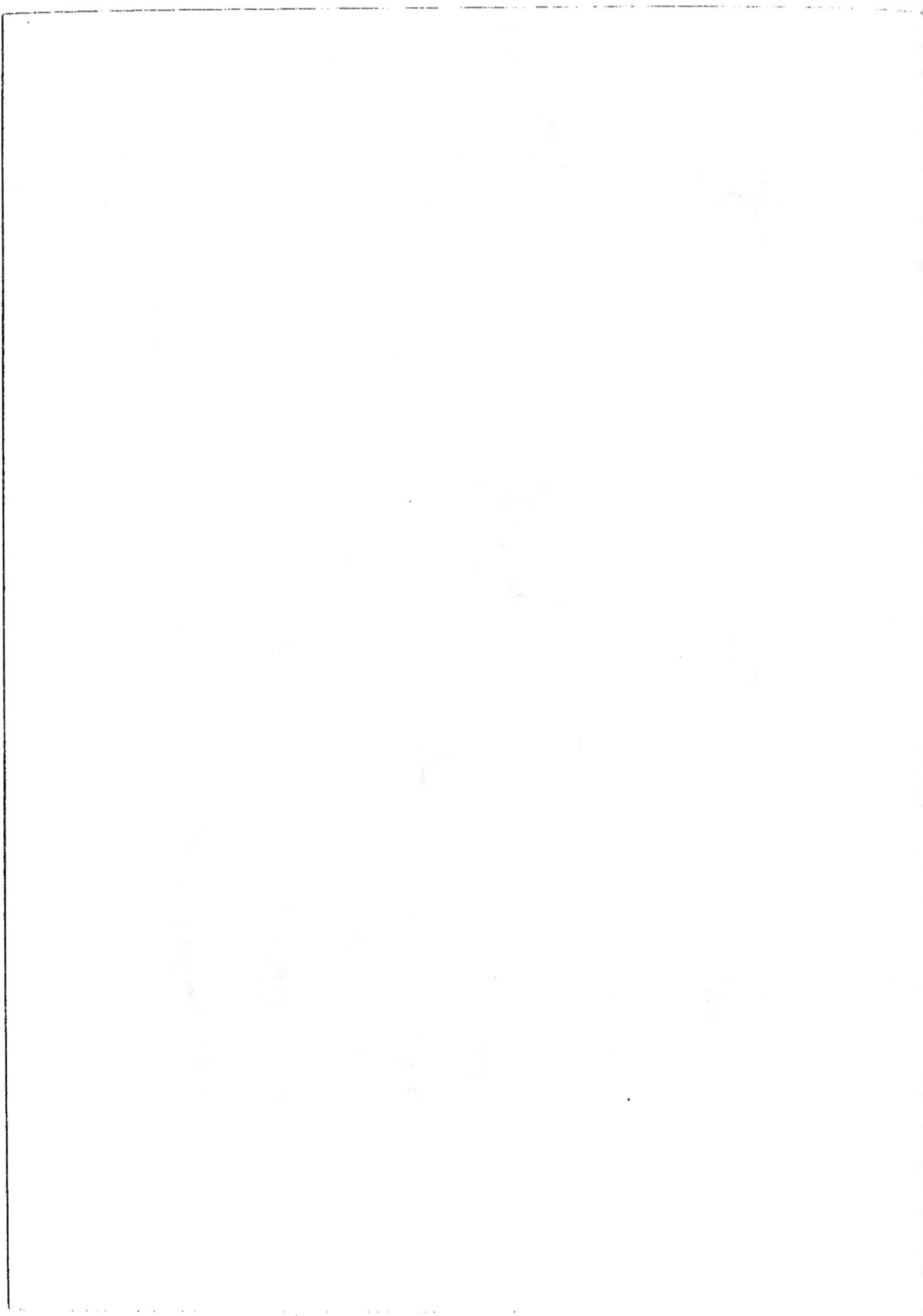

ANATOMIE MICROSCOPIQUE

DES POILS, DES ONGLES ET DES GLANDES.

FIGURE 1. Plaquettes onguéales traitées par les réactifs et vues à un grossissement de 350 diamètres, d'après Kölliker.

A. Plaquettes vues de côté bouillies avec du carbonate de soude.

B. Plaquettes vues de face.

C. Plaquettes traitées pendant deux jours à froid par de la potasse.

a. Membranes des éléments de l'ongle gonflées par ces préparations.

b. Noyaux de ces mêmes éléments, vus de face.

c. Noyaux de ces mêmes éléments, vus de côté.

FIGURE 2. Couche d'origine d'un poil vue de côté, appartenant à un embryon humain de 16 semaines, grossissement de 350 diamètres, d'après Kölliker.

a. Couche cornée de l'épiderme.

b. Couche muqueuse.

i. Membrane amorphe enveloppant la couche d'origine du poil et se prolongeant entre la couche muqueuse et le chorion.

m. Cellules rondes en parties allongées qui composent principalement le bulbe naissant.

FIGURE 3. Couche préformative d'un cil, grossissement de 50 diamètres. Naissance d'un bulbe long de 0ᵐᵐ,43 dont les cellules intérieures commencent à se séparer de la couche externes et forment déjà à la base un mamelon à stries longitudinales peu apparent.

FIGURE 3 bis. Bulbe de 0ᵐᵐ,51 de long dont les cellules internes forment une éminence visible, constituant la papille. Mais le poil ne se montre pas encore.

a. Couche cornée de l'épiderme.

b. Couche muqueuse de l'épiderme.

c. Gaine externe du follicule qui se formera plus tard.

i. Membrane amorphe en dehors de la précédente.

h. Papille du poil.

FIGURE 4. A. Couche préformative des sourcils. Le poil, long de 0ᵐᵐ,6, a pris naissance, mais n'est pas encore sorti au-dehors, d'après Kölliker.

B. Follicule pileux de la poitrine d'un embryon de 17 semaines. Le poil n'a pas encore traversé la peau et il se tient vers sa pointe et une partie de sa gaine interne immédiatement au-dessous de la couche cornée de l'épiderme, en partie entre les lamelles de cette dernière.

C. Follicule pileux avec un poil déjà sorti au-dehors. Les couches préformatives des glandes sébacées ne commencent pas encore à se montrer.

Les lettres a, b, c, h, i, désignent les mêmes parties que dans les figures 3 et 3 bis.

e. Bulbe pileux.

f. Tige du poil.

g. Pointe du poil.

n. Couches où se formeront les glandes sébacées.

FIGURE 5. Coupe à travers la peau du conduit auditif externe, grossissement de 50 diamètres, d'après Kölliker.

a. Chorion.

b. Couche de Malpighi.

c. Couche cornée de l'épiderme.

d. Peloton des glandes cérumineuses de l'oreille.

e. Leurs conduits excréteurs.

f. Leurs ouvertures.

h. Glandes sébacées du conduit auditif.

i. Amas graisseux.

FIGURE 6. Glandes sébacées du nez, grossissement de 50 diamètres, d'après Kölliker.

A. Glandes utriculiformes simples sans poils.

Les lettres comme dans la figure précédente.

FIGURE 6 bis. B. Glandes composées avec un large conduit dans lequel s'ouvre un petit follicule pileux.

FIGURE 6 ter. C. Glande semblable qui a un conduit commun avec un follicule pileux.

a. Épithélium glandulaire.

b. Couche de Malpighi de l'épiderme.

c. Contenu des glandes. Cellules épidermiques et graisse libre.

d. Lobules de ces mêmes glandes.

e. Follicules pileux avec leurs poils.

FIGURE 7. A, A. Deux grosses glandes du nez avec de petits follicules pileux qui débouchent dans ces glandes.

Les lettres de a–e comme dans la figure précédente.

FIGURES 7 bis et 7 ter. Deux glandes sébacées : la première de la lamelle interne du prépuce ; la seconde du gland du pénis, grossissement de 50 diamètres, d'après Kölliker.

a. Épithélium glandulaire se prolongeant dans la couche de Malpighi de la membrane b.

c. Contenu de la glande avec quelques grosses gouttes de graisse.

g. Couche cornée de l'épiderme qui s'enfonce un peu dans le conduit des glandes du prépuce.

FIGURE 8. A Vésicule glandulaire d'une glande sébacée, vue à un grossissement de 350 diamètres, d'après Kölliker.

a. Épithélium nettement limité, mais ne formant pas une membrane propre et se continuant sans ligne de démarcation avec les cellules graisseuses.

b. Cellules graisseuses dans l'intérieur de l'utricule glandulaire.

B. Cellules sébacées provenant d'une utricule glandulaire, grossissement de 350 diamètres.

a. Petites cellules peu riches en graisse.

b. Cellules riches en graisse sans noyaux visibles.

c. Cellules dans lesquelles la graisse commence à se réunir en masse.

d. Cellule formée d'une seule gouttelette de graisse.

e, f. Cellules dont la graisse a commencé en partie à disparaître.

FIGURE 9, 9 bis et 9 ter. Développement des glandes sébacées chez l'homme. Dans ces trois figures on voit une partie des poils et de leurs gaines auprès desquels se développent les glandes sébacées. Ces parties observées sur un fœtus de 6 semaines et sous un grossissement de 350 diamètres, d'après Kölliker.

a. Poil.

b. Gaine interne.

c. Gaine externe.

d. Couche préformative des glandes sébacées.

A. Mamelon qui précède la formation d'une glande ; il est encore entièrement formé par des cellules comme la gaine externe elle-même.

B. Couche préformative d'une glande en forme de bouteille, avec une formation graisseuse dans les cellules centrales.

C. Développement plus avancé, les cellules graisseuses commencent à proliférer dans le follicule pileux.

a. Poil.

b. Gaine interne.

c. Gaine externe.

d. Origine des glandes.

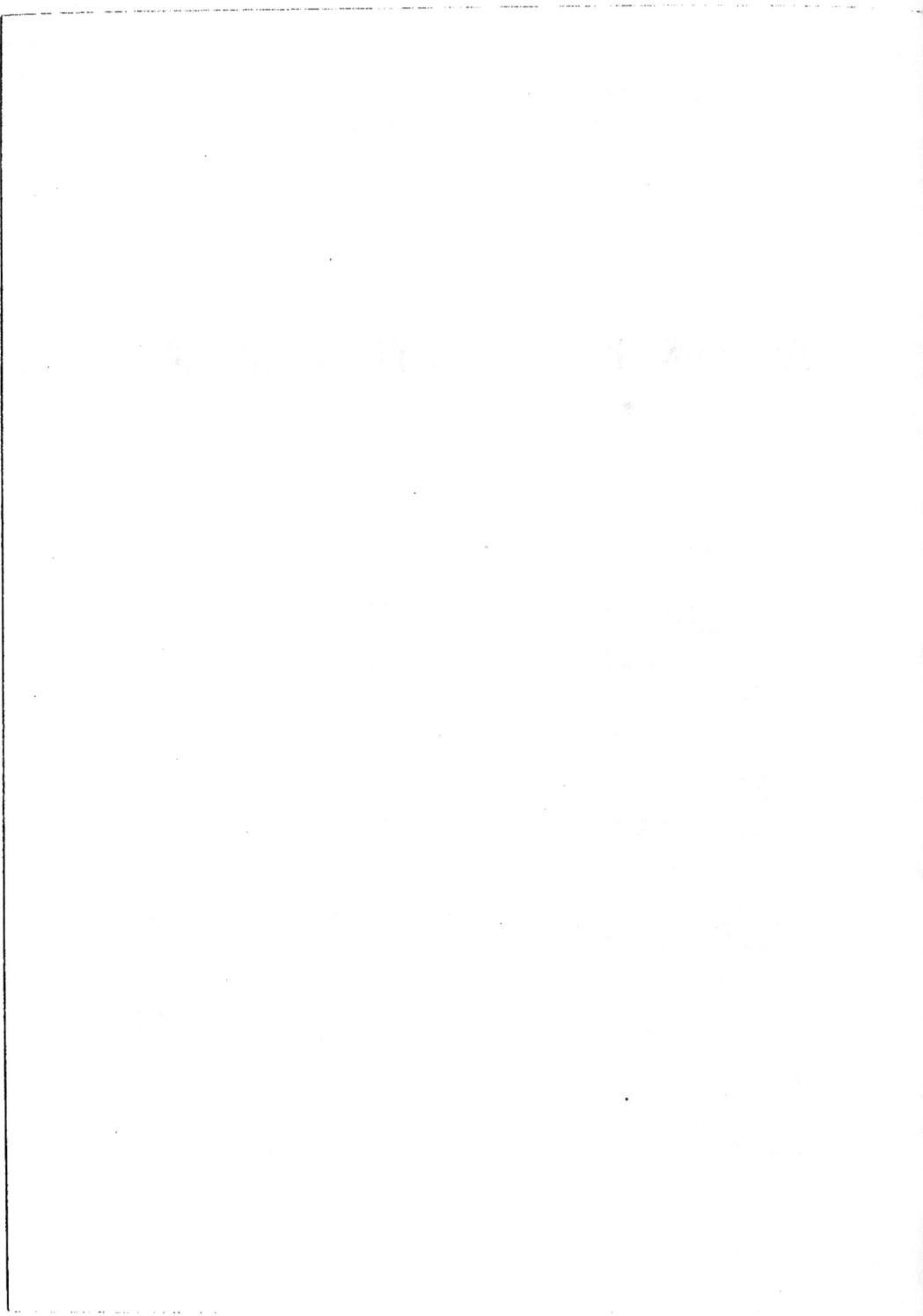

Pl. 42

Tome 8

Fig. 1

Fig. 4

Fig. 5 bis

Fig. 4

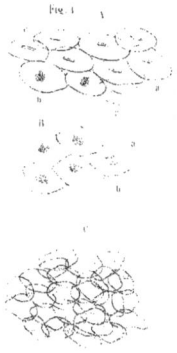

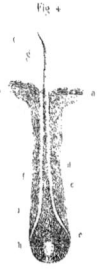

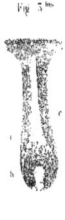

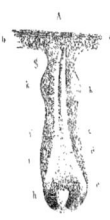

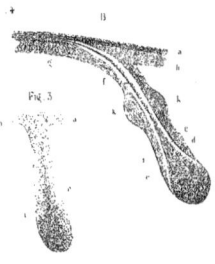

Fig. 3

Fig. 5

Fig. 2

Fig. 6 ter

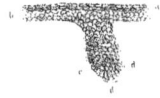

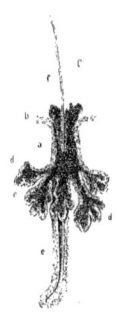

Fig. 7

Fig. 6 bis

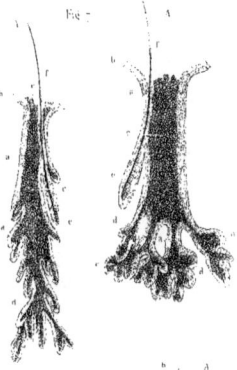

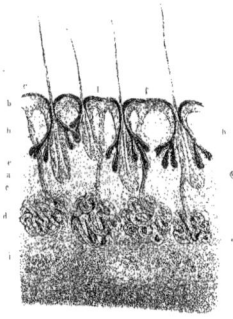

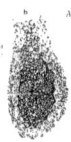

Fig. 8

Fig. 9 ter

Fig. 6

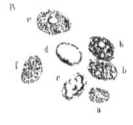

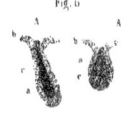

Fig. 9 bis

Fig. 9

Fig. 9 bis

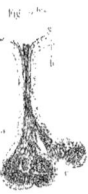

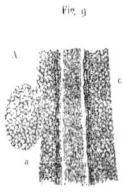

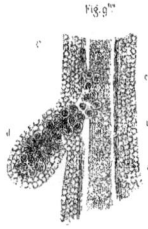

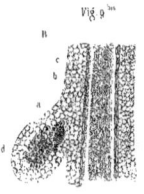

ANATOMIE MICROSCOPIQUE.

STRUCTURE DES ONGLES, DES CHEVEUX,

DES OS ET DE LA PEAU.

D'APRÈS KÖLLIKER.

FIGURE 1. Coupe perpendiculaire de la matrice de l'ongle à sa partie postérieure, vue avec grossissement de 250 diamètres.

1. Couche muqueuse de la matrice onguéale.
2. Couche cornée de la matrice, et commencement de l'ongle proprement dit.
3. Couche cornée de l'épiderme à la paroi supérieure du repli onguéal.
4. Couche muqueuse qui en dépend.
a. a. Cellules allongées de la couche muqueuse, prises à la partie inférieure et à l'extrémité postérieure de la matrice onguéale.
b. Cellules plus rondes, un peu plus en avant.
c. Cellules supérieures de la couche muqueuse, dont les noyaux sont figurés schématiquement. Ces cellules se fondent dans les plaquettes onguéales postérieures et profondes.
d. Substance onguéale, dont les plaquettes sont assez peu distinctes, mais qui, en avant, laissent cependant apercevoir leurs noyaux, comme de petites stries obscures.

FIGURE 2. Bulbe d'un gros cheveu, avec son follicule, à un grossissement de 300 diamètres.

a. Moelle contenant de l'air, avec des cellules peu distinctes.
b. Substance corticale sans taches de pigment ou sans lacunes, remplie d'air.
c. Couche intérieure de la pellicule épidermique.
d. Couche extérieure de cette même pellicule.
e. Couche intérieure de la gaîne interne de la racine du cheveu.
f. Couche extérieure et fenêtrée de la même gaîne.
g. Gaîne externe de la racine du cheveu.
h. Membrane amorphe du follicule du cheveu.
i. Couche à fibres transversales.
k. Couche à fibres longitudinales.
l. Papille du cheveu.
m. Cellules inférieures du bulbe capillaire, en connexion avec la gaîne externe.
n. Cellules à noyaux, placées perpendiculairement à la direction du cheveu.
q. Ces cellules commencent à perdre leur noyau; elles se dirigent de plus en plus obliquement, et finissent par former la couche intérieure de la pellicule épidermique.
o. Petites cellules placées transversalement, également à noyau, qui se fondent dans la couche extérieure de la pellicule épidermique.
p. Partie inférieure de la gaîne interne à un seul feuillet.
r. Commencement de la moelle du cheveu, sous l'apparence de cellules pâles.
s. Point où commencent les cellules du bulbe.

FIGURE 3. Particule de la substance corticale de l'omoplate d'un homme. Injection naturelle, vue à un grossissement de 30 diamètres.

a. a. Élargissemens des vaisseaux des canalicules d'Havers remplis de sang.

b. Substance osseuse avec ses cavités, dont la direction est parallèle à celle des canalicules.

FIGURE 4. Coupe superficielle de la peau du talon, à travers les pointes des papilles. La disposition des papilles en rangées, correspondantes aux sillons du chorion, est nettement distincte.

a. Couche cornée de l'épiderme entre les sillons.
b. Couche de Malpighi.
c, c. Papilles formant, en quelque sorte, deux rangs de papilles composées.
d. Couche de Malpighi, entre les papilles qui ont une base commune.
e. Canaux sudorifères.

FIGURE 5. Coupe perpendiculaire à travers l'épiderme et la surface extérieure du chorion de la face palmaire du pouce; elle tombe transversalement sur deux sillons. Grossissement de 50 diamètres. — Traitement par l'acide acétique.

a. Couche cornée de l'épiderme.
b. Couche muqueuse.
c. Chorion.
d. Papille simple.
e. Papille composée.
f. Épithélium d'un conduit sudorifère traversant la couche muqueuse.
g. Intérieur de ce même conduit dans le chorion.
h. — dans la couche cornée.
i. Son ouverture à l'extérieur.

FIGURE 6. Surface de la tige d'un cheveu blanc, vue à un grossissement de 160 diamètres. On y voit des lignes courbes qui indiquent les bords libres des plaquettes superficielles.

B. Plaquettes détachées de la surface du chorion. Grossissement de 350 diamètres.

C. Les mêmes plaquettes vues de côté.

FIGURE 7. Épiderme du dos de la main, vu par sa face inférieure à un grossissement de 50 diamètres, avec des enfoncemens pour recevoir les papilles et les bords de ces enfoncemens, qui forment une espèce de réseau.

FIGURE 8. Coupe transversale à travers le corps d'un ongle, à un grossissement de 250 diamètres.

a. Derme de la matrice onguéale.
b. Couche muqueuse de l'ongle.
c. Couche cornée de l'ongle ou substance onguéale proprement dite.
d. Feuillets de la matrice onguéale.
e. Feuillets de la couche de Malpighi.
f. Sillons de la substance onguéale elle-même.
g. Cellules profondes de la couche muqueuse de l'ongle, dans une direction perpendiculaire.
h. Cellules superficielles et plates de cette même couche.
i. Noyaux de la substance propre de l'ongle.

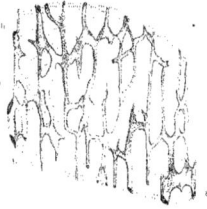

Fig. 5

Fig. 1

Tome 8.

Fig. 4

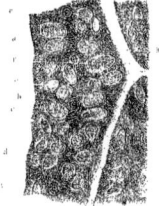

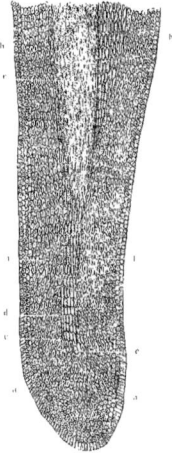

Fig. 3

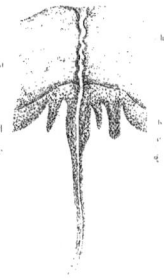

Fig. 6

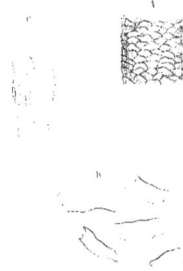

Fig. 2

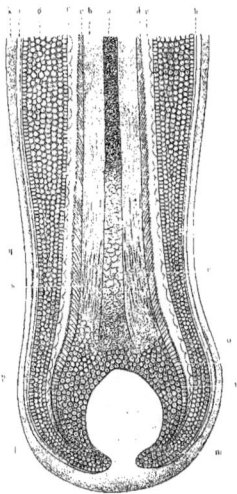

Fig. 7

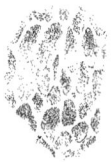

Fig. 8

N. H. Jacob direxit

Imp. Lemercier, Paris.

ANATOMIE MICROSCOPIQUE

DE LA MUQUEUSE DE LA BOUCHE ET DES GLANDES SALIVAIRES.

FIGURE 1. A. Coupe verticale vers le milieu de la surface dorsale de la langue d'après *Todd* et *Bowman*, grossissement de 2 diamètres.

a. a. Papilles fongiformes. — b. Papilles filiformes avec leurs prolongemens capillaires. — c. Les mêmes, dépourvues de leur épithélium.

B. Papille filiforme composée d'après le même, vue à un grossissement de 300 diamètres.

a. Artère. — b. Limite inférieure de la membrane fondamentale. — c. Réseaux capillaires de la papille secondaire. — d. Papille secondaire débarrassée de son épithélium. — e. e. Épithélium. — f. Prolongemens capillaires de l'épithélium recouvrant la papille simple. — g. Particules d'épithélium isolées, avec des noyaux. — h. Veines.

1. 2. Filamens capillaires de la surface de la langue. — 3. 4. 5. Extrémités des prolongemens capillaires de l'épithélium montrant les diverses sortes d'imbrication de ses particules et leur réunion vers le sommet, grossissement de 160 diamètres.

FIGURE 2. Papille composée, située près du foramen cœcum et injectée. — Grossissement de 18 diamètres d'après *Todd* et *Bowman*.

a. a. Rameaux artériels. — b. c. Plexus capillaires. — d. d. Veines. — e. e. Surface externe de l'épithélium de la papille.

FIGURE 2 *bis*. Une des papilles simples qui se trouvent dans la précédente, grossissement de 300 diamètres d'après le même auteur.

a. Artère. — b. b. Base de la papille. — c. c. Veines. — d. Particules épithéliales profondes adhérentes à la membrane fondamentale. — e. Épithélium écailleux de la surface.

FIGURE 3. Papille fongiforme avec des papilles secondaires à sa surface, grossissement de 35 diamètres.

c. Enveloppe épithéliale recouvrant toute sa surface. — f. f. f. Papilles secondaires.

FIGURE 3 *bis*. Autre papille fongiforme avec les réseaux capillaires injectés de la papille simple, et le sillon environnant, grossissement de 18 diamètres.

a. Artère. — b. Veines. — c. c. Réseaux capillaires des papilles voisines. — d. Réseaux capillaires de la papille elle-même. — e. Membrane enveloppante.

FIGURE 4. a. b. Formes diverses de papilles composées coniques, dépourvues de leur épithélium. — c. Papilles qui étaient pourvues d'un épithélium plus raide et plus long. — d. Papille acuminée, approchant de la variété fongiforme. — e. f. Papilles se rapprochant des papilles simples.

FIGURE 5. Deux vésicules glandulaires d'une glande muqueuse en grappe chez l'homme, grossissement de 300 fois d'après Kölliker.

a. Membrane propre. — b. Épithélium tel qu'on le voit dans une coupe transparente. — c. Épithélium de la surface avec des noyaux jaunâtres ou brunâtres.

FIGURE 6. Cellules épithéliales de la cavité buccale chez l'homme d'après Kölliker, grossie 350 fois.

a. a. Grosses cellules. — b. b. Cellules moyennes. — c. Les mêmes avec deux noyaux et des granulations.

FIGURE 7. Glande muqueuse infondibuliforme du fond de la bouche d'après Kölliker, grossissement 80 fois.

a. Enveloppe formée de tissu fibreux. — b. Conduit excréteur. — c. Vésicules glandulaires. — d. Conduits excréteurs d'un lobule, coloration légèrement jaunâtre.

FIGURE 8. Glandule folliculaire de la base de la langue chez l'homme d'après Kölliker, grossie 30 fois.

a. Épithélium qui revêt la surface externe du glandule. — b. Papilles. — c. Enveloppe extérieure formée de tissu fibreux. — d. Orifice externe du glandule. — e. Sa cavité. — f. Épithélium de la cavité. — g. Follicules de couleur blanchâtre qui se trouvent entre l'épithélium et la membrane enveloppante au milieu d'un tissu fibreux richement vasculaire.

FIGURE 9. Follicules qui composent les amygdales avec le réseau vasculaire de leur surface, d'après Kölliker, grossie 80 fois.

FIGURE 10. A. Structure de la glande sous-maxillaire de l'homme d'après Cl. Bernard, grossissement 350 fois.
B. Cellules et noyau de la même glande.

FIGURE 11. A. Structure de la glande sous-maxillaire du cheval par Cl. Bernard, grossissement 350 fois.
C. Cellules et noyau.

FIGURE 12. Fragment d'amygdales du porc dans une coupe transversale.

Les même lettres de e. h. comme dans la figure 13.

FIGURE 13. Fragment de l'amygdale d'un porc dans une coupe perpendiculaire à sa surface, grossissement de 10 diamètres d'après Kölliker.

a. Épithélium de la surface buccale de l'amygdale. — b. Papille de la membrane muqueuse. — c. Face externe de l'amygdale avec son enveloppe fibreuse. — d. Ouverture d'un follicule. — e. Cavité du follicule. — f. Épithélium de cette cavité. — g. Follicules clos des parois de la poche. — h. Tissu fibreux qui sépare les follicules.

Fig. 2.

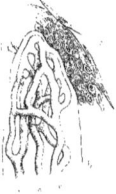

Fig. 1.

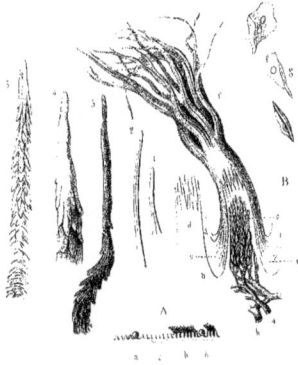

Fig. 2.

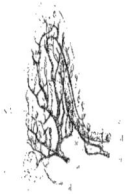

Fig. 3

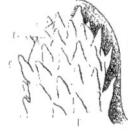

Fig. 3 bis

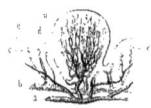

Fig. 4.

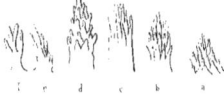

Fig. 5.

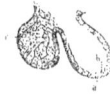

Fig. 8.

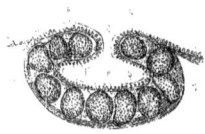

Fig. 6.

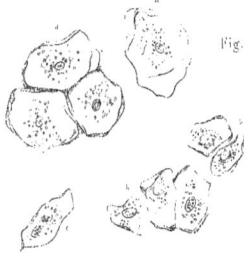

Fig. 7.

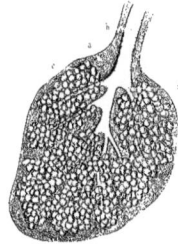

Fig. 9.

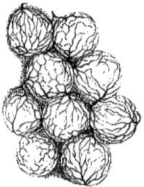

Fig. 11.

Fig. 10.

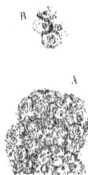

Fig. 12.

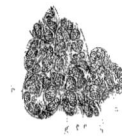

Fig. 13.

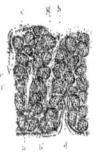

ANATOMIE MICROSCOPIQUE.

DENTS ET SALIVE.

Figure 1. Canalicules dentaires à la racine chez l'homme. Grossissement 350, d'après Kölliker.

a. Surface interne de l'ivoire dentaire avec des canalicules clairsemés.

b. bb. Divisions de ces canalicules.

c. Terminaisons en arcades.

d. Couche granuleuse formée de petits noyaux éburnés à la limite de l'ivoire dentaire.

e. Cavités osseuses dont l'une s'anastomose avec les canalicules dentaires.

Figure 2. Ivoire et émail chez l'homme ; même grossissement, Kölliker.

a. Pellicule superficielle de l'émail.

b. Fibres de l'émail présentant entre elles des fentes et des lignes transversales.

c. Grandes lacunes de l'émail.

d. Ivoire.

Figure 3. Pointe d'une dent canine dans une coupe perpendiculaire, grossissement 7 fois d'après Kölliker.

a. Cavité intérieure où se loge la pulpe dentaire.

b. b. Ivoire dentaire.

c. Lignes schistoïdes.

d. d. Cément.

e. Émail présentant un aspect varié.

f. f. Lignes colorées et schistoïdes de l'émail.

Figure 4. Ivoire et cément sur une coupe faite au milieu de la racine d'une dent incisive. Grossissement 350 fois d'après Kölliker.

a. Canalicules dentaires.

b. Espaces interglobulaires ayant l'aspect de cavités des os.

c. c. Espaces interglobulaires plus fins.

d. Commencement du cément avec de nombreux canalicules très pressés les uns contre les autres.

e. Lamelles de cément.

f. Lacunes.

g. Canalicules.

Figure 5. Cément et ivoire de la racine d'une dent de vieillard, d'après Kölliker.

a. Cavité dentaire.

b. Ivoire.

c. Cément avec des cavités osseuses.

e. Canalicules d'Haver.

Figure 6. Dent molaire de l'homme cinq fois grossie, d'après une coupe longitudinale.

a. Émail.

b. Cavité de la pulpe dentaire.

c. cc. Cément.

d. Ivoire.

Figure 7. Coupe transversale de la même.

a. Émail.

c. Cément.

Figure 8. Cristaux de carbonate de chaux dans la salive parotidienne chez l'homme, d'après M. Ch. Robin.

a. Sphères de carbonate de chaux tout à fait homogènes d'une couleur jaune foncée.

b. Masses à centre granuleux avec des stries rayonnantes de couleur grisâtre.

c. c', d. Mode de groupement des masses ou sphères précédentes.

e. Variétés présentant des excavations à bords dentelés.

f. Variétés dans lesquelles ces excavations réduisent la masse à l'état de plaques.

g. Variétés présentant la forme de sablier.

h. Plaques circulaires ou ovales, à bord festonné, réunies ensemble au nombre de 3 à 4.

i. L'une de ces plaques ayant à ses côtés deux des petites sphères a.

k. l. Plaques étranglées dans leur milieu.

m. Plaques irrégulièrement contournées.

n, n'. Plaques à contour régulier net, plus foncé, présentant au centre des amas mal limités de granulations moléculaires plus foncées que le reste de la plaque.

o, p. Cristaux octaédriques de chlorhydrate d'ammoniaque ordinairement à facettes striées ou irrégulières provenant de la salive évaporée en grande quantité.

Fig. 1.

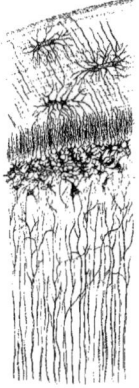

Fig. 2.

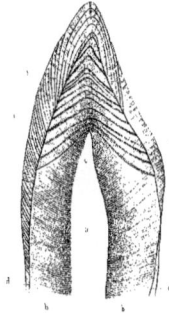

Fig. 3.

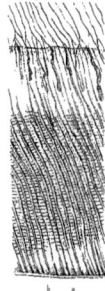

Fig. 4.

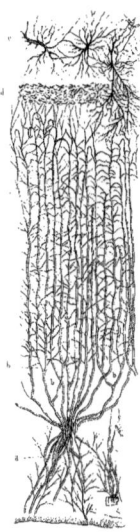

Fig. 6.

Fig. 5.

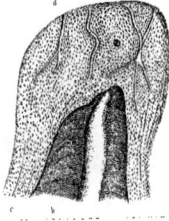

Fig. 7.

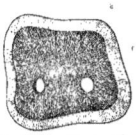

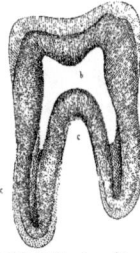

Fig. 8.

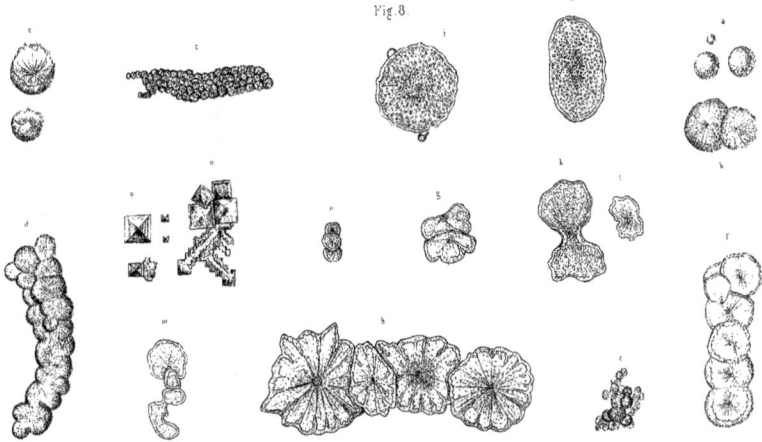

Imp. Lemercier Paris.

lith. par Mme. L. A. Jacob, Fahler.

ANATOMIE MICROSCOPIQUE.

STRUCTURE DE L'ESTOMAC

ET DES GLANDULES GASTRIQUES.

FIGURE 1. Coupe transversale de l'œsophage de l'homme, grossie 2 fois, d'après Kölliker.

a. Enveloppe fibreuse.

b. Muscles longitudinaux.

c. Muscles transverses.

d. Tunique nerveuse.

e. Muscles longitudinaux de la muqueuse.

f. Papilles.

g. Épithélium.

h. Ouverture d'une glande muqueuse.

i, i. Petits amas de graisse.

FIGURE 2. Cellules fibro-musculeuses de la tunique muqueuse de l'œsophage d'un porc, après un traitement par l'acide nitrique, grossies 15 fois.

FIGURE 3. Vaisseaux de l'enveloppe péritonéale de l'intestin du rat, après une injection de Gerlach. Grossissement de 45 diamètres.

FIGURE 4. Fibre cellulo-musculeuse de l'intestin grêle chez l'homme.

FIGURE 5. Vaisseaux sanguins des muscles lisses de l'intestin.

FIGURE 6. a. Glandes qui sécrètent le suc gastrique chez l'homme, grossies de 45 diamètres.

b. Cellules du fond de la glande, grossies de 350 diamètres.

FIGURE 7. Coupe perpendiculaire à travers les membranes de l'estomac d'un porc, vers le pylore, grossies 30 fois, d'après Kölliker.

a. Glandes.

b. Couche musculaire de la muqueuse.

c. Tissu sous-muqueux, tunique nerveuse, dont les vaisseaux ont été coupés transversalement.

d. Couche de muscles transverses.

e. Couche de muscles longitudinaux.

f. Séreuse.

FIGURE 8. Glande qui sécrète le suc gastrique, voisine du cardia, chez le bœuf, grossie 45 fois, d'après Kölliker.

a. Cavité glandulaire commune.

b. Utricules terminales avec leurs sinuosités.

FIGURE 9. Glande qui sécrète le suc gastrique, vers le milieu de l'estomac, chez le chien, grossie 60 fois, d'après Kölliker.

a. Cavité commune.

b. Ses divisions principales.

c. Utricules terminales.

FIGURE 9 bis. Portion d'utricule terminale, grossie 350 fois.

A. Vue dans le sens longitudinal.

B. Vue dans une coupe transversale.

a. Membrane propre.

b. Grosses cellules voisines de cette membrane.

c. Petit épithélium autour du canal.

FIGURE 10. Coupe transversale de la partie inférieure d'une glande gastrique d'un chien, pour montrer l'enveloppe de 6 utricules glandulaires. Grossissement de 60 diamètres, d'après Kölliker.

a, a. Vaisseaux.

FIGURE 11. a. Glande gastrique du pylore d'un porc, avec épithélium cylindrique. Grossissement de 60 diamètres.

b. Deux cellules épithéliales avec leur noyau placé dans le fond. Grossissement de 250 diamètres.

FIGURE 12. A. Surface interne de l'estomac d'un chien, montrant les cellules après que le mucus a été enlevé. Grossissement de 15 diamètres, d'après Todd et Bowmann.

B. Épithélium cylindrique de la surface interne et des cellules de l'estomac.

a. Extrémités libres des particules épithéliales, au-dessus de la membrane intestinale.

b. Noyaux visibles, mais plus profondément situés.

c. Extrémités libres, vues obliquement.

d. Extrémités profondes, par lesquelles ces particules sont attachées. Les noyaux ovales sont voisins des extrémités. Grossissement de 500 diamètres.

FIGURE 13. A. Coupe horizontale d'une cellule stomacale; on voit au centre son orifice.

a. Membrane fondamentale.

b. Épithélium cylindrique.

Tout le centre de la cavité de la cellule est occupé par un mucus transparent, qui paraît sécrété par les extrémités des particules épithéliales.

c. Matrice fibreuse, environnant et supportant la membrane fondamentale.

d. Petits vaisseaux sanguins.

B. Coupe horizontale de la tunique d'un tube stomacal provenant d'une cellule simple.

Les lettres comme dans la figure A.—L'épithélium est glandulaire, les noyaux sont très délicats, la cavité des tubes très petite, et dans quelques cas, peu visible.

Pris sur un chien tué deux heures après une abstinence de douze heures. Grossissement de 200 diamètres, d'après Todd et Bowmann.

FIGURE 14. Coupe verticale d'une cellule stomacale avec ses tubes, prise sur un chien, après douze heures de jeûne, des mêmes auteurs.

A. Dans la région moyenne de l'estomac.

B. Auprès du pylore.

a, a. Orifices de ces glandes à la surface interne de l'estomac.

b, b. Enfoncements dans lesquels l'épithélium cylindrique est devenu l'épithélium glandulaire.

c. Tube pylorique ayant des terminaisons variées.

FIGURE 15. Réseau vasculaire de la surface de l'intestin chez l'homme avec les ouvertures des glandes gastriques, d'après Kölliker.

Fig. 1
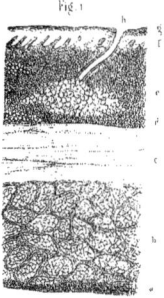

Fig. 5
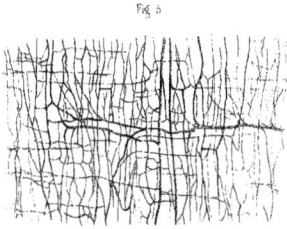

Fig. 3
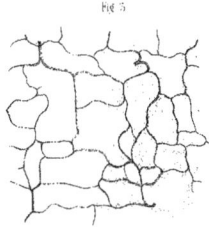

Fig. 8
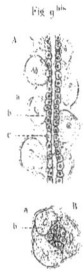

Fig. 2
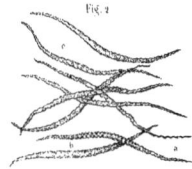

Fig. 4
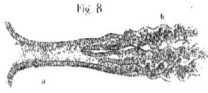

Fig. 14
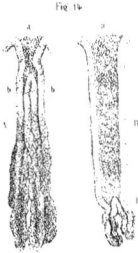

Fig. 9 bis
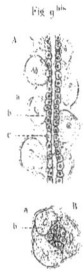

Fig. 13
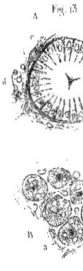

Fig. 6
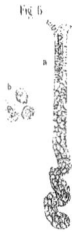

Fig. 11
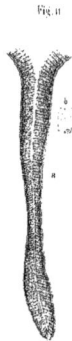

Fig. 9
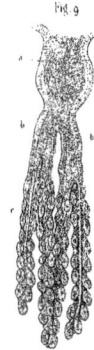

Fig. 14 bis
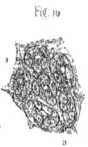

Fig. 12
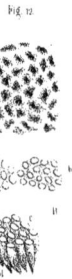

Fig. 7
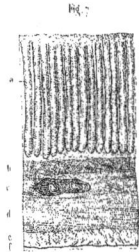

Fig. 15
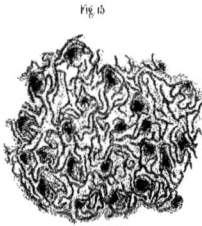

Fig. 10

Lith. par M.me A. Jacob Hublier.   Imp. Lemercier, Paris.   N.B. Jacob direxit.

STRUCTURE

DES GLANDES DE PEYER

ET DES VILLOSITÉS INTESTINALES.

Figure 1. Plaque de Peyer, chez l'homme, grossie 4 fois.

a. Surface de la muqueuse avec ses villosités.

b. Dépressions sur les plaques correspondantes aux follicules.

c. Substance intermédiaire avec de petites villosités.

Figure 2. Glande de Lieberkühn du gros intestin du porc. Grossissement de 60 diamètres.

a. Membrane propre.

b. Ouverture de la glande.

Figure 3. A. Section transverse de tubes de Lieberkühn ou de follicules, montrant la membrane fondamentale et l'épithélium avec le tissu aréolaire qui réunit les tubes.

a. Membrane fondamentale et épithéliale constituant la paroi du tube.

b. Cavité intérieure du tube. Grossissement de 200 diamètres.

B. Un tube de Lieberkühn, isolé, fortement grossi.

Une section accidentelle, oblique à la direction du tube, sert à voir distinctement l'intérieur et la disposition des particules épithéliales, la cavité du tube et l'espèce de mosaïque qui se trouve à l'extérieur.

a. Membrane enveloppante.

c. Surface interne de la paroi du tube. Grossissement de 200 diamètres, d'après Todd et Bowmann.

Figure 4. A. Villosités duodénales d'un chien, montrant un épithélium cylindrique et la substance cellulaire de la villosité couverts par la membrane enveloppante. Grossissement de 200 diamètres.

a. Membrane enveloppante.

b. Substance cellulaire de la villosité, disposée quelque peu en colonne.

B. Villosité duodénale d'un chien, dépourvue de son épithélium ; la membrane enveloppante a pris une forme d'ampoule, par suite de l'absorption de l'eau, dans laquelle était plongée la villosité. Grossissement de 200 diamètres.

a. Membrane enveloppante.

b. Substance cellulaire de la villosité.

Figure 5. Coupe horizontale par le milieu de deux capsules de Peyer

chez un lapin, pour montrer la disposition des vaisseaux dans leur intérieur, d'après Kölliker.

Figure 6. Morceau d'une plaque de Peyer chez un vieillard, d'après Flouch.

a. Follicule entouré par les ouvertures des glandes de Lieberkühn.

b. Villosités.

c. Glandes de Lieberkühn se tenant plus isolées.

Figure 7. Villosité intestinale en état de contraction chez un chat. Grossissement de 60 diamètres, d'après Kölliker.

Figure 8. Vaisseaux d'une plaque de Peyer chez l'homme, observés du côté à la surface intestinale, des mêmes auteurs.

a. Réseau à la surface du follicule.

b. Capillaires dans les plis des villosités.

Figure 9. Plexus capillaire d'une villosité de l'intestin grêle chez l'homme, vu de la surface de l'intestin, après une injection bien réussie, grossie de 50 diamètres, d'après Todd et Bowmann.

Figure 10. Vaisseaux du gros intestin d'un chien, dans une coupe perpendiculaire de la muqueuse.

a. Artères.

b. Réseau capillaire de la surface avec des ouvertures glandulaires.

c. Veines.

d. Réseau capillaire autour de l'utricule glandulaire, dans l'épaisseur de la muqueuse.

Figure 11. Coupe verticale de la membrane de l'intestin grêle d'un chien, montrant seulement les origines de la veine-porte et les capillaires. L'injection a bien réussi dans les veines-portes, mais elle n'a pas pénétré jusqu'aux artères, du même.

a. Vaisseaux de villosités.

b. Vaisseaux des tubes de Lieberkühn.

c. Vaisseaux de la membrane musculaire.

Figure 12. Vaisseaux du gros intestin d'une brebis avec les ouvertures des glandes utriculaires, et une dépression qui correspond à une glande solitaire.

Pl. 46

Fig. 1

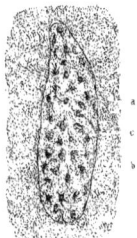

Fig. 2

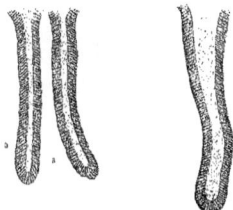

Fig. 3

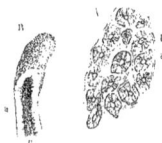

Fig. 6

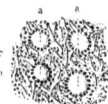

Fig. 4

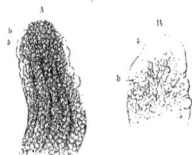

Fig. 5

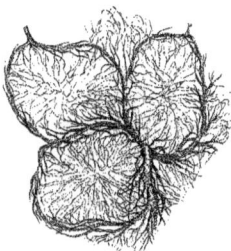

Fig. 7

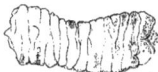

Fig. 8

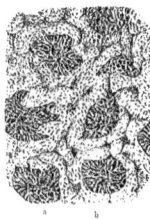

Fig. 9

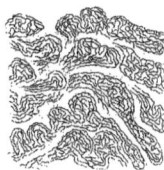

Fig. 11

Fig. 10

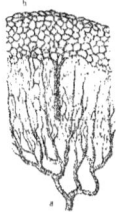

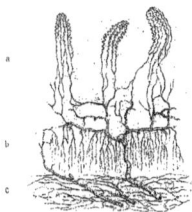

Fig. 12

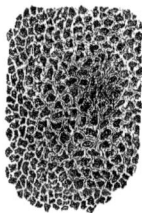

Lith par Mme C. A. Jacob Halédon.

Imp. Lemercier Paris.

N. H. Jacob direxit

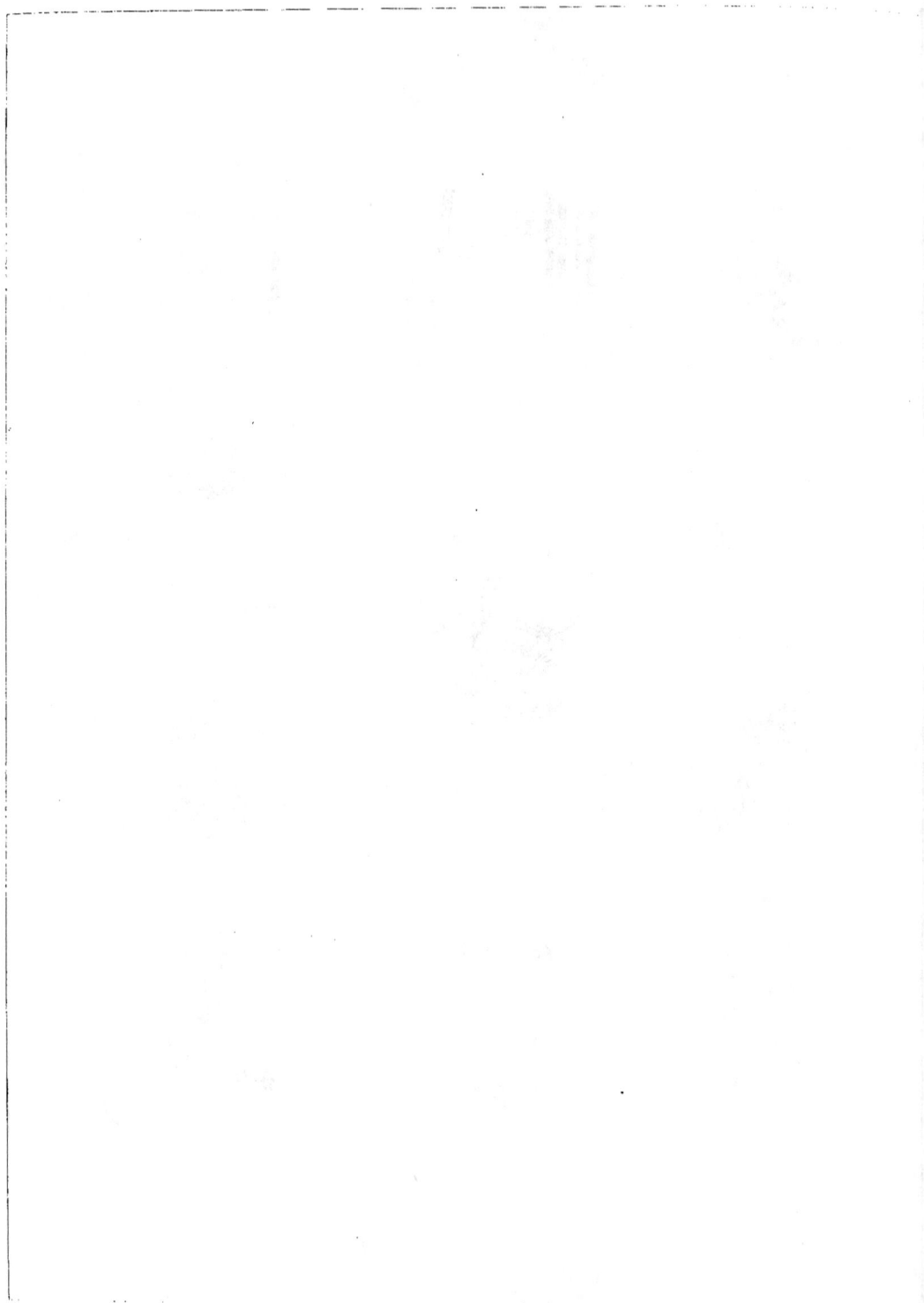

ANATOMIE MICROSCOPIQUE.

STRUCTURE

DES VILLOSITÉS INTESTINALES.

D'APRÈS KÖLLIKER ET BOWMANN.

Figure 1. Section de la membrane muqueuse de l'intestin grêle d'un chien, montrant les follicules de Lieberkühn et les villosités.

  a. Villosités.

  b. Follicules de Lieberkühn.

  c. Autres couches ou membranes intestinales

Figure 2. A. Villosités du duodénum d'un chien deux heures après la mort, montrant la substance de la villosité retirée de son enveloppe épithéliale, comme un doigt qu'on retirerait d'un gant. L'animal n'étant pas en digestion, les vaisseaux lactés ne sont pas visibles.

  B. Villosité du duodénum du même chien montrant l'épithélium.

  a. Épithélium.

  b. Substance de la villosité.

Figure 3. Vaisseaux des villosités chez l'homme.

Figure 4. Coupe verticale à travers une plaque de Peyer chez le chien.

  a. Villosités.

  b. Tubes de Lieberkühn, avec les pointes des glandes de Peyer.

  c. Tissu sous-muqueux, au milieu duquel sont plongées les glandes de Peyer.

  d. Tunique musculaire et péritonéale.

  e. Sommet d'une glande de Peyer, s'enfonçant entre les tubes de Lieberkühn. Le grossissement est d'environ 20 diamètres.

Figure 5. Deux villosités dépourvues de leur épithélium, et contenant dans leur intérieur un vaisseau chylifère. Tirées de l'intestin d'un veau, traitées par la potasse étendue et grossies de 350 diamètres.

Figure 6. A. Deux villosités, pourvues de leur épithélium, chez le lapin. Grossissement de 75 diamètres.

  a. Épithélium.

  b. Parenchyme de la villosité.

  B. Morceau d'épithélium détaché. Grossissement de 300 diamètres.

  a. Membranes gonflées par l'eau.

C. Cellules épithéliales isolées. Grossies de 350 diamètres.

  a. Avec une portion de la membrane.

  b, b. Sans la membrane.

  c. Quelques cellules vues par la surface.

Figure 7. A. Pointe d'une villosité au commencement de la résorption de la graisse, un peu contractée. Grossissement de 300 diamètres.

  a. Épithélium de la couche externe.

  b. Gouttelettes graisseuses, et ouverture des cellules.

  c. Gouttes graisseuses s'attachant à la villosité.

  B. Cellules épithéliales isolées. Grossissement de 350 diamètres.

  a. Avec des molécules graisseuses.

  b. Avec une simple goutte de graisse.

  c. Complétement pleine de graisse.

Figure 8. Vaisseaux de quelques villosités chez le rat. D'après une injection de Gerlach.

Figure 9. Coupe verticale de la membrane muqueuse du duodénum dans le cheval, fortement grossie, montrant en :

  a. Les villosités.

  b, c. La membrane muqueuse et le tissu sous-muqueux.

  d. Glande de Brünner coupée verticalement, montrant leur structure lobulaire.

Figure 10. Coupe perpendiculaire à travers le duodénum; les villosités ont été enlevées.

  a. Glandes de Lieberkühn.

  b. Ouverture du conduit excréteur d'une glande de Brünner.

  c. Couche musculaire de la muqueuse.

  d, d, d. Glande de Brünner.

  f. Couche des muscles transverses.

  g. Couche des muscles longitudinaux.

  h. Séreuse.

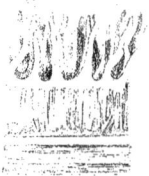

Fig. 1

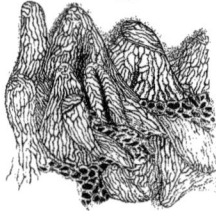

Fig. 3

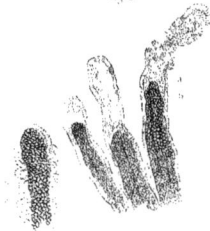

Fig. 2

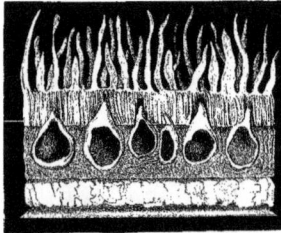

Fig. 4

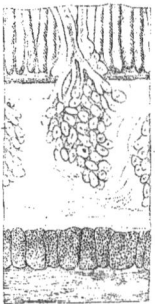

Fig. 10

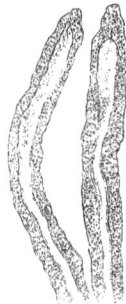

Fig. 5

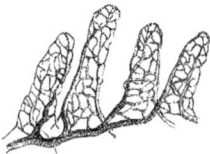

Fig. 8

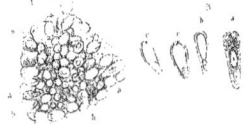

Fig. 7

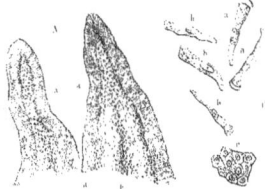

Fig. 6

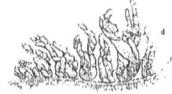

Fig. 9

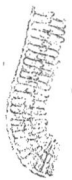

N. H. Jacob direxit

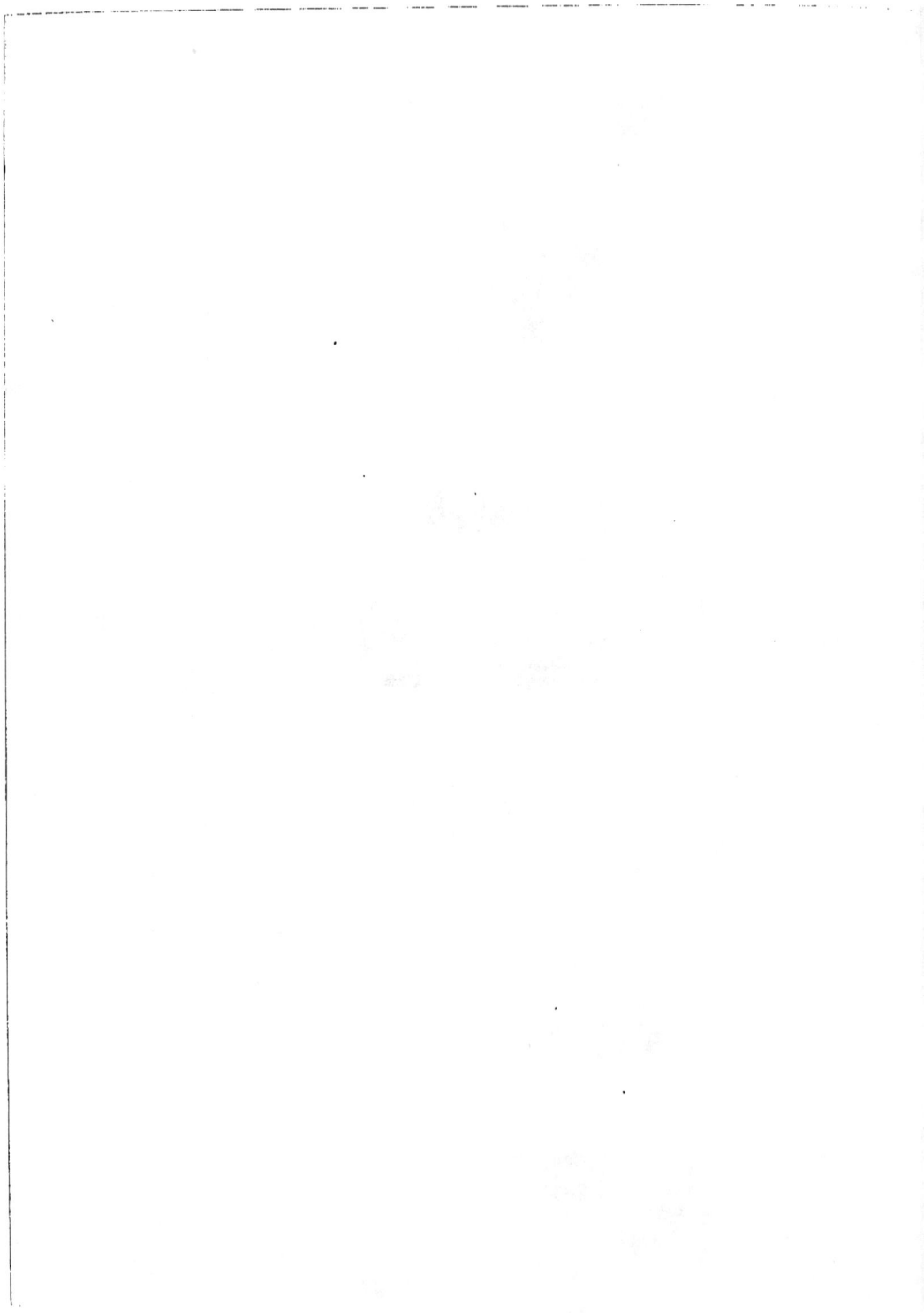

ANATOMIE MICROSCOPIQUE.

STRUCTURE DU FOIE.

FIGURE 1. Réseau capillaire du foie d'un lapin avec les rameaux des veines intralobulaires, sur une section horizontale, grossie de 45 diamètres; d'après une injection de Frei.

FIGURE 2. Capillaire d'un lobule hépatique chez le lapin, avec le commencement des lobules voisins. Les veines portes et les veines hépatiques sont remplies avec des matières d'injections différentes; d'après une injection de Frei.

FIGURE 3. Fragment d'un injection bien réussie des veines hépatiques du lapin. Grossissement de 45 diamètres, d'après Kölliker.

L'une des veines intralobulaires est visible dans tout son trajet, l'autre, seulement dans ses racines.

Les capillaires des lobules voisins se confondent en partie.

FIGURE 4. Réseau cellulaire hépatique et vaisseaux intralobulaires les plus déliés, d'après nature, d'après Kölliker.

a. Vaisseaux intralobulaires.

b, b, b. Cellules hépatiques.

c, c, c, c. Intervalles du réseau des cellules hépatiques.

FIGURE 5. Réseaux capillaires de la muqueuse de la vésicule biliaire; du même.

FIGURE 6. A. Cellules fibres musculeuses du conduit cystique chez le bœuf; du même.

B. Cellules fibres musculeuses de la vésicule biliaire de l'homme, 350 fois grossie.

a. Noyau des cellules fibreuses.

FIGURE 7. Coupe schématique d'un tronc veineux hépatique, d'après Lereboullet, grossie de 15 diamètres.

a. Lobule hépatique.

b. Veine centrale du lobule.

c. Indication du réseau disposé autour de la veine.

Coupe du tronc veineux, auquel aboutissent les veines centrales.

FIGURE 8. Réseau cellulaire hépatique avec ses capillaires. Grossissement de 350 diamètres, chez le porc.

Dans quelques points, sont des intervalles laissés entre les cellules et les capillaires qui n'existent pas dans la nature.

FIGURE 9. Cellules hépatiques d'une oie engraissée pendant 28 jours. Grossissement de 300 diamètres, d'après Lereboullet.

FIGURE 10. Cellules hépatiques chez l'homme, grossies 400 fois; du même.

a, a, a, a. Cellules normales.

b, b. Cellules avec granules colorés.

c, c. Cellules avec globules de graisse.

FIGURE 11. A, B, C. Cellules biliaires d'un suicidé, d'après Lereboullet. Grossissement de 300 diamètres.

C. Cellules avec deux noyaux.

a. Cellule extérieure.

b. Cellule intérieure et endogène.

D, E, F, G. Cellules biliaires d'un fœtus humain à terme. Grossissement de 300 diamètres; du même.

D, E, F. Cellules ordinaires.

G. Cellules endogènes.

H, J. Cellules biliaires d'un sujet qui servait aux dissections, grossies 300 fois.

H. Groupe de cellules ordinaires.

J. Cellules endogènes.

FIGURE 12. A, B, C. Cellules du foie d'une femme morte d'une péritonite cancéreuse. Grossissement de 300 diamètres, d'après Lereboullet.

FIGURE 13. Cellules hépatiques d'une oie engraissée pendant 9 jours. Grossissement de 300 diamètres, d'après Lereboullet.

A. Remplies de vésicules de graisse, à des degrés divers de développement.

B. Cellule à noyau, n'ayant encore que quelques vésicules.

Fig. 1
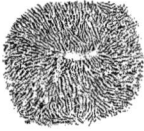

Fig. 2
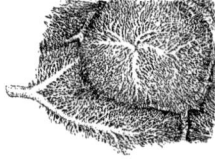

Fig. 3
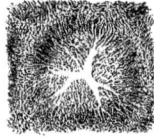

Fig. 12
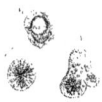

Fig. 11
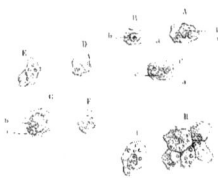

Fig. 10
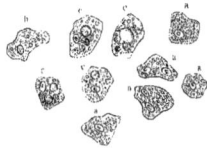

Fig. 9
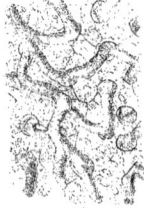

Fig. 4
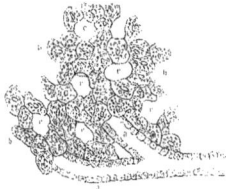

Fig. 6
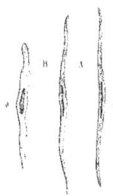

Fig. 8
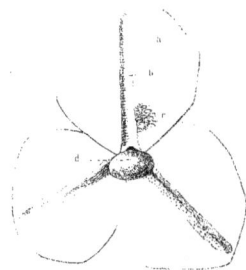

Fig. 7

Fig. 5
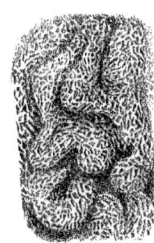

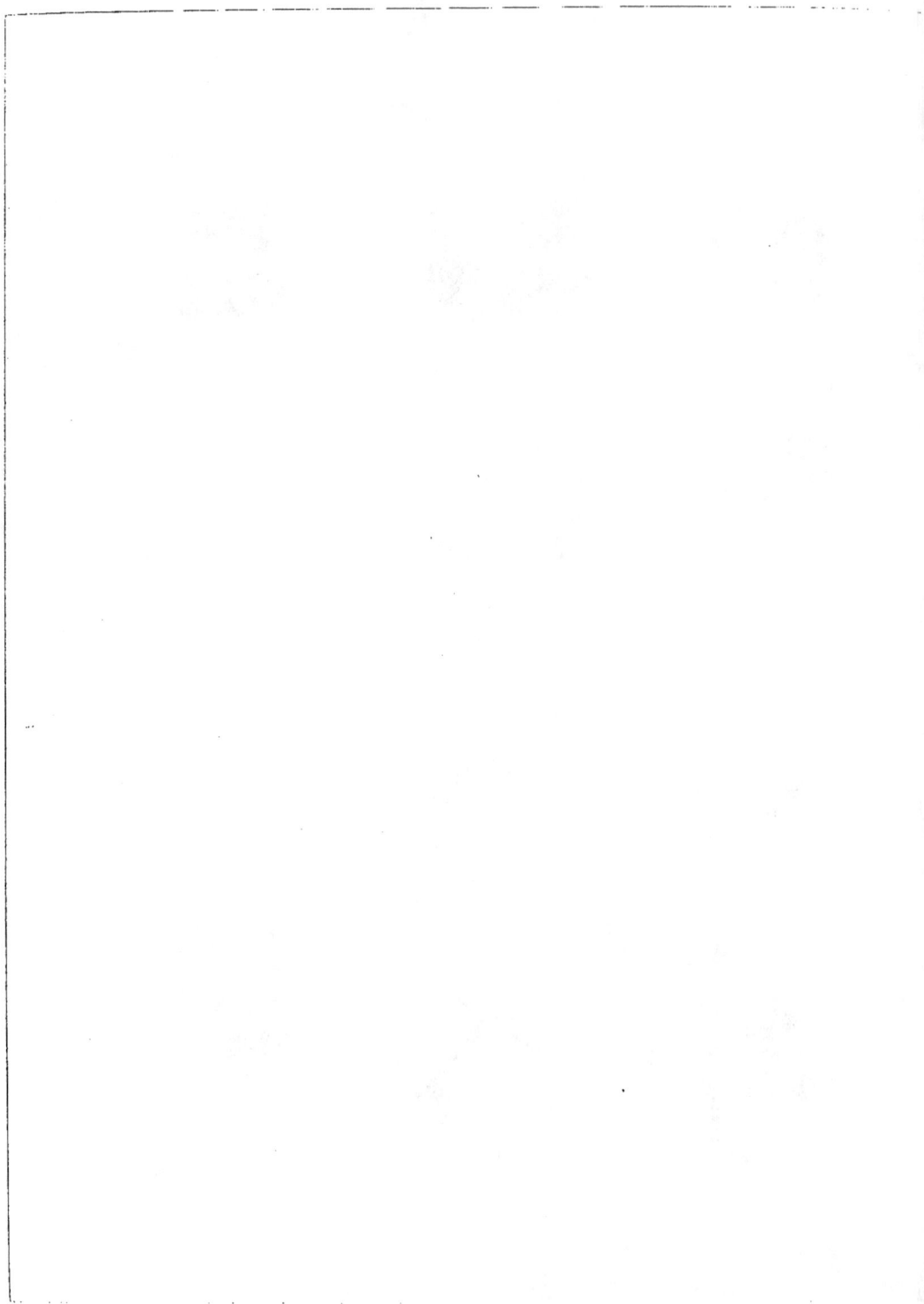

ANATOMIE MICROSCOPIQUE.

STRUCTURE DU FOIE.

Figure 1. Coupe transversale d'un lobule hépatique du porc, vu à un grossissement de 30 diamètres, d'après Kölliker. On voit au centre un vide qui n'est pas limité d'une façon tout-à-fait naturelle, et qui correspond au point où se trouvait la veine intra-lobulaire.

Figure 2. Fragment du réseau cellulaire hépatique de l'homme, extrait des parties les plus externes d'un lobule hépatique, avec des intervalles vasculaires, d'après Kölliker. Grossissement de 450 diamètres.

Figure 3. Coupe, pour montrer les rapports des lobules avec la capsule de Glisson et avec les parois des veines hépatiques. Grossissement 3 fois environ, d'après Lereboullet.

a. Cavités des lobules dont on a enlevé la substance.

b. Cloison des lobules.

c. veine hépatique. On voit que la substance des lobules adhère aux parois de la veine.

d. Veine porte, située au milieu de la gaîne celluleuse (capsule de Glisson). On voit les prolongemens de cette capsule vers les cloisons interlobulaires.

e. Artère hépatique.

f. Conduit biliaire.

i. Gaîne celluleuse.

Figure 4. Un lobule hépatique injecté, grossi environ 100 fois, sur lequel on a cherché à montrer l'entrelacement du réseau portal et du réseau biliaire. Le réseau portal est à la périphérie. D'après Lereboullet. Le réseau de la veine hépatique est au centre ; le réseau des canalicules biliaires est interposé dans les vides laissés par le réseau portal.

rp. Réseau portal.

vh. Veine hépatique.

rb, rb. Réseau des canalicules biliaires.

cb. Canalicule biliaire.

vp. Veine porte.

Figure 5. Segment du foie d'un porc, avec une veine hépatique ouverte et un peu grossie.

a. Grosse veine, dans laquelle ne débouche encore aucune veine intra-lobulaire.

b. Rameaux de cette même veine, avec des vaisseaux intra-lobulaires et les bases des lobules, qu'on aperçoit à travers les parois des vaisseaux. D'après Kiernan.

Figure 6. Rameau de la veine porte du porc, avec les branches de l'artère hépatique et des conduits biliaires qui l'accompagnent. D'après Kiernan.

Figure 7. Cristaux de glycocholate de soude.

Figure 8. Cristaux d'acide cholique.

Pl. 49

Fig. 1

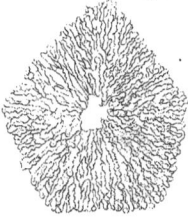

Fig. 2

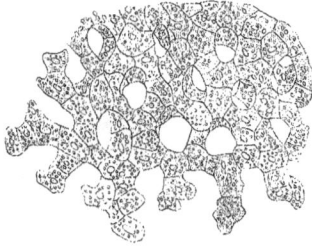

Fig. 5

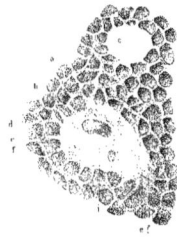

Fig. 3

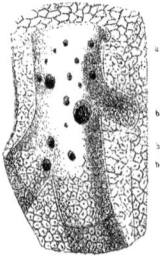

Fig. 6

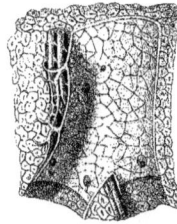

Fig. 4

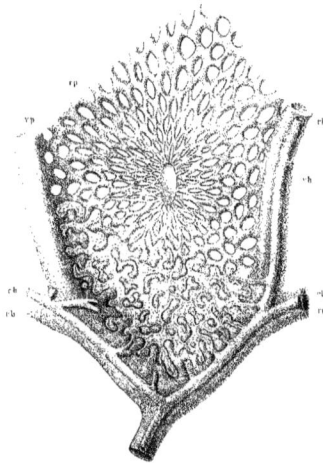

Fig. 7

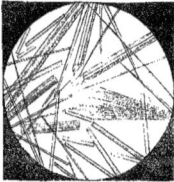

Fig. 8

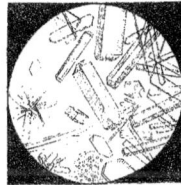

Imp. Lemercier, Paris

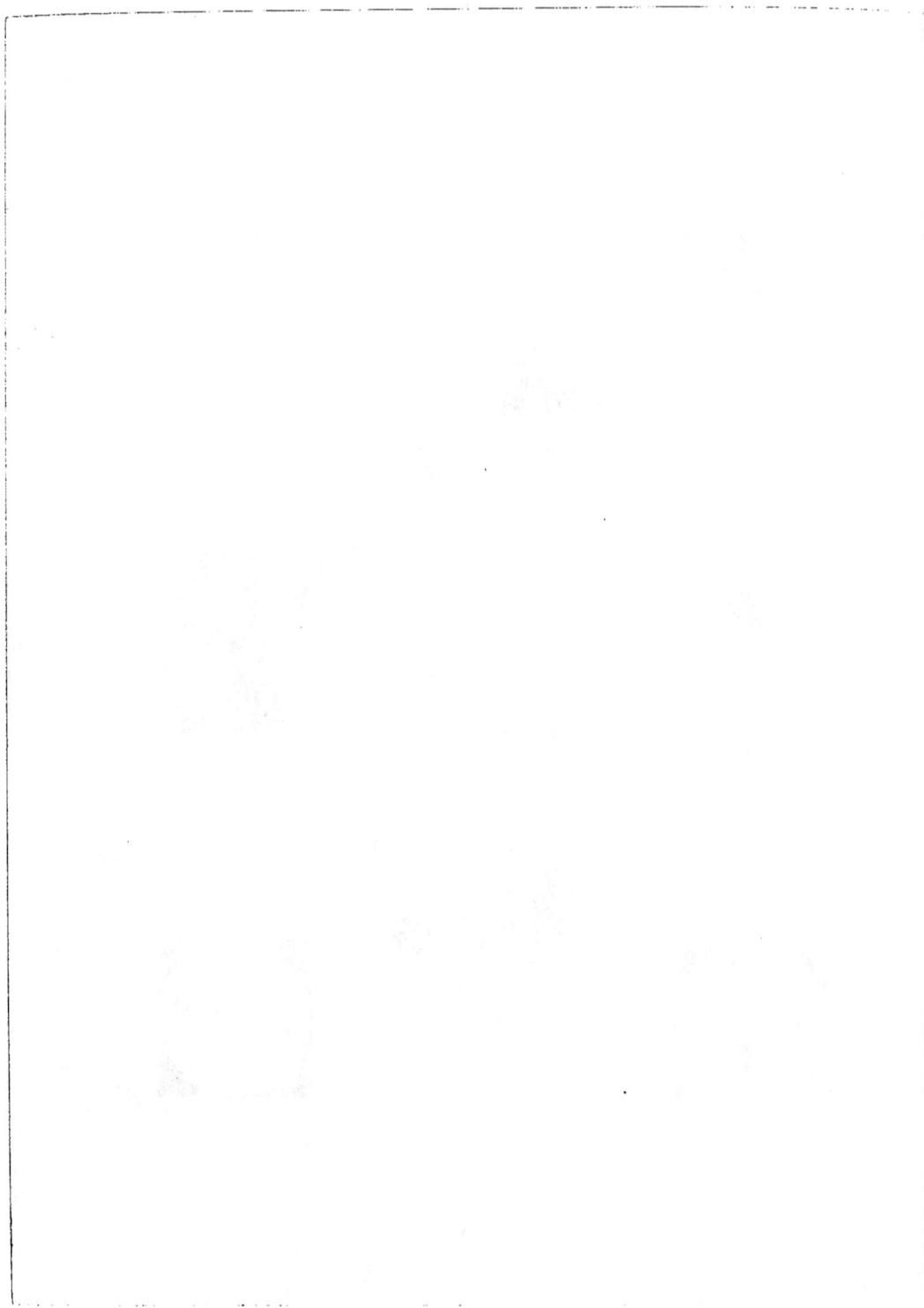

ANATOMIE MICROSCOPIQUE.

STRUCTURE DE LA RATE

D'APRÈS KÖLLIKER,

ET DU PANCRÉAS

D'APRÈS M. CL. BERNARD.

FIGURE 1. Corpuscule de Malpighi de la rate d'un chien, avec une artère de laquelle part un rameau qui passe en avant du corpuscule. Traité par le carbonate de soude. Grossissement de 250 diamètres.

a. Enveloppe du corpuscule.
b. Fibres à noyau du corpuscule.
c. Gaîne artérielle.
d. Membrane musculaire modifiée de l'artère.
e. Tunique interne élastique de l'artère.

FIGURE 2. Un corpuscule de Malpighi de la rate du bœuf. Grossi de 150 diamètres.

a. Paroi du corpuscule.
b. Contenu du corpuscule.
c. Paroi de l'artère contiguë au corpuscule.
d. Gaîne de l'artère.

FIGURE 3. Coupe transversale à travers le milieu de la rate d'un bœuf. On a lavé l'organe pour en chasser la pulpe et montrer les tubercules lieniques et leur disposition. Grandeur naturelle.

FIGURE 3 bis. Cellule fibro-musculeuse de l'enveloppe fibreuse de la rate chez le chien. Grossissement de 350 diamètres.

FIGURE 4. Coupe de la rate du bœuf, pour montrer les corpuscules de Malpighi. Grandeur naturelle.

FIGURE 5. Fragment d'une petite artère, avec un rameau auquel sont attachés des corpuscules de Malpighi, chez le chien. Grossi 10 fois.

a, a, a. Corpuscules de Malpighi.
b. Artère.
c. Rameaux de l'artère qui soutiennent les corpuscules.

FIGURE 6. Fibres propres de la pulpe splénique chez l'homme.
A. Fibres libres.
B. Fibre enfermée dans une cellule.

FIGURE 7. Contenu d'un corpuscule de Malpighi chez le chien. Grossi 350 fois.

a. Petites cellules.
b. Grosses cellules.
c. Noyaux libres.

FIGURE 8. Globules sanguins avec des cristaux jaunes provenant de la rate et de la veine splénique de la *Perca fluviatilis*. Grossis 350 fois.

a. Cellules traitées par l'eau.
b. Cristaux libres.
c. Globules sanguins du foie et de la veine splénique du chien.

FIGURE 9. Petites trabécules de la rate du chien, grossies 350 fois et traitées par l'acide acétique.

a. Cellules fibro-musculeuses.
b. Leurs noyaux.
c. Fibres élastiques.

DEUXIÈME PARTIE DE LA PLANCHE.

FIGURE 1. Glandes de Brunner chez l'homme, par M. Cl. Bernard.
a. Cellules isolées.
b, c, d. Culs de sac glandulaires.

FIGURE 2. Glande de Brunner et cellules épithéliales chez l'homme, d'après Moyse.

a, b, c, d. Culs de sac glandulaires dans lesquels on voit le noyau des cellules de l'épithélium, mais celles-ci ne sont ordinairement bien visibles que lorsqu'elles sont isolées comme en e.

FIGURE 3. Vaisseaux du pancréas chez le lapin.

Fig. 1

Fig. 3

Fig. 2

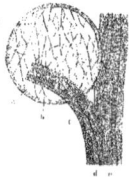

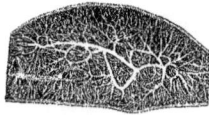

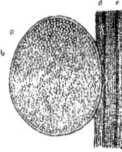

Fig. 4

Fig. 7

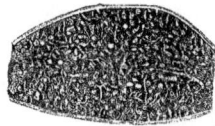

Fig. 6

Fig. 7 bis

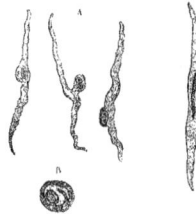

Fig. 9

Fig. 5

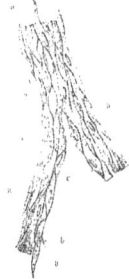

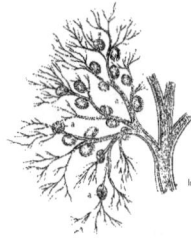

Fig. 8

Fig. 3

Fig. 1

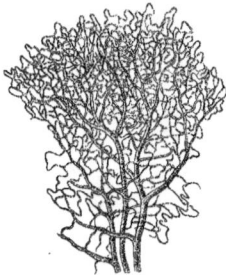

Fig. 2

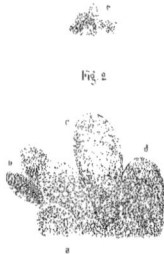

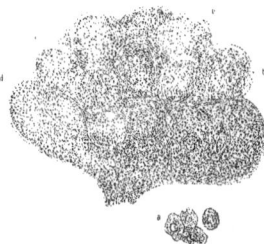

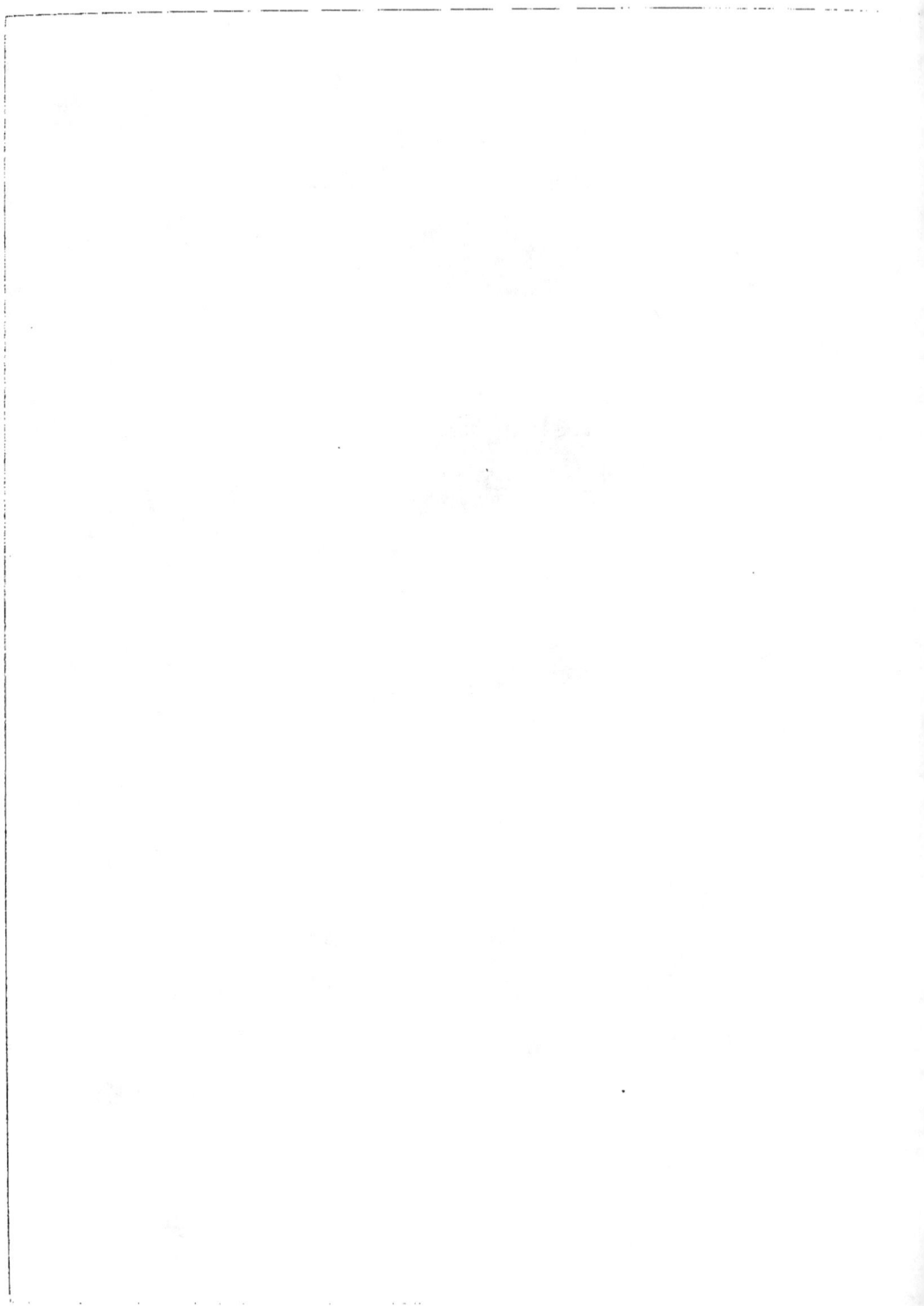

ANATOMIE MICROSCOPIQUE

DES VOIES AÉRIENNES,

D'APRÈS KOLLIKER.

FIGURE 1. Coupe perpendiculaire à travers la paroi antérieure de la trachée chez l'homme. Grossissement de 45 diamètres.

a. Enveloppe fibreuse.

b, c, d. Cartilages de la trachée.

b. Couche extérieure avec des cellules plates.

c. Couche blanchâtre avec des cellules plus grosses formant des amas.

d. Couche intérieure dont les élémens sont allongés.

e. Tissu fibreux sous muqueux.

f. Portion d'une glande mucipare.

g. Couche à fibres élastiques transversales.

h. Épithélium dont les cils vibratiles ne sont pas visibles à ce simple grossissement.

i. Orifice d'une glande.

FIGURE 2. Vésicules glandulaires de la glande thyroïde. Grossissement de 50 diamètres.

FIGURE 3. Vaisseaux sanguins de la membrane muqueuse de la trachée chez l'homme. Grossissement de 30 diamètres.

FIGURE 4. a. Terminaison d'un faisceau musculaire de la trachée chez l'homme. 350 fois grossi et traité avec l'acide acétique.

b. Tendon élastique.

FIGURE 5. Épithélium vibratile de la trachée chez l'homme. Grossie de 350 diamètres.

a. Portion la plus externe des fibres élastiques longitudinales.

b. Couche externe homogène de la muqueuse.

c. Cellules profondes, rondes.

d. Cellules moyennes qui commencent à s'allonger.

e. Cellules extérieures portant des cils vibratiles.

FIGURE 5 bis. Cellules isolées de différentes couches de l'épithélium avec leurs cils vibratiles.

FIGURE 6. Une vésicule pulmonaire chez l'homme avec ses parties voisines. Grossissement de 350 diamètres.

a. Épithélium.

b. Trabécules élastiques.

c. Cloison délicate entre les trabécules avec de fines fibres élastiques.

FIGURE 7. Cellules vibratiles des plus fines bronches. 350 fois grossies.

FIGURE 8. Origines des vaisseaux lymphatiques sur la membrane muqueuse de la trachée chez l'homme.

FIGURE 9. Cellules cartilagineuses de la couche blanchâtre du cartilage cricoïde chez l'homme. 350 fois grossies.

FIGURE 10. Vaisseaux de la surface pulmonaire d'un fœtus.

FIGURE 11. Réseau capillaire des vésicules pulmonaires chez l'homme. 60 fois grossies.

FIGURE 12. Un petit fragment de l'épiglotte de l'homme. Grossi 350 fois.

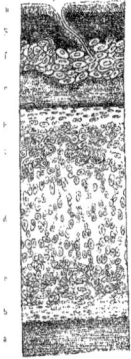

Fig. 1

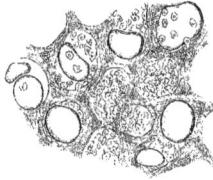

Fig. 2

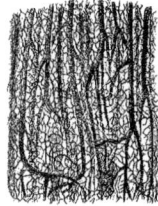

Fig. 3

Fig. 5

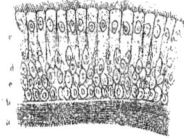

Fig. 5 bis

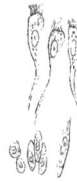

Fig. 4

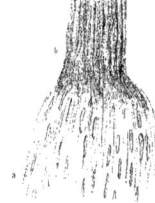

Fig. 6

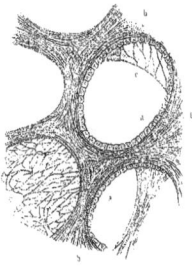

Fig. 7

Fig. 9

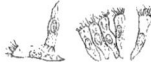

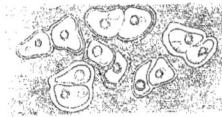

Fig. 8

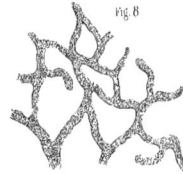

Fig. 11

Fig. 10

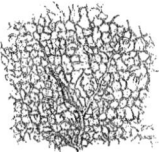

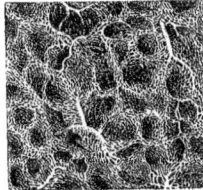

Fig. 12

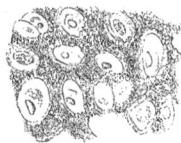

ANATOMIE MICROSCOPIQUE.

STRUCTURE DU POUMON,

DU THYMUS ET DE LA GLANDE THYROIDE.

Figure 1. Quelques vésicules glandulaires de la thyroïde chez un enfant. Grossissement de 250 diamètres d'après Kölliker.

a, a. Tissu fibreux entre les vésicules.

b, b. Membrane des vésicules glandulaires.

c, c. Épithélium de ces vésicules.

Figure 2. Vaisseaux de quelques vésicules glandulaires de la thyroïde chez un enfant. Grossissement de 100 diamètres d'après Kölliker.

Figure 3. Petit tube bronchial ouvert montrant l'arrangement plexiforme des couches musculaires et leur disposition vers l'orifice des rameaux. Grossissement de 2 diamètres d'après Todd et Bowmann.

Figure 4. Coupe mince de la surface pleurale du poumon d'un chat. Considérablement grossi d'après Rossignol.

Sur les bords où la coupe est très mince, on voit les alvéoles elles-mêmes en b, c, d; mais dans le centre, où la coupe est plus épaisse, les alvéoles apparaissent comme les parois des infundibulums.

Figure 5. Terminaison d'une bronche dans le poumon du chien.

a. Tube se ramifiant entre les infundibulums.

b. Un de ces infundibulums.

c. Petites cloisons formant les alvéoles ou cellules. D'après Rossignol.

Figure 6. Aspect de la coupe du poumon d'un chat injecté par l'artère pulmonaire avec de la gélatine de manière à remplir les vaisseaux sanguins et les cellules aériennes, puis coupé en tranche mince quand l'injection a été refroidie.

a, a. Cellules aériennes et coupe des passages lobulaires.

b, b. Coupe de leur paroi.

c, c. Leur paroi vue de face.

d. Noyau extrêmement pâle contenu dans cette paroi.

e, e. Capillaires.

f. Artère moyenne.

g. Artère pulmonaire ou veine à paroi simple, grossissement de 250 diamètres, d'après Bowmann.

Figure 7. Coupe légèrement oblique à travers un tube bronchial montrant :

a. La cavité du tube;

b. Sa membrane unissante contenant les vaisseaux sanguins avec de larges aréoles.

c, c. Les trous de la membrane formant les orifices des passages lobulaires.

d, d. Espaces entre les lobules contigus contenant la terminaison des artères et des veines pulmonaires qui forment des plexus capillaires.

f, f. Plexus capillaires par lesquels l'air pénètre dans les passages lobulaires.

Figures 8 et 8 bis. Cristaux de leucine extraite du poumon.

Moitié inférieure de la planche.

Figure 1. Fragment de thymus de veau déplissé. De grandeur naturelle.

a, a. Canal principal.

b, b, b. Lobules glandulaires.

c. Granulations glandulaires isolées siégeant sur le canal central.

Figure 2. Moitié d'un thymus d'homme avec une grande cavité dans la partie inférieure chargée de beaucoup d'ouvertures conduisant dans les lobules.

Figure 3. Fragment d'une coupe transversale à travers un thymus de veau. 5 fois grossi.

a. Enveloppe du thymus.

b, b, b. Grains glandulaires environnant de petites cavités.

c, c, c. Cavités environnées par les grains glandulaires.

Figure 4. Coupe transverse à travers la pointe d'un lobule de thymus d'enfant injecté. 30 fois grossi d'après Kölliker.

a, a. Enveloppe du lobule.

b. Membrane des grains glandulaires.

Au centre se trouve la cavité du lobule des parois de laquelle partent de nombreux vaisseaux qui se ramifient dans les grains glandulaires et s'y terminent en partie en anses.

Figure 5. Fragment du canal principal d'un thymus de veau avec des follicules isolés qui y sont attachés. Grossissement de 44 diamètres d'après Kölliker.

Pl. 52

Fig. 1

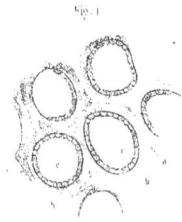

Fig. 6

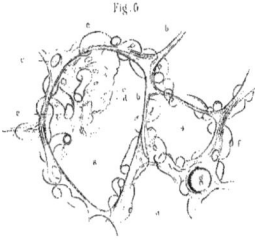

Fig. 2

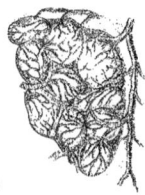

Fig. 8 bis

Fig. 3

Fig. 7

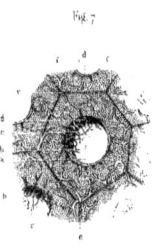

Fig. 4

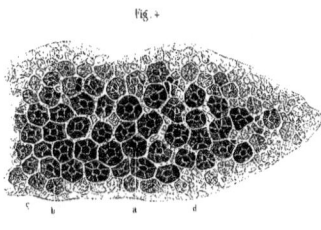

Fig. 5

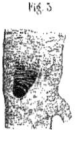

Fig. 5

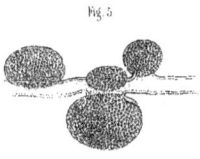

Fig. 1

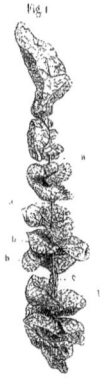

Fig. 2

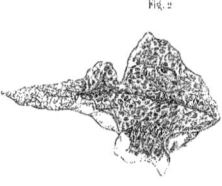

Fig. 4

Fig. 5

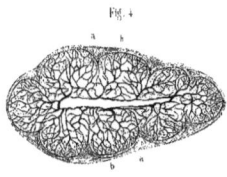

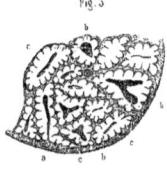

Imp. Lemercier Paris.

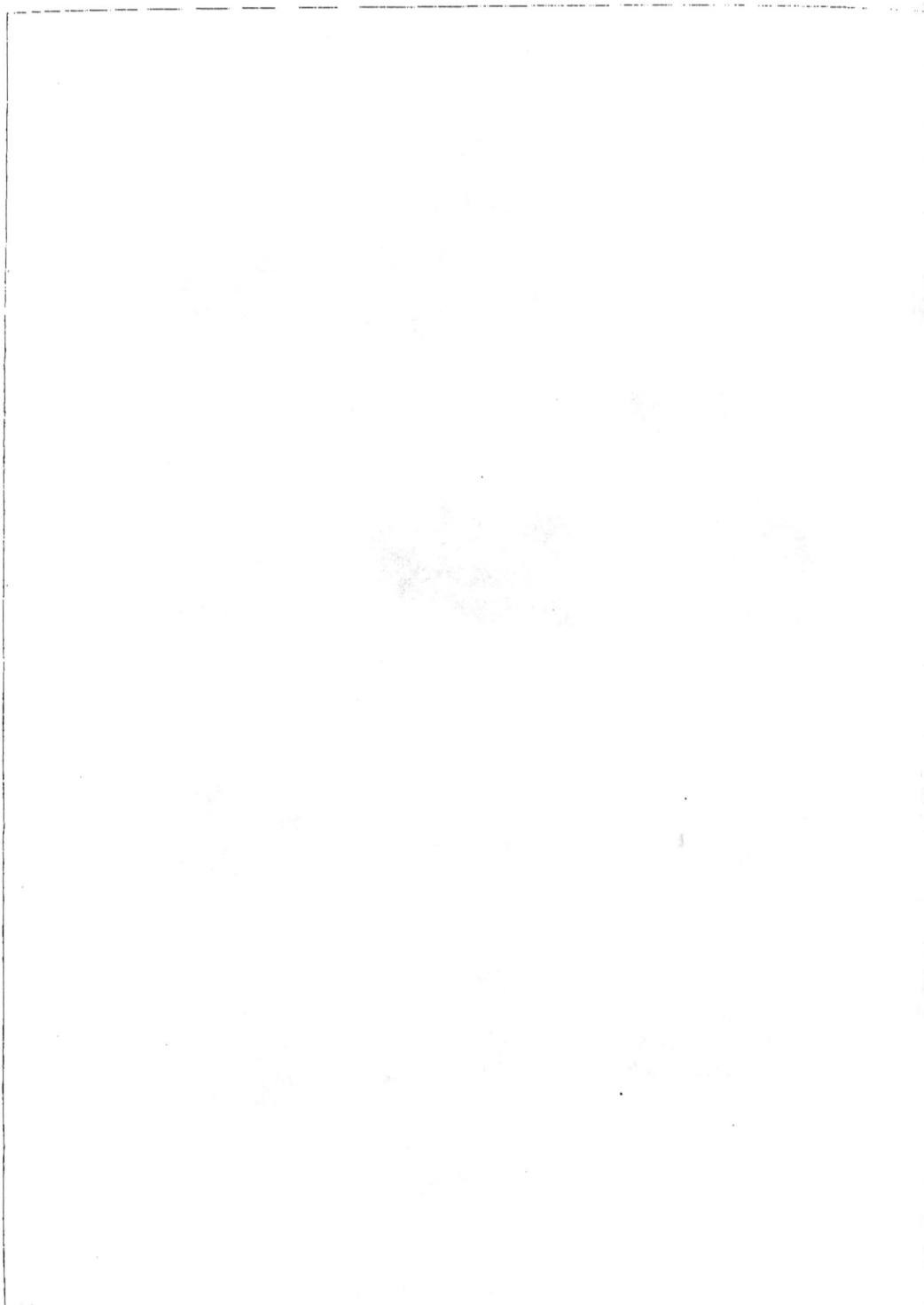

ANATOMIE MICROSCOPIQUE.

STRUCTURE DES REINS

DES CAPSULES SURRÉNALES ET DES TESTICULES.

Coupe perpendiculaire à travers une portion de pyramide et de la substance corticale qui en dépend ,
sur un rein de lapin injecté.

FIGURE 1. Demi-schématique. Grossissement de 30 diamètres, d'après Kölliker.

Les vaisseaux sont représentés à droite, à gauche on voit le trajet des canalicules urinaires.

a. Artères interlobulaires avec les glomérules de Malpighi.
b. Vaisseaux afférens des glomérules.
c. Vaisseaux efférens.
d Capillaires de la substance corticale.
e. Vaisseaux efférens des corpuscules, les plus extérieurs se jetant dans le système capillaire superficiel des reins.
f. Vaisseaux efférens des glomérules les plus internes, se prolongeant dans g, g, g. les artérioles droites.
h. Capillaires des pyramides formés par ces artérioles.
j. Une véinule droite commençant auprès de la papille.
k. Origine d'un canalicule urinaire rectiligne auprès de la papille.
l. Division de ce canalicule.
m. Canalicules contournés qui ne sont pas encore arrivés dans l'écorce.
n. Canalicules contournés à la surface du rein.
o. Prolongement de ces canalicules dans les canalicules droits de l'écorce.
p. Union des canalicules avec les capsules de Malpighi.

FIGURE 2. Deux canalicules urinaires droits de l'homme. L'un avec son épithélium, l'autre presque vide.

a, Membrane propre.
b. Épithélium.

FIGURE 3. (1) A. Un corpuscule de Malpighi avec le canalicule urinaire B. C. auquel il donne naissance.—Chez l'homme— grossissement de 200 diamètres, d'après Kölliker.

a, Enveloppe du corpuscule de Malpighi, se prolongeant en
b. membrane propre du canalicule urinaire contourné.
c. Épithélium du corpuscule de Malpighi.
d. Épithélium du canalicule urinaire.
e. Cellules épithéliales détachées.
f Vaisseau afférent.
g. Vaisseau efférent.
h. Glomérule de Malpighi.
(2) Trois cellules épithéliales d'un canalicule contourné. L'une avec des globules de graisse.

FIGURE 4. a. Terminaison d'une artère interlobulaire.
b. Artères afférentes.
c. Glomérule dépouillé de son enveloppe.
d. Vaisseau efférent.
e. Glomérule de Malpighi entouré de sa capsule.
f. Canalicules urinaires qui prennent naissance de ces glomérules Grossissement de 45 diamètres, d'après Kölliker.

FIGURE 5. Coupe transversale à travers quelques canalicules droits de l'écorce ; grossissement de 350 diamètres, chez l'homme, d'après Kölliker.

a. Coupe transversale des canalicules urinaires dont la membrane propre est restée toute seule.
b. Canalicule où l'on voit encore l'épithélium.
c. Stroma de tissu fibreux avec des noyaux allongés.
d. Vides dans lesquels se loge le corpuscule de Malpighi.

FIGURE 6. Glomérule de la partie la plus interne de la substance corticale d'un rein, chez le cheval, d'après Bowmann.

a. Artère interlobulaire.
b. Division de l'artériole droite.
c. Vaisseau efférent.
d. Glomérule.

e. Vaisseau efférent ou artériole droite.

FIGURE 7. Épithélium du calice, chez l'homme ; grossissement de 350 diamètres, d'après Kölliker.

Cellules isolées.
a. Petites cellules.
b. Grosses cellules pavimenteuses.
c. Mêmes cellules avec des corps en forme de noyau dans leur intérieur.
d. Cellules cylindriques et coniques des couches profondes.
e. Formes de transition.

FIGURE 7 bis. Épithélium du bassinet en position, d'après Kölliker.

FIGURE 8. Morceau d'une coupe perpendiculaire, à travers la substance corticale des capsules surrénales ; chez l'homme.

a. Cloisons formées de tissu fibreux.
b. Cylindre cortical, dont la composition cellulaire est plus ou moins évidente ; grossissement de 300 diamètres, d'après Kölliker.

FIGURE 9. Cellules provenant des capsules surrénales, chez l'homme.

a. Cinq cellules provenant de la pointe d'un cylindre cortical, remplies par un contenu pâle.
b. Cellules pigmentaires provenant de la couche la plus interne de l'écorce.
c. Cellules graisseuses d'une couche jaune de substance corticale.
d. Une vésicule plus grosse remplie de graisse.
e. Cellules provenant de la substance médullaire, quelques-unes présentant des prolongemens ; grossissement de 350 diamètres, d'après Kölliker.

FIGURE 10. Coupe transversale d'une capsule surrénale, chez le veau. Grossissement, environ 15 fois en diamètre ; traitée par le carbonate de soude, d'après Kölliker.

a. Substance corticale.
b. Substance médullaire.
c. Veine centrale entourée d'un peu de substance corticale.
d, d, d. Trois troncs nerveux entrant dans l'organe.
e. Nerf et leur épanouissement dans l'intérieur.

FIGURE 11. Coupe transversale à travers le testicule droit et les tuniques, chez l'homme, d'après Kölliker.

a. Tunique vaginale commune.
b. Tunique vaginale propre. Lamelle externe.
c. Cavité de la tunique propre, qui manque sur le vivant.
d. Lamelle interne de la tunique propre, confondue avec
e. l'albuginée.
f. Passage de la tunique propre sur l'épididyme.
g. Épididyme.
h. Corps d'Hyghmor.
i, i, i. Rameaux de l'artère spermatique.
k. Veine spermatique interne.
l. Vaisseau déférent.
m. arteria deferentialis.
n. Lobule du testicule.
s. Cloisons.

FIGURE 12. Schéma du trajet d'un canalicule séminal.

FIGURE 13. Glande de Littré ; grossissement de 350 diamètres.

FIGURE 14. Cinq artères hélicines, portées sur un court pédicule, provenant d'une grosse division artérielle, d'après Kölliker.

a. a. Tissu trabéculaire, formant une sorte de séparation entre les artères.
b. b. Paroi des artères.

Pl. 25

Fig. 1

Fig. 4

Fig. 10 bis

Fig. 10

Fig. 7

Fig. 6

Fig. 5

Fig. 3

Fig. 2

Fig. 11

Fig. 9

Fig. 12

Fig. 13

Fig. 8

Fig. 14

ANATOMIE MICROSCOPIQUE.

DÉVELOPPEMENT

DE L'UTÉRUS, DES GLANDES MAMMAIRES

ET DE LEURS PRODUITS.

FIGURE 1. Élémens musculaires d'un utérus en état de gestation depuis 5 mois.

a, a. Cellules préformatrices des fibres musculaires.
b, b. Fibres musculaires en voie de développement.

FIGURE 1 bis. Cellules fibreuses développées.

FIGURE 2. a. Cellule fibro-musculaire d'un utérus en état de gestation depuis 6 mois.

b. Partie médiane de la même cellule après un traitement par l'acide acétique donnant l'apparence d'une enveloppe.
c, c. Noyau de la cellule fibreuse. Grossissement 350 diamètres, d'après Kölliker.

FIGURE 3. Glande utérine d'une primipare 8 jours après la conception.

FIGURE 4 et FIGURE 4 bis. Cellules fibro-musculaires de l'utérus trois semaines après l'accouchement, celles de la figure 4 ont été traitées par l'acide acétique et sont devenues pâles.

a. Noyaux de ces cellules.
b. Granules graisseux. Grossissement 350 diamètres, d'après Kölliker.

FIGURE 5. Follicules de Graaf extraits de l'ovaire d'une fille nouveau-née. Grossissement 350 diamètres, d'après Kölliker.

1. Non traités par l'acide acétique.
2. Traitées par l'acide acétique.
a. Membrane amorphe du follicule.
b. Épithélium, membrane granuleuse.
c. Jaune.
d. Vésicule germinative avec la tache.
e. Noyaux des cellules épithéliales
f. Membrane du jaune très délicate.

FIGURE 6. Quelques petits lobules de la mamelle d'une femme enceinte, avec leur conduit. Grossissement 70 diamètres, d'après Langer.

FIGURE 7. Développement des glandes mammaires.

A. Couche préformative de la glande mammaire sur un embryon mâle de 3 mois.
a. Couche granuleuse.
b. Couche muqueuse de l'épiderme.
c. Prolongement de celle-ci ou commencement de la glande.
d. Enveloppe fibreuse.
B. Glande mammaire d'un embryon femelle de 7 mois.
a. Masse centrale de la glande avec un diverticulum.
b et c. Solides plus ou moins gros qui seront le point de départ des gros lobules mammaires d'après Kölliker.

FIGURE 8. Élémens qui composent le lait. Grossissement de 350 diamètres.

a. Globules du lait.
b. Corpuscules du colostrum.
c, d. Cellules de colostrum avec des noyaux graisseux.

FIGURE 9. Section transversale à travers l'ovaire d'une femme morte dans le 5e mois de sa grossesse.

a. Follicules de Graaf de la face inférieure.
b. Mêmes follicules de la face supérieure.
c. Lamelle péritonéale du ligament large se prolongeant sur l'ovaire et se confondant avec l'albuginée.
d. Dans l'intérieur on voit deux *corpora albicantia* (autrefois les corps jaunes).
e. Stroma de l'ovaire.

FIGURE 10. Follicule de Graaf du Porc. Grossi environ 10 fois en diamètre.

a. Couche externe de la tunique fibreuse du follicule.
b. Couche interne de la même tunique.
c. Membrane granuleuse.
d. Liquide contenu dans le follicule.
e. Cumulusproligère d'où procède la membrane granuleuse.
f. Œuf avec la zone transparente, le jaune et la vésicule germinative.

FIGURE 11. Ovule humain d'un follicule de grosseur moyenne. 256 diamètres.

a. Membrane du jaune.
b. Limite extérieure du jaune.
c. Vésicule germinative avec la tache germinative.

FIGURE 12 et FIGURE 12 bis. Coupe de deux corps jaunes de grosseur naturelle.

FIGURE 12. 8 jours après la conception.

FIGURE 12 bis. Dans le 5e mois de la grossesse.

a. Albuginée.
b. Stroma de l'ovaire.
c. Tunique fibreuse du follicule épaissie et plissée (couche interne).
d. Caillot sanguin dans l'intérieur de l'enveloppe.
e. Caillot sanguin décoloré.
f. Enveloppe fibreuse qui forme la limite du corps jaune.

FIGURE 13. A, B, C. Cristaux de Margarine dans des gouttes formées par la réunion des globules de lait chaud.

D. Élémens du chyle, cellules assez grosses contenant seulement des granules.
E. Élémens du chyle présentant des noyaux visibles et des granulations.
h et g n'ont pas été traités par l'acide acétique.
i. Traité par l'acide acétique.

FIGURE 14. a, a. Élémens du chyle, globule et lymphe ayant pris un aspect étoilé après la sortie de leur couteau.

b. Noyaux libres de la lymphe.
d, e. Petites cellules de la lymphe d avec un noyau distinct.
l, k, q. q. Granulations chyleuses.
p, p, o, m, n, r. Globules de graisse contenus dans le chyle.

FIGURE 15. Lait d'une femme 8 jours après la délivrance. Les globules ronds présentent des grosseurs variées.

Si l'on ajoute sous le microscope un peu d'acide acétique étendu, l'enveloppe albumineuse des globules se résoud, les gouttelettes de graisse se réunissent et prennent les formes qu'on aperçoit au côté droit supérieur de la figure.

FIGURE 16. Pus provenant d'un abcès spontané, en fermentation acide; après avoir été renfermé pendant 15 jours dans un flacon à moitié plein d'air, on aperçoit des tablettes de cholestérine, des petits faisceaux formés par des cristaux d'acide margarique et des touffes plus grosses formées par des aiguilles de margarine.

Les globules du pus persistent encore en grande partie, ils sont remplis de granules de graisse. On voit en outre une grande quantité de noyaux libres.

FIGURE 17. Colostrum d'une femme 12 heures après la délivrance.

Indépendamment des globules propres du lait, qui sont plus gros, mais plus rares dans le colostrum que dans le lait ordinaire, on voit des corpuscules de colostrum proprement dits, qui sont des conglomérats ronds formés par de fines molécules de graisses agglutinées par une matière hyaline; ils n'ont pas de membrane propre.

Pl. 24

Fig. 1 bis

Fig. 1

Fig. 6.

Fig. 7.

Fig. 5.

Fig. 3.

Fig. 8.

Fig. 4.

Fig. 4 bis

Fig. 2.

Fig. 12

Fig. 9

Fig. 14.

Fig. 15.

Fig. 13 bis

Fig. 11

Fig. 10

Fig. 15

Fig. 16

Fig. 17

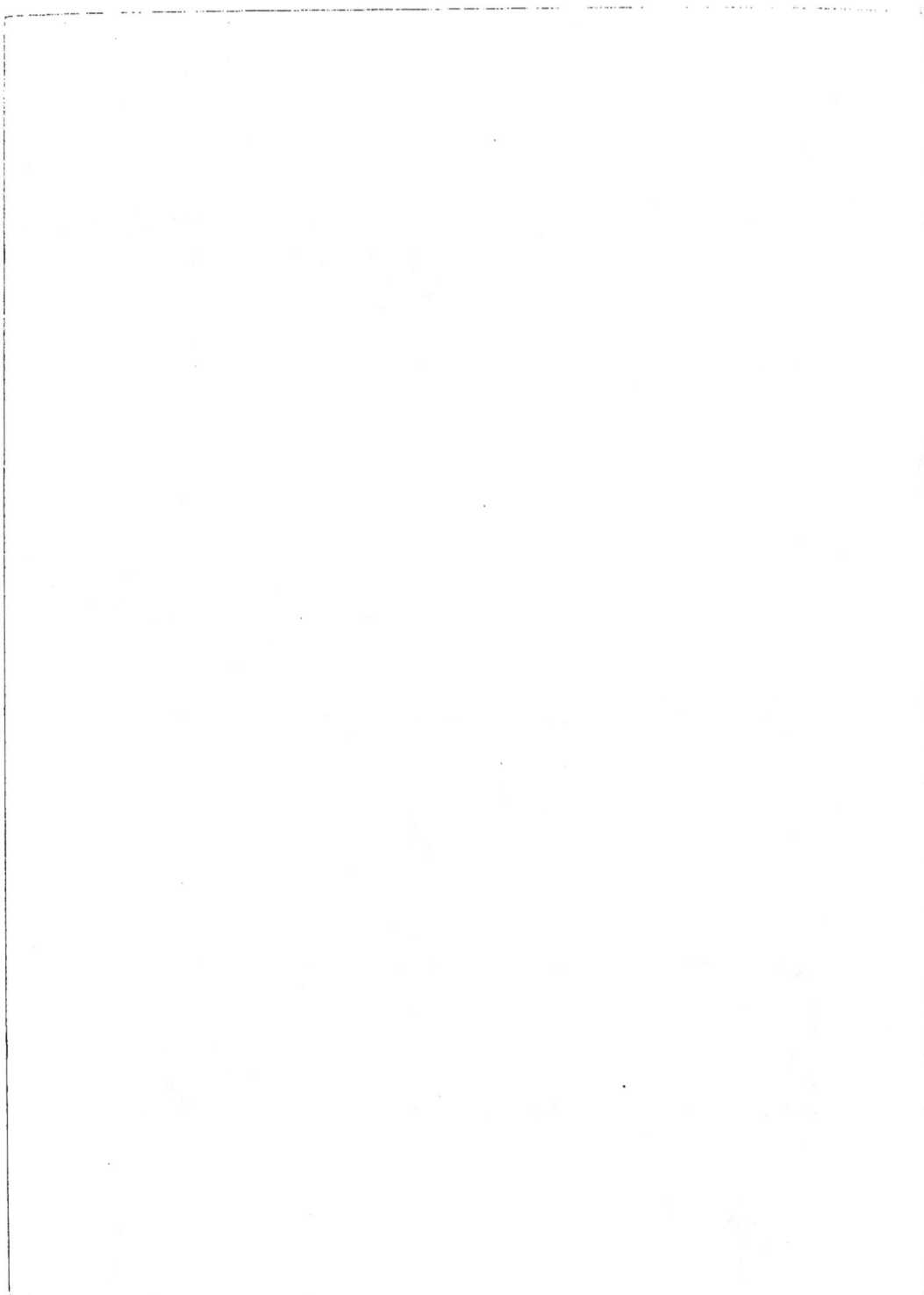

ANATOMIE MICROSCOPIQUE.

DES VAISSEAUX ARTÉRIELS.

FIGURE 1. Valvule semi-lunaire de l'aorte, d'après Morgagny.

a. Corps d'Arantius sur le bord libre.

b. Bord fixe.

c. Orifice de l'artère coronaire.

FIGURE 2. Faisceaux primitifs anastomosés du cœur de l'homme, d'après Kölliker.

FIGURE 3. Tissu fibreux des valvules semi-lunaires sous l'endocarde, d'après Todd et Bowmann.

FIGURE 4. Portion d'une valvule semi-lunaire aortique du chien, d'après Todd et Bowmann.

a. Surface de la valvule.

b. Noyau de l'épithélium, vu sur son bord.

FIGURE 5. Portion de la membrane fibreuse circulaire, montrant la disposition penniforme des larges faisceaux des tissus fibreux, lesquels faisceaux donnent naissance à une multitude de petites fibres entrelacées, grossies à 200 diamètres, d'après Todd et Bowmann.

FIGURE 6. Particules épithéliales de l'aorte d'un bœuf; grossissement de 400 diamètres; des mêmes auteurs.

FIGURE 7. Particules épithéliales et noyaux de l'aorte d'un cheval; quelques-unes ont une forme allongée; grossissement de 200 diamètres; du même auteur.

FIGURE 8. Coupe de l'aorte d'un bœuf, montrant la disposition des deux couches de la tunique fibreuse longitudinale et de la tunique fibreuse circulaire; grossissement de 250 diamètres, d'après Todd et Bowmann.

a. Tunique épithéliale.

b. Couche interne de la tunique à fibres longitudinales.

c. Couche externe épaisse de la même tunique.

d. Petite portion de la tunique à fibres circulaires; la plupart de ces fibres sont coupées transversalement, mais un petit nombre d'entre elles à trajet oblique sont vues dans toute leur longueur, leur ramification penniforme est parfaitement indiquée.

FIGURE 9. Fibres musculaires de l'aorte d'un cheval; grossissement de 300 diamètres, d'après Todd et Bowmann.

FIGURE 10. Disposition des capillaires sur la membrane muqueuse du gros intestin sur l'homme. Grossissement de 50 diamètres, d'après Todd et Bowmann.

FIGURE 11. A. Vaisseau capillaire de la substance glandulaire du cerveau chez l'homme.

a. Paroi homogène.

b. Noyau de la paroi.

c. Corpuscules sanguins rouges.

B, C, C. Aspects divers des petites artères et des veines de la pie-mère chez l'homme.

a, a. Membrane homogène.

b, b. Fibres circulaires.

c, c. Noyaux ovales de l'épithélium interne.

d, d. Traces transversales de fibres circulaires.

D. Artères capillaires du mésentère d'un lapin. Grossissement de 200 diamètres, d'après Todd et Bowmann.

FIGURE 12. Globules sanguins d'un embryon de brebis de 7 millimètres.

a, a, a. Gros globules colorés, avec leurs noyaux à différens états de division.

b, b, b. Globules sanguins ronds et colorés, avec un noyau qui commence à se diviser.

c. Globule plus petit, 300 fois grossi, d'après Kölliker.

Pl. 255

Fig. 2

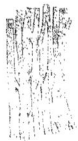

Fig. 1

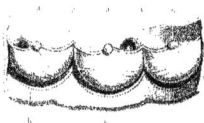

Fig. 4

Fig. 3

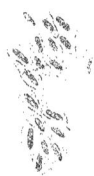

Fig. 6

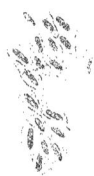

Fig. 5

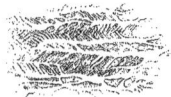

Fig. 7

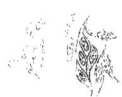

Fig. 9

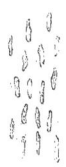

Fig. 8

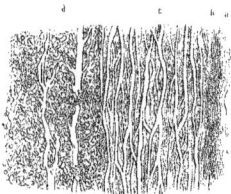

Fig. 10

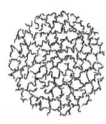

Fig. 11

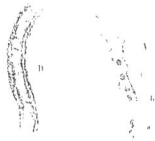

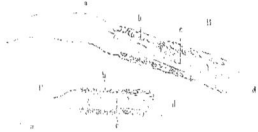

Fig. 12

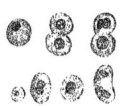

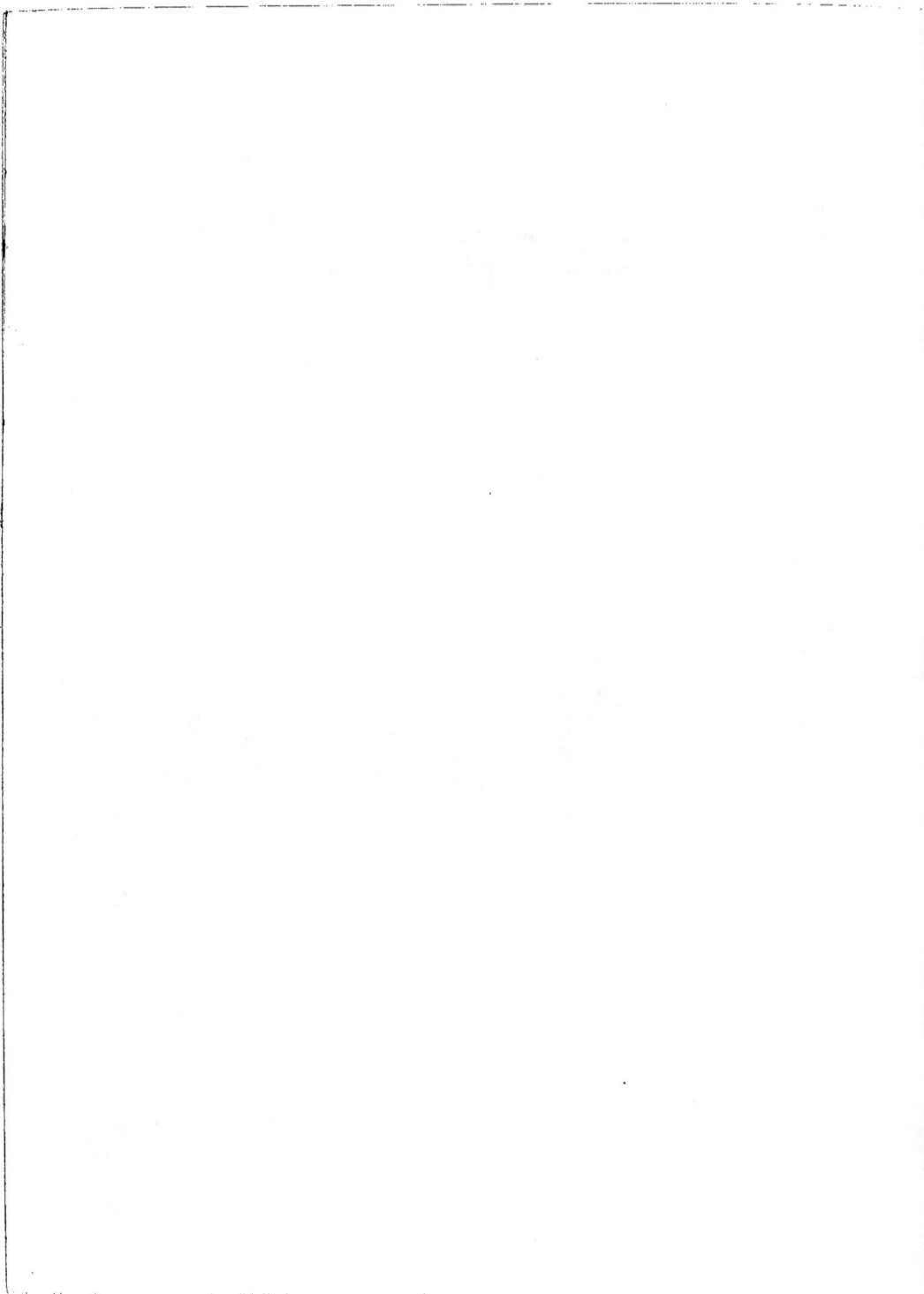

ANATOMIE MICROSCOPIQUE.

STRUCTURE DES VAISSEAUX SANGUINS

ARTÉRIELS ET VEINEUX.

FIGURE 1. Membrane élastique de la tunique moyenne de l'artère poplitée chez l'homme, avec indication des réseaux filamenteux. Grossissement de 350 diamètres, d'après Kölliker.

FIGURE 2. Cellules fibro-musculaires des artères chez l'homme, grossissement de 350 diamètres.

1. De l'artère poplitée.
a. Non traitée par l'acide acétique.
b. Traitée avec l'acide acétique.
2. D'un ramuscule de 1 millimètre de diamètre de l'artère tibiale.
c, c. Noyau des cellules.

FIGURE 3. A. Artère de 0ᵐᵐ,132 et B. Veine de 0ᵐᵐ,141 du mésentère d'un enfant, traitées avec l'acide acétique et grossies à 350 diamètres, d'après Kölliker.

a. Tunique adventice avec des noyaux allongés.
b, b, b, b, b. Noyaux des fibres contractiles de la tunique moyenne, vus en partie par leur face, en partie dans une coupe transversale.
c, c, c. Noyaux des cellules épithéliales.
d, d, d. Tunique fibreuse élastique longitudinale.

FIGURE 4. A. Une artère de 0ᵐᵐ,022 et B. Veine de 0ᵐᵐ,033 du mésentère d'un enfant; grossissement de 350 diamètres; traitées par l'acide acétique, par Kölliker.
Les lettres indiquent les mêmes objets que dans la figure précédente.
e, e. Tunique moyenne de la veine formée par du tissu fibreux contenant des noyaux.

FIGURE 5. Coupe transverse de l'artère profonde de la cuisse chez l'homme. Grossissement de 30 diamètres, par Kölliker.

a. Tunique interne avec une couche élastique. L'épithélium n'est pas visible.
b. Tunique moyenne sans lamelles élastiques, mais avec de fines fibres élastiques.
c. L'adventice avec des réseaux élastiques et du tissu fibreux.

FIGURE 6. Coupe transverse de l'aorte, au-dessous de l'embouchure de la mésentérique supérieure, traitée par l'acide acétique, chez l'homme. Grossissement de 30 diamètres, d'après Kölliker.

1. Tunique interne.
2. Tunique moyenne.
3. Adventice.
a. Épithélium.
b. Lamelles striées.
c. Membranes élastiques de la tunique interne.
d, d, d. Lamelles élastiques de la tunique moyenne.
e, e, e. Muscles et tissu fibreux de cette tunique.
f. Réseaux élastiques de l'adventice.

FIGURE 7. Cellules fibro-musculaires de la couche la plus interne de l'artère axillaire de l'homme. Grossissement de 350 diamètres (Kölliker).

a. Traitées par l'acide acétique.
b. Non traitées.
c. Noyau des fibres.

FIGURE 8. Coupe transversale de la grande veine saphène, auprès de la malléole. Grossissement de 30 diamètres, d'après Kölliker.

a. Lamelles striées et épithélium de la tunique interne.
b. Membrane élastique de cette tunique.
c. Couche interne longitudinale de tissu fibreux de la tunique moyenne avec des fibres élastiques.
d. Muscles transverses.
e. Réseaux élastiques longitudinaux disposés en feuillets.
f. Adventice. Réseaux élastiques.

FIGURE 9. Cellules fibro-musculaires de la veine rénale chez l'homme. Grossissement de 350 diamètres, d'après Kölliker.

a. Non traitées par l'acide acétique.
b. Traitée avec l'acide acétique.
c. Noyau de cette dernière.

FIGURE 10. Coupe longitudinale de la veine cave inférieure, auprès du foie. Grossissement de 30 diamètres, d'après Kölliker.

a. Tunique interne.
b. Tunique moyenne sans muscles.
c. Couche interne de l'adventice.
d. Partie externe de l'adventice sans muscles.
e, e, e. Muscles longitudinaux de l'adventice.
f, f. Tissu fibreux à direction transversale de la même tunique.

FIGURE 11. Derniers capillaires du côté du système artériel dans le cerveau humain, vus à un grossissement de 350 diamètres, d'après Kölliker.

1. Vaisseau artériel de la plus petite dimension.
2. Capillaire de moyenne dimension.
3. Capillaire de moyenne dimension.
4. Capillaires plus déliés.
a, a. Pellicule amorphe contenant encore quelques noyaux.
b. Noyaux des cellules fibro-musculaires.
e. Noyaux à l'intérieur d'une petite artère, appartenant peut-être déjà à l'épithélium.
d. Noyaux des capillaires et des vaisseaux de transition.

FIGURE 12. Capillaires de la queue d'un têtard. Grossissement de 350 diamètres, d'après Kölliker.

a, a, a. Capillaires complètement développés.
b, b, b. Noyaux cellulaires et reste du contenu des cellules formatives originelles.
c. Prolongemens en culs-de-sac d'un vaisseau.
d. Cellules pré-formatives, unies avec les capillaires déjà formés par trois prolongemens.
e, e. Globules sanguins contenant quelques granules.

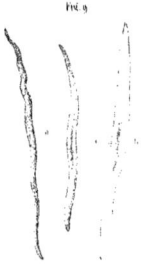

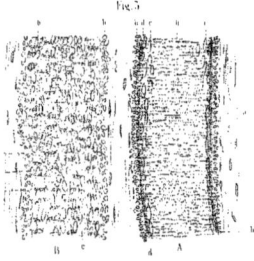

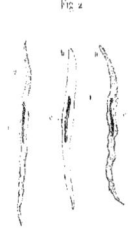

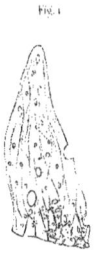

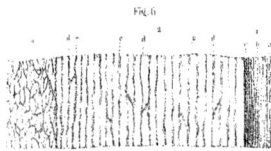

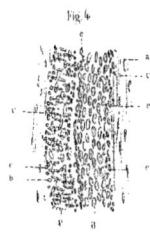

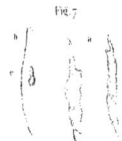

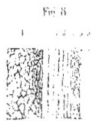

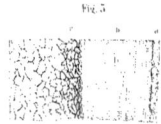

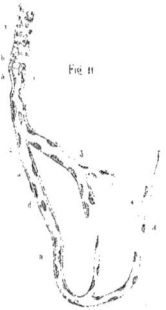

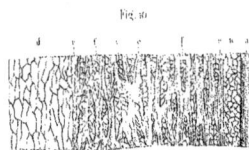

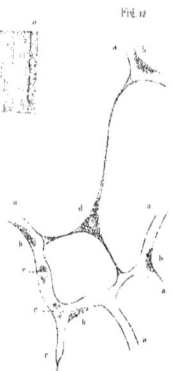

Pl.56

Fig. 9

Fig. 5

Fig. 2

Fig. 1

Fig. 6

Fig. 4

Fig. 7

Fig. 8

Fig. 3

Fig. 12

Fig. 11

Fig. 10

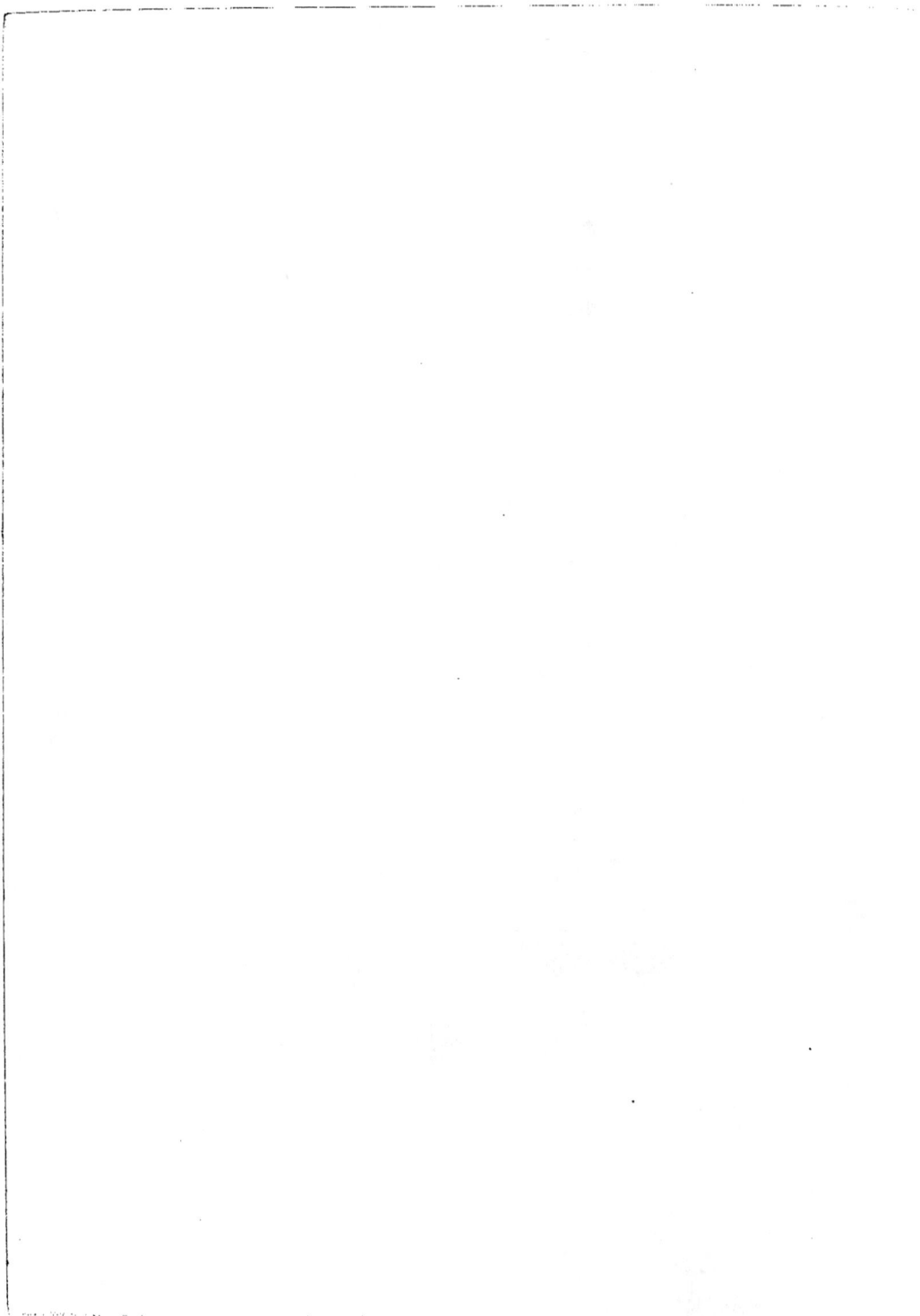

ANATOMIE MICROSCOPIQUE

DES VAISSEAUX ET DES GANGLIONS LYMPHATIQUES.

Figure 1. A. Un des ganglions lymphatiques inguinaux injectés avec du mercure.

a. Lymphatiques afférens.

b. Vaisseaux efférens.

B. Un des troncs lymphatiques superficiels.

C. Un des troncs lymphatiques fémoraux ouverts longitudinalement pour montrer la disposition des valvules.

c. Sinus placé entre la valvule et la cavité du vaisseau.

d. Surface d'une valvule.

e. Bord semi-circulaire de la valvule attaché à la paroi du vaisseau, d'après Mascagni.

Figure 2. Capillaires lymphatiques de la queue d'une larve de grenouille. Grossie de 350 diamètres, d'après Kölliker.

a. Membrane de ces capillaires

b. Diverticulum que forme cette membrane.

c, d. Granules attachées à la surface interne de la membrane.

e. Extrémités des vaisseaux terminées en culs-de-sac.

f Un de ces vaisseaux encore facile à reconnaître comme une cellule en voie de formation.

g, g. Cellule en voie de formation sur le point de se réunir avec un vaisseau capillaire lymphatique déjà formé.

Figure 3. Ganglion mésentérique d'un veau. Grossissement de 20 diamètres, d'après Heifelder,

Figure 4. Ganglion mésentérique d'un rat d'après le même, grossi 20 fois.

Figure 5. Ganglion mésentérique d'un jeune taureau. Grossi 5 fois d'après le même.

Figure 6. Couche de fibres musculaires simples, lisses de l'enveloppe d'un ganglion lymphatique d'un rat, traité par l'acide acétique, du même. Grossissement de 250 diamètres.

Figure 7. Fibres musculaires lisses isolées de l'enveloppe des ganglions lymphatiques d'un rat. Grossissement de 250 diamètres, du même.

Figure 8. Fragment d'un vaisseau lymphatique intra-ganglionnaire chez un rat. Grossissement de 250 diamètres.

Figure 9. Vaisseaux lymphatiques intra-glandulaires d'un ganglion mésentérique chez le rat. Grossissement de 250 diamètres.

Figure 10. Cloisons qui, d'un ganglion lymphatique, s'avancent dans l'intérieur du ganglion, durcies dans l'esprit-de-vin et traitées par l'acide acétique, d'après Heifelder. Grossissement de 50 diamètres.

Figure 11. Fibres longitudinales ondulées à la surface interne des fibres contractiles transverses du conduit thoracique chez le cheval. Grossissement de 80 diamètres, d'après Bowmann.

Figure 11 bis. Couche de cellules épithéliales nucléaires tapissant les vaisseaux lymphatiques. Ceux-ci sont extraits d'un large vaisseau lymphatique de la trachée d'un cheval. Grossissement de 320 diamètres, d'après le même.

Figure 12. Coupe transversale du conduit thoracique chez l'homme. Grossissement de 30 diamètres, d'après Kölliker.

a. Épithélium, lamelle striée et tunique élastique interne.

b. Tissu fibreux longitudinal de la tunique moyenne.

c. Muscles lisses de cette même tunique.

d. Adventice avec

e. Muscles longitudinaux.

Figure 13. Villosités de l'intestin grêle chez l'homme, avec des vaisseaux remplis de chyle provenant du cadavre d'un suicidé. On voit dans chaque villosité un vaisseau chylifère rempli de globules, d'après Lehmann.

Figure 14. Villosités intestinales chez l'homme avec leurs vaisseaux remplis de chyle et les vésicules doubles décrites par Weber, l'une remplie d'un liquide huileux, transparent, l'autre pleine d'une matière grumeleuse opaque. Ces doubles vésicules occupent toujours la pointe de la villosité. Observé sur le cadavre d'un suicidé mort pendant la période digestive.

Figure 15. Globules blancs du sang chez un homme atteint d'une hypertrophie chronique de la rate. Ces globules sont deux fois plus gros que les globules ordinaires.

Figure 16. Chyle provenant du conduit thoracique chez un lapin, d'après Lehmann. On aperçoit les corpuscules chyleux des granulations moléculaires, quelques globules rouges et des gouttelettes de graisse.

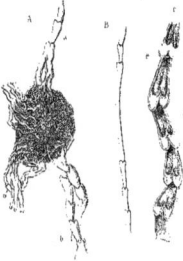

Fig. 1

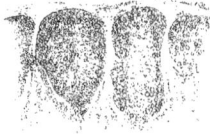

Fig. 10

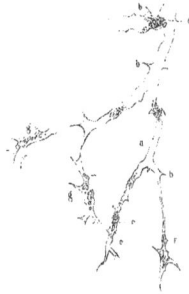

Fig. 2

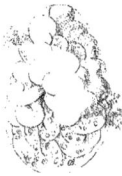

Fig. 4

Fig. 3

Fig. 8

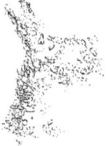

Fig. 3

Fig. 6

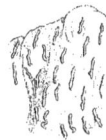

Fig. 11 bis

Fig. 13

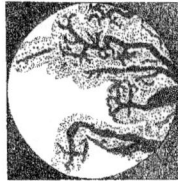

Fig. 9

Fig. 7

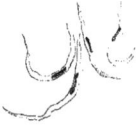

Fig. 12

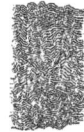

Fig. 11
A

Fig. 14

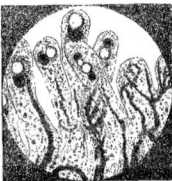

Fig. 15

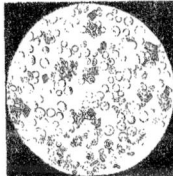

Fig. 16

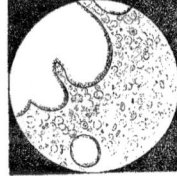

ANATOMIE MICROSCOPIQUE

DU SANG

D'APRÈS OTTO FUNKE.

Figure 1. Corpuscules normaux du sang chez l'homme.

a. Globules isolés placés sur leur face.
b, b. Globules isolés placés sur le côté.
c, c, c. Globules agglomérés comme des piles d'écus renversées.
d. Globules desséchés à bords déchiquetés.
e. Globules incolores finement granulés.

Figure 2. Coagulation du sang normal de l'homme sous le microscope.

a, a. Globules isolés.
b, b. Globules empilés comme des pièces de monnaie.
c, c. Globules en amas irréguliers.
d. Réseau interstitiel de filaments, de fibrine, se croisant dans tous les sens.

Figure 3. Globules du sang de l'homme traités par une solution concentrée de sulfate de soude.

Les globules présentent une dépression centrale plus accusée. L'ombre formée par cette dépression est plus intense, et la ligne des contours de l'ombre est plus nettement accusée.
a, a. Globules posés sur leur face.
b, b. Globules posés de champ, paraissant plus minces que ceux qui ne sont pas modifiés.
Les bords de ces globules ne sont pas toujours circulaires, mais anguleux et déchiquetés.

Figure 4. Globules du sang, chez l'homme, traités par l'eau.

a. Globules commençant à être modifiés par l'eau.
b. Globules ayant subi une modification plus grande.
L'action de l'eau fait gonfler ces cellules, qui prennent une forme d'abord lenticulaire, puis tout à fait sphérique. — La dépression centrale s'efface de plus en plus pour faire place à une élévation. L'ombre centrale disparaît. Les globules pâlissent et se distinguent de moins en moins du liquide qui les environne.
En b, l'addition d'une solution concentrée d'un sel neutre modifie les globules et leur donne une forme anguleuse et déchiquetée.

Figure 5. Sang veineux extrait du cadavre d'une vieille femme, cinq heures après la mort, par une piqûre dans une des grosses veines hépatiques, aussitôt après leur sortie du foie.

Les cellules sont un peu plus petits que ceux du sang des autres parties du corps; la dépression centrale est moins accusée et même dans un certain nombre, elle n'est pas sensible.
Ces cellules sont rarement empilées les unes sur les autres; on en rencontre quelquefois deux, mais il n'y en a jamais plus de trois.
a, a, a. Globules incolores, de grosseurs très-diverses, les uns isolés, les autres groupés. Ils sont très-pâles, terminés par des contours ronds et

pâles, très-finement granulés à leur surface et présentant, çà et là, des points très-visibles.

Figure 6. Sang des veines spléniques chez l'homme. Du même individu.

a. Globules colorés fortement lenticulaires; ils ne sont jamais empilés en forme de rouleaux.
b, b. Globules incolores présentant un noyau, et contenant des granules fortement réfringents, solubles dans l'acide acétique.

Figure 7. Cristaux du sang veineux normal chez l'homme.

a, b, c. Cristaux réguliers, colorés en rouge.
a. En forme de baguettes prismatiques.
b, b. En forme de prismes rhomboédriques.
c. En forme de tables rhombiques.

Figure 8. Cristaux du sang du cœur d'un jeune chat. Colorés en rouge intense.

a, a, a. En forme de gros prismes.
b. Réunis en forme de houppes.
c. En forme d'aiguilles.
d. Globules sanguins.
e. Enveloppes des globules privés de leur contenu.

Figure 9. Cristaux du sang des veines du cou d'un marsouin.

En forme de tétraèdres réguliers d'un rouge plus ou moins intense.

Figure 10. Cristaux du sang des veines jugulaires du marsouin.

a, a. Tables hexagonales empilées les unes sur les autres.
b, b. Amas de prismes, groupés par leur base et superposés à des tables hexagones.
c. Prismes isolés.
Tous ces cristaux sont fortement colorés en rouge.

Figure 11. Cristaux du sang du cœur des poissons (*Leuciscus Dobula*).

a. En forme de fines aiguilles.
b. En forme de baguettes prismatiques.
d. Petits cristaux en aiguilles, formés dans les enveloppes des globules.
e. Globules sanguins.

Figure 12. Cristaux du sang normal de la rate chez l'homme.

a. En forme de baguettes ou d'aiguilles.
b, c. Sous forme de tables rhombiques de deux espèces, se distinguant par leurs angles.
b. Tables à angles presque droits. L'angle aigu est de 88° 50'.
c. Tables à angles plus aigus, 73° 23', et présentant une teinte rouge plus foncée.
d. Globules du sang.

Pl.15. Tome 8.

Fig.1.
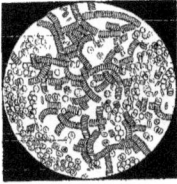

Fig.2.
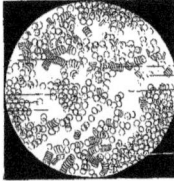

Fig.3.
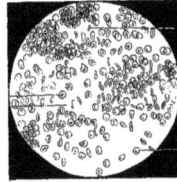

Fig.4.
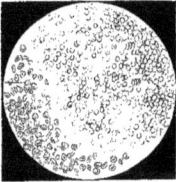

Fig.5.
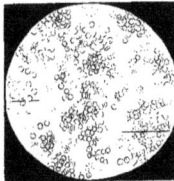

Fig.6.
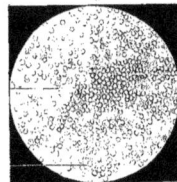

Fig.9.
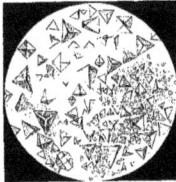

Fig.8.
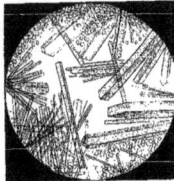

Fig.7.
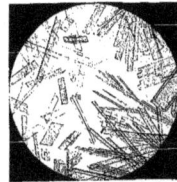

Fig.12.
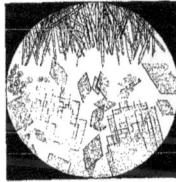

Fig.11.
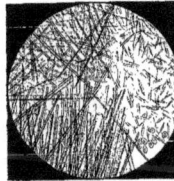

Fig.10.
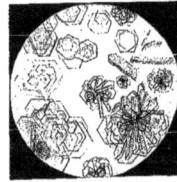

J.G. print direx. Imp.Lemercier, Paris. Lith.par M.me Jacob.Robiot.

ANATOMIE MICROSCOPIQUE.

STRUCTURE DE L'OEIL

ET DES GLANDES LACRYMALES.

Figure 1. Conduit excréteur de la glande lacrymale vu à un grossissement de 5 diamètres d'après Sappey.

a, a. Tronc de ce conduit.

b, b, b, b. Lobules de la portion palpébrale de chacun desquels part un petit conduit qui vient ensuite s'aboucher dans le conduit principal.

c, c. Une partie du bord antérieur de la portion orbitaire de la glande.

d, d, d. Divers troncules qui, nés sous l'épaisseur de cette portion, se réunissent successivement pour donner naissance au conduit principal.

Figure 2. Glandes de Meibonius vues à un grossissement de 7 diamètres d'après Sappey.

a, a. Bord libre de la paupière.

b, b. Lèvre antérieure de ce bord traversée par les cils.

c, c. Lèvre postérieure du même bord sur laquelle on observe l'embouchure des glandes de Meibonius.

d. Une de ces glandes passant obliquement sur le sommet de deux autres et descendant ensuite vers le bord libre.

e. Une autre glande se portant d'abord verticalement en haut et se réfléchissant pour se diriger ensuite verticalement en bas.

f, f. Deux glandes offrant à leur origine une forme de grappe très accusée.

g. Glande de petite dimension.

h. Glande de dimension moyenne.

Figure 3. Glandes ciliaires vues à un grossissement de 25 diamètres d'après Sappey.

a, a. Trame celluleuse sur laquelle repose la base des cils.

b, b. Bord libre de la paupière.

c. Racine du cil.

d. Follicule de ce cil.

e, e. Glandes ciliaires s'ouvrant dans ce follicule au voisinage de son extrémité libre.

Figure 4. (a). Caroncule lacrymale.

(b). Repli semi-lunaire de la conjonctive.

c, c. Points lacrymaux.

d, d. Relief extérieur des points lacrymaux.

Figure 5. Glandules de la caroncule vues à un grossissement de 7 diamètres d'après Sappey.

a, a. Ces différentes glandules disséminées dans une trame celluleuse.

b, b, b. Poils qui surmontent ces glandules.

Figure 6. Cinq glandules de la caroncule vues à un grossissement de 20 diamètres d'après Sappey.

a. Follicule pileux.

b. Poil contenu sur ce follicule.

c, c, c. Follicules sébacés convergeant autour de ce même follicule pileux et s'ouvrant dans sa cavité au niveau de son embouchure.

Figure 7. Coupe à travers les membranes de l'œil dans la région des procès ciliaires. Grossissement de 20 diamètres d'après Kölliker.

1. Cornée.

2. Chambre antérieure.

3. Chambre postérieure.

4. Corps vitré.

5. Canal de Petit.

6. Lentille du cristallin.

7. Iris.

8. Procès ciliaires.

9. Sclérotique.

a. Conjonctive de la cornée. — Épithélium.

b. Lamelle homogène sous l'épithélium se prolongeant dans la conjonctive de la sclérotique.

c. Couche fibreuse de la cornée.

d. Membrane de Demours.

e. Épithélium qui revêt cette membrane.

f. Extrémité de la membrane de Demours et sa transition

g. à des fibres propres qui, après,

i. ligament pectiné de l'iris, passent dans l'iris.

h. Canal de Schlemm.

k. Muscle ciliaire ou tenseur de la choroïde.

l. Origine du muscle ciliaire.

m. Couche de pigment des procès ciliaires.

n. Couche pigmentaire de l'iris.

o. Couche fibreuse de l'iris.

p Épithélium de cette couche figuré.

q. Paroi antérieure de la capsule cristaline.

r. Cônei postérieure de cette même capsule.

s. Épithélium de la capsule cristaline indiqué.

t. Zonule de Zinn ou partie antérieure plus épaisse de la membrane hyaloïde.

u. Feuillet antérieur libre de la zonule s'insérant auprès du bord du cristallin.

v. Feuillet postérieur de la zonule se confondant avec la paroi postérieure de la capsule du cristalin.

w. Épithélium incolore des procès ciliaires.

w'. Terminaison antérieure de cet épithélium.

Figure 8. Capillaires et lymphatiques? sur le bord de la cornée chez un jeune chat. Grossissement de 250 diamètres d'après Kölliker.

a, a. Rameaux de vaisseaux incolores.

b. Terminaison en cœcum d'un de ces vaisseaux.

c. Prolongement de ces vaisseaux terminés en pointe.

d. Anses qui forment ces mêmes vaisseaux.

e. Capillaires sanguins.

Figure 9. Nerfs de la cornée d'un lapin avec leurs premières ramifications. Aussi loin que les ramuscules paraissent au microscope, les tubes primitifs à double contour sont visibles.

Figure 10. Cellules de pigment noir chez l'homme.

a. Vues de face.

b. Vues de côté.

c. Granules de pigment.

Figure 11. Coupe perpendiculaire de la rétine chez l'homme. Grossie de 250 diamètres d'après Kölliker.

a. Membrane hyaloïde avec des noyaux.

h. Membrane limitante.

c. Globules transparens.

d. Couche d'épanouissement du nerf optique.

e. Couche grise de substance nerveuse.

f. Couche interne des granules.

g. Couche finement granulée dans laquelle les fibres rayonnées sont plus visibles que dans tout autre point.

h. Couche granulée externe.

i. Portion interne de la couche des bâtonnets avec les cônes.

k. Portion externe de la même couche avec les prolongemens des cônes et des bâtonnets proprement dits.

Figure 12. Élémens de la rétine chez l'homme. 650 fois grossis d'après Kölliker.

1. Bâtonnets et fibres radiaires.

a. Bâtonnets proprement dits.

r. Prolongemens des extrémités pointues de ces mêmes bâtonnets.

b. Cellule de la couche granuleuse externe.

l. Extrémité des fibres radiaires à la surface de la couche du nerf optique.

k'. Bâtonnet placé sur un cône.

i. Cône se prolongeant par une fibre en connexion avec un granule (f).

l' Extrémité terminale renflée à la surface interne de la rétine.

n. Un des faisceaux de ces fibres se continuent avec les fibres rayonnées.

3. Bâtonnets détachés de leurs fibres dans divers états de torsion d'inflexion.

3. Fibres nerveuses du nerf optique.

a, a, b. Fibres avec varicosités.

c. Fibres sans varicosités.

4. (b). Deux cônes séparés de leurs prolongemens d.

a. Extrémité externe de ces cônes.

c. Noyau des cônes.

Figure 13. Couche des bâtonnets vue de l'extérieur. Grossissement de 250 diamètres d'après Kölliker.

1. Auprès de la tache jaune il n'y a que des cônes.

2. Aux bords de cette tache.

3. Vers le milieu de la rétine.

a. Cônes ou vides qui correspondent à ces organes.

b. Bâtonnets des cônes dont l'extrémité terminale se tient quelquefois un peu plus profondément que celle des bâtonnets proprement dits.

c. Bâtonnets proprement dits.

Pl. 59

Fig 6

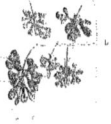

Fig. 12

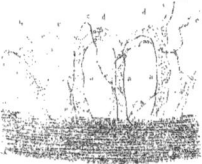

Fig 5

Fig 4

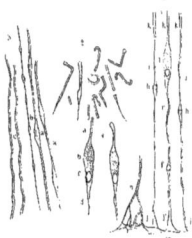

Fig 3

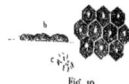

Fig 8

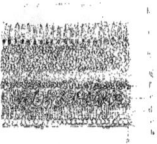

Fig 2

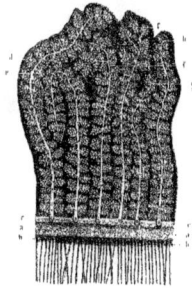

Fig 10

Fig 9

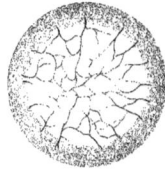

Fig 11

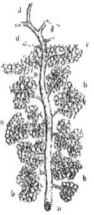

Fig 1

Fig 7

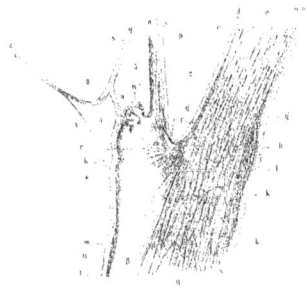

Fig 3

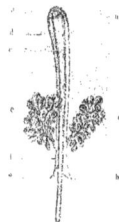

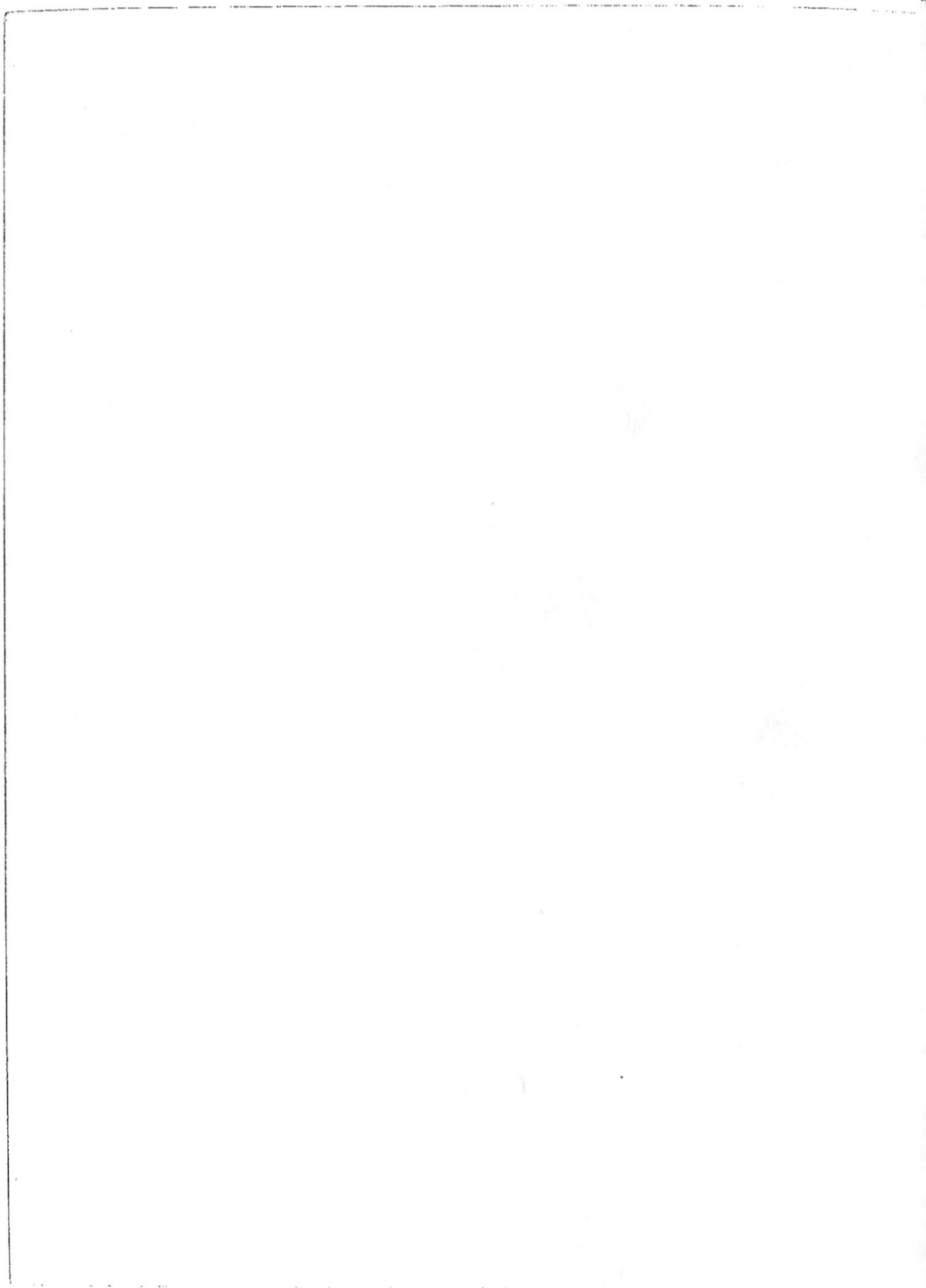

ANATOMIE MICROSCOPIQUE

DES ORGANES DES SENS.

OEIL. — OREILLE. — FOSSES NASALES.

Figure 1. Représentation schématique d'une coupe transverse horizontale du chiasma optique chez l'homme, d'après Hannover.

a, a. Fascicule gauche.
b, b. Fascicule droit.
c, c. Commissure courbe antérieure.
d, d. Commissure courbe postérieure.
e, e, f, f. Commissure en croix.

Figure 2. Moitié antérieure de l'œil gauche, pour montrer la structure du corps vitré. On voit à la partie inférieure une ouverture ronde, résultant de la section du canal hyaloïde qui conduit au cristallin, du même.

Figure 3. Un fragment de la membrane hyaloïde, recouverte de nombreuses granulations. 340 fois grossie.

Figure 4. Coupe perpendiculaire d'une lamelle, vue à un grossissement de 81 diamètres, pour montrer la disposition des colonnes et des fibres transverses. Vers le bord des lamelles, les colonnes se fondent les unes dans les autres, d'après Hannover.

Figure 5. Colonne isolée, formée par des fibres parallèles. Des fibres transversales, venant de la membrane transparente, viennent s'y attacher, quelques-unes de ces fibres sont représentées isolées. D'après Hannover.

Figure 6. Glande lacrymale, vue par sa face inférieure.
a, a. Glandes de Meibomius.
b, b. Portion orbitaire de la glande lacrymale.
c, c. Conduits accessoires.
d. Conduits lacrymaux principaux.
e. Conduits accessoires des lobules les plus élevés de la portion palpébrale.
f, f. Embouchure des 7 conduits lacrymaux.

Figures 7 et 7 bis. Glandes muqueuses ou sous-conjonctives des paupières, vues à un grossissement de 20 à 25 diamètres.
a. Culs de sac glandulaires.
b. Conduit excréteur.
c. Orifice du conduit.

Figure 8. Cellules du stroma de la choroïde. Grossies 350 fois.
a, a. Cellules pigmentaires.
b, b. Cellules fusiformes sans pigment.
c. Anastomoses des cellules pigmentaires.

PARTIE INFÉRIEURE DE LA PLANCHE.

Figure 1. Glandes de la pituitaire vues à un grossissement de 20 diamètres.
a, a. Surface libre de la pituitaire.
b, b. Surface adhérente de cette membrane.
c, c, c, c. Quatre glandes plus longues et plus composées.
d, d. Glandes de dimensions moyennes.
e. Glande de la plus petite dimension.

Figure 2. Vue de profil de la coupe perpendiculaire de la lame spirale du limaçon, à une distance d'environ 12ᵐᵐ de son origine, grossie d'environ 238 diamètres, chez le chat ou le chien. La couche épithéliale, qui revêt la face supérieure et inférieure a été enlevée, d'après Kölliker.

a. Périoste de la zone spirale osseuse.
b. Les deux feuillets de la lame spirale osseuse au voisinage du bord libre.
c, c', c''. Extrémités des nerfs acoustiques.
d, w. Lame spirale membraneuse.
d, w'. Zone denticulée.
d, d' f. Bandelette sillonnée.
d. Point où le périoste commence à s'épaissir.
e. Granules placés dans les sillons de la bandelette sillonnée.
f, g. Dents de la 1ʳᵉ rangée.
g, f, h. Sillon ou gouttière spirale.
h. Paroi inférieure de ce sillon.
k. Cellules épithéliales à l'entrée de la gouttière.
h, w'. Bandelette denticulée.
h, m. Dents de 1ᵉʳ ordre.
n, t. Dents de la 2ᵉ rangée.
n, p. Articulation postérieure de ces dents.
o. Renflement contenant un noyau.
p, q, et q, r. Articles.
r, t. Articulation antérieure de la 2ᵉ rangée.
s, s, s. Trois cellules cylindriques.
t, v. Membrane qui revêt la bandelette denticulée.
u. Cellules épithéliales placées sous cette membrane.
w', w. Zone pectinée.
x. Périoste qui consolide la lame spirale.
y. Vaisseau spiral interne.
z. Sa tunique interne.

Figure 3. Surface vestibulaire de la lame spirale membraneuse vue de face. Grossie 225 fois.
Les mêmes lettres désignent les mêmes points que dans la figure précédente.
1, 1, 1. Proéminences cylindriques de la bandelette sillonnée.
2. Point où une dent de la 1ʳᵉ rangée prend son origine.
3. Trous entre les dents apparentes.
4. Portion antérieure d'une dent de la 2ᵉ rangée rejetée en arrière.
5. Même portion antérieure laissée en position sans ses cellules épithéliales.
6. Même portion, seulement avec ses cellules épithéliales les plus inférieures.
7. Même portion, avec les deux cellules les plus inférieures.
8. Stries, ou légères proéminences de la zone pectinée.
9. Périoste que consolide la lame spirale.
10. Périoste placé entre les faisceaux.
D'après Corti.

Figure 4. Fragment de la membrane muqueuse nasale de la brebis. Grossie 130 fois, d'après Kölliker.
A. Coupe de la muqueuse dans la région olfactive.
a. Épithélium non vibratile.
b. Nerfs olfactifs avec des noyaux.
c. Glandes de Bowman.
d. Ouverture de ces glandes.
B. Épithélium vibratile de la membrane de Schneider.

Figure 5. Coupe transversale d'un canal semi-circulaire d'un veau. Grossi 260 fois.
a. Membrane fibreuse avec noyaux.
b. Membrane homogène.
c. Épithélium.

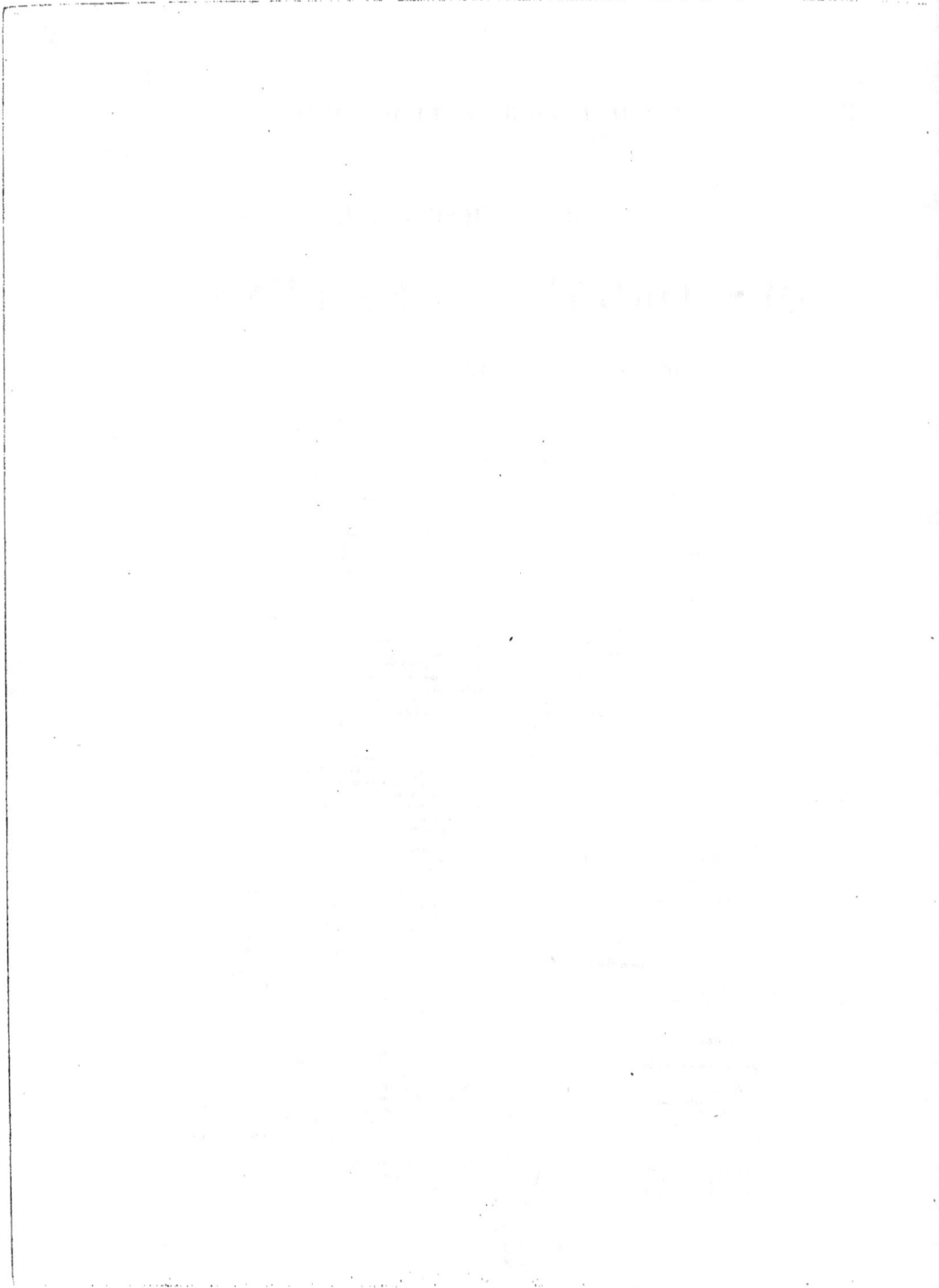

Pl. 60 et dernière du 8.e et dernier Volume.

Fig. 1.
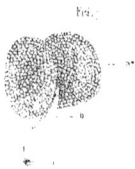

Fig. 1.
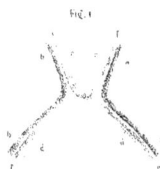

Fig. 2.
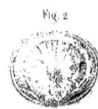

Fig. 6.
Fig. 3.
Fig. 7.
Fig. 5.
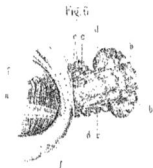
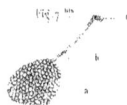
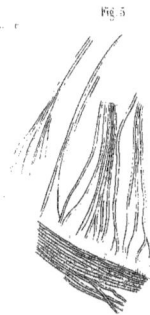

Fig. 8.
Fig. 4.
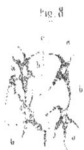
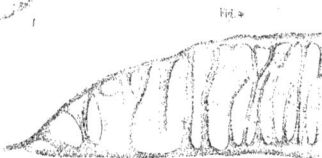

Fig. 4.
Fig. 5.
Fig. 6.
Fig. 2.
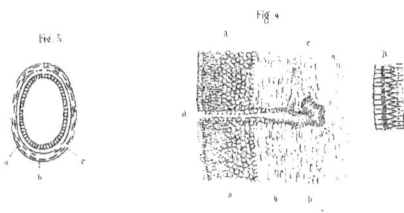

Fig. 3.
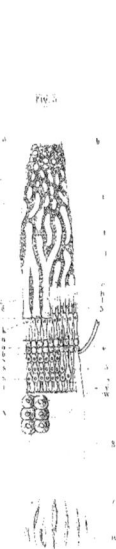

Fig. 1.
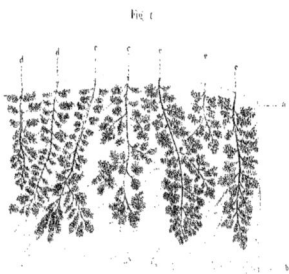

Fig. 1.
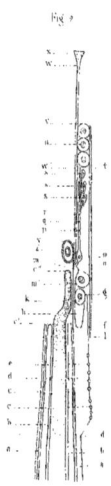

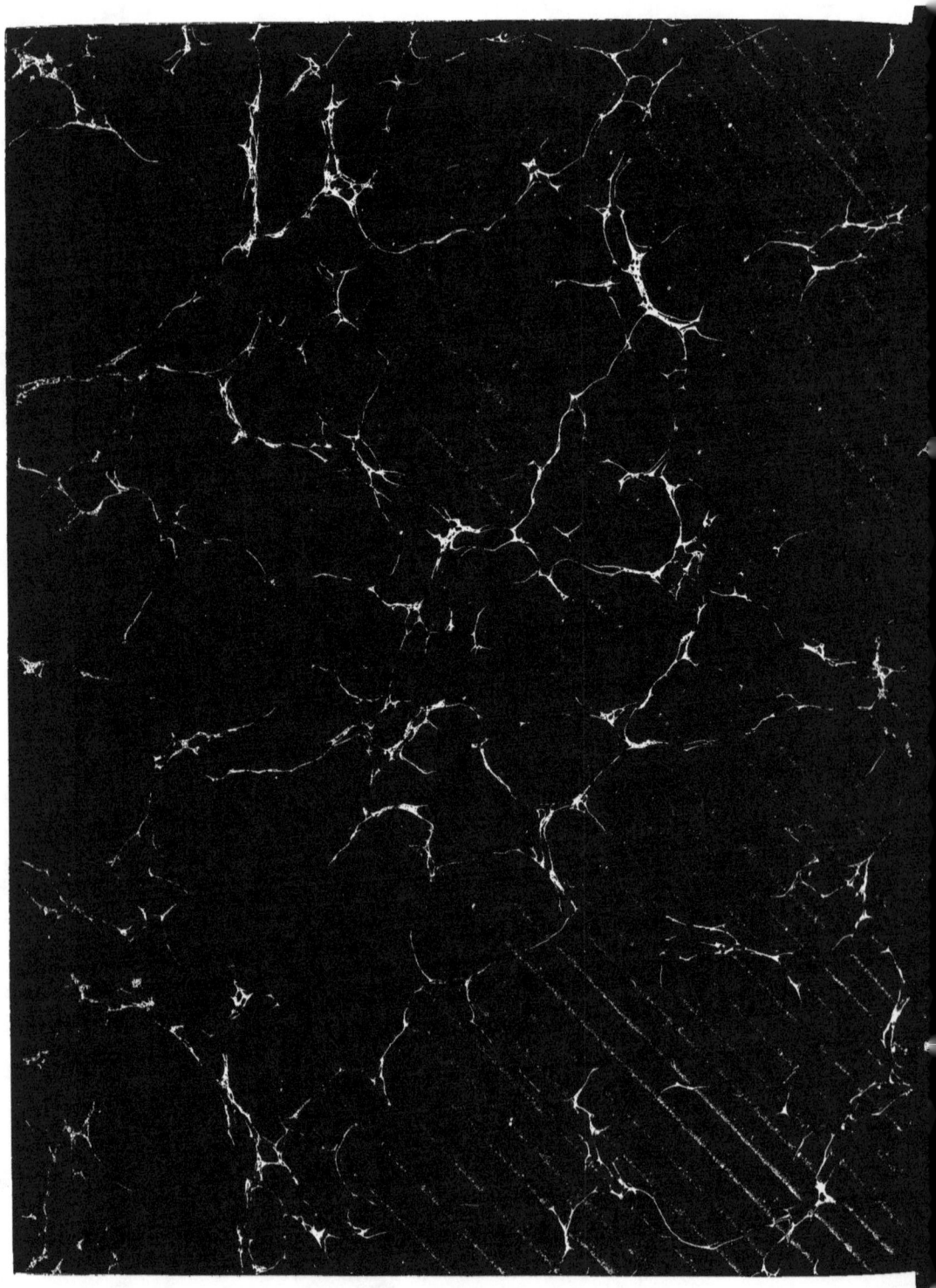

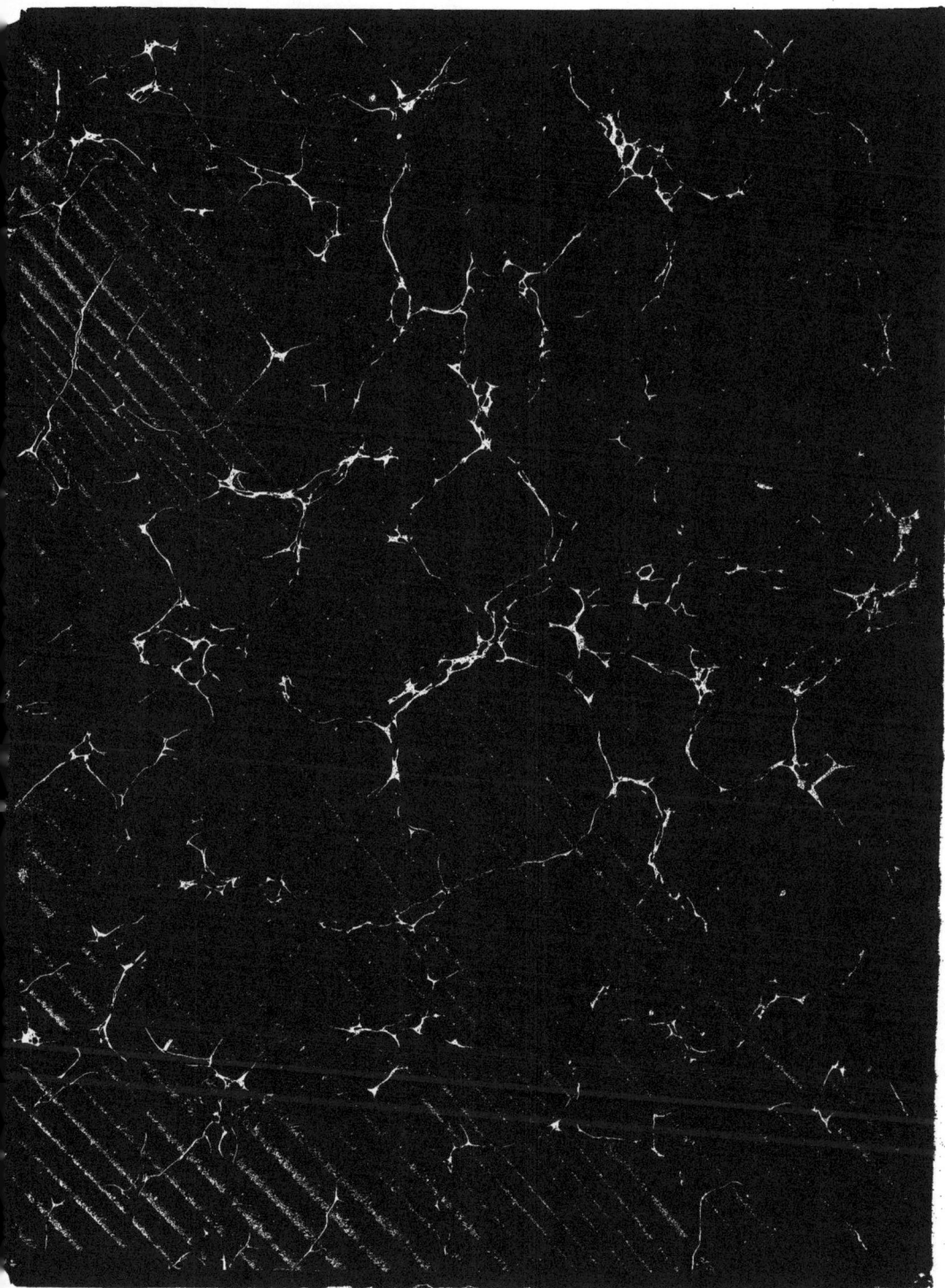

www.ingramcontent.com/pod-product-compliance
Lightning Source LLC
Chambersburg PA
CBHW070256200326
41518CB00010B/1806